KOHLHAMMER STUDIENBÜCHER

Krankenpflege

Anatomie

Studienbuch für Krankenschwestern, Krankenpfleger und medizinisch-technische Assistentinnen

Mit 220 Abbildungen

von

Prof. Dr. Hans Elias

Verlag W. Kohlhammer
Stuttgart Berlin Köln Mainz

Meinem Freund und Gönner
Professor Michael Steinhausen
gewidmet.

CIP-Kurztitelaufnahme der Deutschen Bibliothek

Elias, Hans:
Anatomie : Studienbuch für Krankenschwestern, Krankenpfleger u. med.-techn. Assistentinnen / von Hans Elias. –
Stuttgart, Berlin, Köln, Mainz : Kohlhammer, 1980
(Kohlhammer-Studienbücher : Krankenpflege)
ISBN 3-17-005232-2

Stuttgart Berlin Köln Mainz
Verlagsort Stuttgart
Gesamtherstellung W. Kohlhammer GmbH
Grafischer Großbetrieb Stuttgart
Printed in Germany

Inhaltsübersicht

Vorwort 9
Einleitung 11

Teil I: Zelle und Gewebe

1. **Die Zelle** 19
1.1. Teile der Zelle 20
1.1.1. Kern (Nukleus) 23
1.1.2. Mitose oder indirekte Zellteilung 24
1.1.3. Phasen der Mitose 25

2. **Epithel** 28
2.1. Allgemein 30
2.2. Klassifikation 30
2.2.1. Plattenepithel 30
2.2.2. Kubisches Epithel 31
2.2.3. Zylinder-, Säulen- oder prismatisches Epithel 31
2.2.4. Übergangsepithel 32
2.3. Drüsen 32

3. **Bindegewebe** 35
3.1. Verschiedenartige Bindegewebe 36

4. **Stützgewebe** 37
4.1. Knorpel 37
4.2. Knochen 38
4.3. Gelenke 40

5. **Blut und Lymphe** 43
5.1. Blut 43
5.1.1. Erythrozyten 43
5.1.2. Leukozyten 44
5.1.3. Thrombozyten 45
5.2. Blutbildung 45
5.3. Lymphe 46

6. **Muskelgewebe** 48
6.1. Arten der Muskelfasern 48
6.2. Funktion der Muskeln 50

7. **Nervenzellen und Rezeptoren** ... 53

7.1. Nervenzellen, allgemein ... 53
7.2. Nervenzelltypen ... 54

8. **Das Integument** ... 56

8.1. Epidermis ... 57

Teil II: Organe und Organsysteme

9. **Die Verdauungsorgane** ... 61

9.1. Mundhöhle ... 61
9.2. Verdauungskanalschichten ... 64
9.3. Die einzelnen Abschnitte des Verdauungskanals ... 66
9.3.1. Speiseröhre ... 66
9.3.2. Magen ... 66
9.3.3. Dünndarm ... 68
9.3.4. Dickdarm ... 73
9.4. Leber ... 74
9.5. Vater'sche Papille und Ampulle ... 78
9.6. Bauchspeicheldrüse ... 78
9.7. Peritoneum und Gekröse ... 80

10. **Die Atmungsorgane** ... 83

10.1. Nase ... 83
10.2. Rachen ... 85
10.3. Mandeln ... 86
10.4. Kehlkopf ... 86
10.5. Luftröhre, Bronchien und Lunge ... 87

11. **Die Harnorgane** ... 90

11.1. Nieren ... 90
11.2. Abführende Harnwege ... 95

12. **Endokrine Drüsen** ... 96

12.1. Drüsenarten ... 97

Teil III: Der Bewegungsapparat

13. **Achsenskelett und Gliedmaßenskelett** ... 102

13.1. Wirbel der einzelnen Körperabschnitte ... 103
13.2. Krümmung der Wirbelsäule ... 108

14. **Der Schädel** ... 110

14.1. Aufbau des Schädels ... 110

15. **Skelett der Gliedmaßen und Verbindungen mit dem Rumpf** . 116

15.1. Schultergürtel 117
15.2. Beckengürtel 119
15.3. Obere Extremität 120
15.4. Untere Extremität 124

16. **Muskeln des Rumpfes und der Schulter** 126

16.1. Muskulus erector spinae 126
16.2. Bauchmuskeln 129
16.3. Zwischenrippenmuskeln 130

17. **Muskeln der oberen Extremität** 135

17.1. Allgemeines über Hand- und Fußmuskeln und deren Sehnen 142

18. **Muskeln der unteren Extremität** 143

19. **Der Beckenboden** 154

20. **Kopf- und Halsmuskulatur** 157

20.1. Kaumuskulatur 157
20.2. Gaumen- und Schlundmuskulatur 158
20.3. Halsmuskulatur 159
20.4. Gesichtsmuskulatur 160

Teil IV: Nervensystem und Sinnesorgange

21. **Allgemeines über das Nervensystem** 161

21.1. Zentralnervensystem 164
21.2. Aufbau des Gehirns 164
21.3. Hirnhäute 170
21.4. Das Rückenmark 171
21.5. Innerer Bau von Großhirn und Hirnstamm 176
21.6. Einiges über die somatische Motorik 177
21.7. Das autonome und vegetative Nervensystem 179
21.8. Das Rückenmarksende 182
21.9. Das visuelle System 183
21.10. Die Hirnnerven 187
21.11. Die Spinalnerven 191
21.12. Übrige Sinnesorgane 191

22. **Das Blutgefäßsystem** 192

22.1. Arterien 193
22.2. Venen 194
22.3. Herz – großer und kleiner Kreislauf 194
22.4. Anastomosen 197

Teil V: Die Geschlechtsorgane

23. **Die Geschlechtsorgane** 199

23.1. Männliche Geschlechtsorgane 199
23.2. Weibliche Geschlechtsorgane 205

Stichwortverzeichnis 215

Vorwort

Die *Anatomie* ist die Lehre vom Bau der Körperteile und ihrer Entwicklung. Sie ist eine Unterabteilung der Formenlehre *(Morphologie)* und beschäftigt sich deshalb mit den Formen und dem Aufbau von Körperteilen. Demgegenüber erforscht und beschreibt die *Physiologie* die Funktion der Organe. Die Funktion eines Organs wird dadurch gewährleistet, daß dieses Organ einen Aufbau besitzt, welcher gerade diese Funktion ermöglicht. Aus dieser Tatsache ist die enge Verbindung zwischen Anatomie und Physiologie zu ersehen. Keine Einführung in die Anatomie kann deshalb auf die Darstellung physiologischer Grundvorgänge verzichten und umgekehrt. Aus Raumgründen hat der Verfasser hierauf jedoch weitgehend verzichtet und an erforderlichen Stellen auf das in der gleichen Reihe erschienene Studienbuch *»Physiologie«* von *Prof. Dr. Michael Steinhausen* verwiesen, damit der Leser hier entsprechend weiterlesen kann.

Die Anatomie wird in folgende Unterabteilungen eingeteilt:

1. *Makroskopische Anatomie* (das, was man mit bloßem Auge sehen kann).
2. *Neuro-Anatomie,* die Lehre vom Schaltwerk der Nervenzellen.
3. *Mikroskopische Anatomie,* die Lehre vom Feinbau der Körperteile, Gewebelehre *(Histologie)* und Zellenlehre *(Zytologie)*.
4. *Entwicklungs-Anatomie,* die Beschreibung des Werdegangs des Individuums vom befruchteten Ei bis zur Geburt des Kindes *(Embryologie)*.

Jede dieser Abteilungen ist eine wissenschaftliche Disziplin für sich. Der Verfasser hat versucht das Wichtigste dieser Disziplinen zusammenzufassen und auf dem beschränkten Raum eines Studienbuches verständlich darzustellen. Es mußte deshalb vieles weggelassen und vieles sehr vereinfacht werden. Aus diesem Grunde folgt auch die Reihenfolge der Kapitel nicht dem konventionellen Aufbau der Lehrbücher. Im Laufe vieler Anatomiekurse, die der Verfasser mit Krankenpflegerinnen und Krankenpflegern, mit Physiotherapeutinnen und Physiotherapeuten während deren Ausbildung abgehalten hat, ist ihm die Erkenntnis gekommen, daß der Lernstoff hier anders als sonst angeordnet werden muß, damit er in jedem Stadium des Lernens verstanden werden kann.

Ein anatomisches Studienbuch lebt von den darin enthaltenen Abbildungen, die oftmals farbenprächtige Kunstwerke sein können. Das vorliegende Studienbuch verzichtet bewußt auf prächtige Abbildungen; es enthält nur nach der Natur gezeichnete, vereinfachte Strichzeichnungen.

Es ist ein Anliegen des Verfassers, daß der Leser beim Studium und beim Erarbeiten des Stoffes diese Zeichnungen selbst koloriert, denn damit kann die Einheit von erklärender Darstellung und Abbildung am schnellsten erreicht werden. Anweisungen zum Kolorieren werden in den Legenden mancher, aber nicht aller Abbildungen gegeben. Darüber hinaus schlägt der Verfasser dem Leser noch vor, die Namen der Muskeln, Nerven, Knochen usw. immer mit der gleichen Farbe zu unterstreichen, mit der er den Muskel, Nerv, Knochen usw. in den Abbildungen gefärbt hat. Dies wird ihm das Lesen und Erfassen erleichtern.

San Franzisco, 1980 Der Verfasser

Die wichtigsten Elemente in der Krankenpflege sind Mitgefühl und Rücksichtnahme auf den Kranken. Da kranke Menschen in den meisten Fällen aber an Schäden des Körpers leiden, ist die Kenntnis des menschlichen Körpers für die Angehörigen der Krankenpflegeberufe wichtig. Diese Kenntnis vom Aufbau des gesunden menschlichen Körpers will das vorliegende Studienbuch vermitteln.

Einleitung
Einführung in den Aufbau des menschlichen Körpers

Wie jeder Handwerker oder Techniker, so haben auch die Anatomen eine Fachsprache. Sie dient dazu, sich untereinander schnell zu verständigen. Mit dieser Sondersprache müssen wir uns zunächst beschäftigen. Einige Ausdrücke, die wir lernen müssen, sind in *Abb. E-1* erläutert.

Stellen wir uns vor, in einem imaginären Kasten zu stehen. Äußerlich ist der **menschliche Körper** bilateral symmetrisch: Er kann durch die *Median-Ebene* in zwei spiegelbildliche Hälften geteilt werden, eine rechte und eine linke Hälfte. Ebenen, die der Medianebene parallel sind, aber seitlich von ihr verlaufen, sind *Sagittal-Ebenen*. Eine Ebene senkrecht zur Längsachse des Körpers ist *transvers* oder *quer*. Jede Ebene, die parallel zur Stirn *(frons)* verläuft, ist eine *Frontal-Ebene*. Ein Körperteil seitlich der Medianebene hat eine *laterale* (seitwärts gerichtete) und eine *mediale* (nach der Körpermittelebene zu gelegene) Seite. Bitte beachten Sie den Unterschied zwischen media*n* und media*l*.

Die Richtung nach dem Kopf (dem Schädel = *cranium*) zu, ist *kranial* oder *superior*. Die nach unten, wo Tiere einen Schwanz *(cauda)* haben, ist *kaudal* oder *inferior*. Die Richtung nach vorne, nach dem Bauch *(venter)* zu, ist *ventral* oder *anterior;* die nach hinten, dem Rücken *(dorsum)* zu, ist *dorsal* oder *posterior*.

Im **Kopf** sind die Richtungsausdrücke etwas anders: *rostral* (nach dem Schnabel zu = *rostrum*) bedeutet vorn, *occipital* heißt nach dem Hinterhaupt *(Occiput)* zu, also hinten.

Bei den **Gliedmaßen** gibt es scheinbare Widersprüche. Denn man stellt sich den Menschen aufrecht stehend, mit den Daumen nach den Seiten zeigend, vor. Obwohl diese Stellung unnatürlich ist, wird sie in der Anatomie benutzt, weil sich in der natürlichen Stellung Speiche und Elle kreuzen. In der »anatomischen« Stellung aber verlaufen diese Knochen parallel. Das erleichtert die Orientierung. Daher nennt man die Teile des Unterarms, die eigentlich »radial« (auf der Speichenseite liegend) heißen sollten, *lateral* und die, welche »ulnar« (nach der Elle zu liegend) heißen sollten, nennt man *medial*. Alles, was auf der Seite des Handtellers *(palma)* liegt, heißt *palmar;* was nach dem Handrücken (Rücken = *dorsum*) zu liegt, *dorsal*.

Die **Fußsohle** heißt auf lateinisch *planta;* nach der Fußsohle zu heißt *plantar,* während die Teile des Fußrückens *dorsal* genannt werden.

Auch **Bewegungen** haben anatomische Namen. Bei der Hand unterscheiden wir *Supination* (mit dem Daumen nach außen, Handteller nach oben, wie man einen Teller Suppe trägt) von *Pronation* (Handteller nach unten oder hinten; – *pronus* heißt bäuchlings liegend). *Abduktion* ist Bewegung von der Achse weg; *Adduktion* Bewegung in Richtung auf die Achse zu. *Zirkumduktion* ist ein

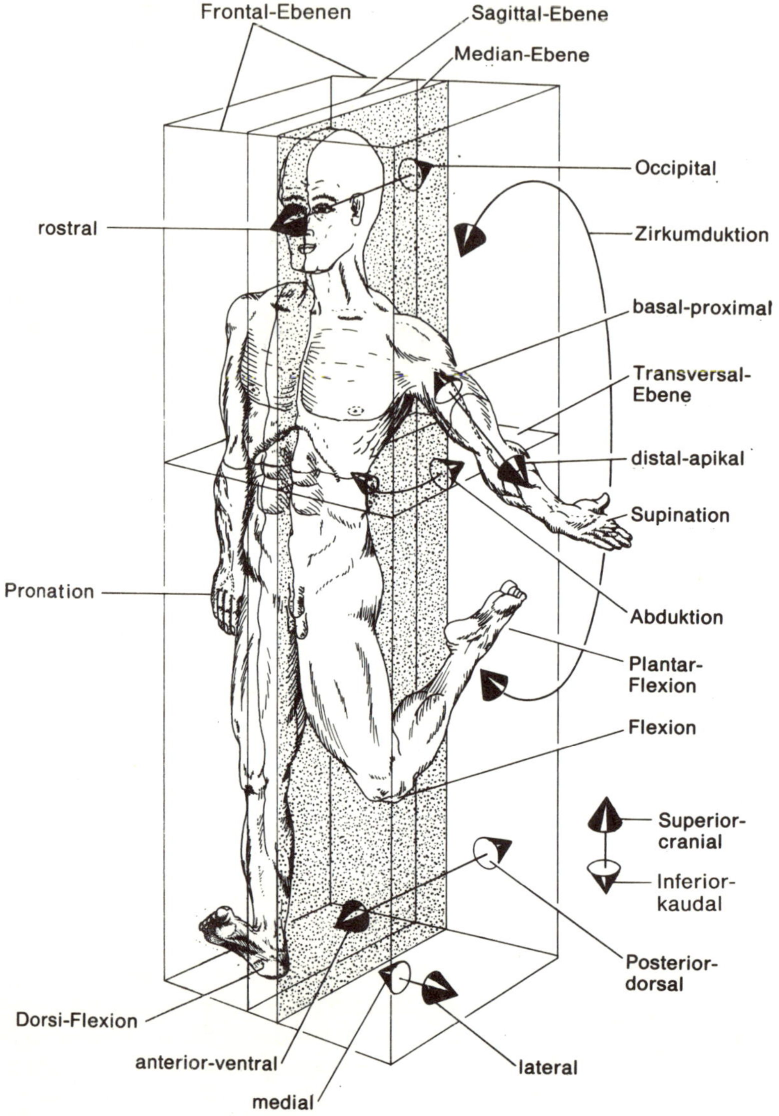

E–1: Anatomische Grundrichtungen

kreisförmiges Schwingen. *Flexion* ist Beugen, *Extension* Strecken. *Opposition* heißt einander gegenüberstellen.
Proximal oder *basal* ist der **Teil eines Gliedes oder einer Zelle** nahe der Anwachsstelle, *apikal* oder *distal* ist ein Teil weit von der Basis weg.
Als lebende Wesen gehören wir Men-

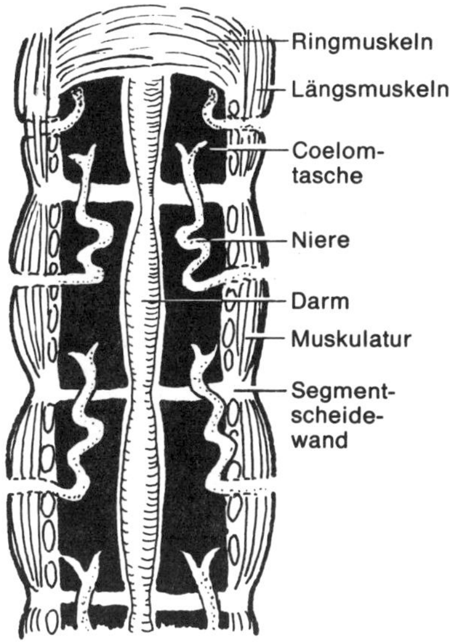

E–2: Segmentierung eines Regenwurmes

schen zu den **Zölomaten,** d. h. zu denjenigen mit Leibeshöhlen. Als Musterbeispiel dieser gewaltigen Gruppe diene der Regenwurm. Dieses interessante Tier ist aus einer großen Zahl von Körpersegmenten aufgebaut, die man äußerlich als »Ringe« sieht. Der Darmkanal und das Nervensystem durchziehen von vorn nach hinten das ganze Tier. Im Gegensatz zu den Wirbeltieren liegt der Nervenstrang ventral und heißt daher »Bauchmark«. Aber jedes Körpersegment hat seine eigene Leibeshöhle und sein eigenes Nierenpaar *(Abb. E–2).* Jedes Segment besitzt auch seine eigene Muskulatur. Bei »niederen« Wirbeltieren kann die segmentale Anordnung gut erhalten sein und ist oft wichtig zur Fortbewegung *(Abb. E–3).* Man nennt diese periodische Teilung des Körpers *»Metamerie«.* Beim Menschen blieb die Metamerie in gewissen Körperteilen erhalten. Die Wirbel der Wirbelsäule, die Rippen, die

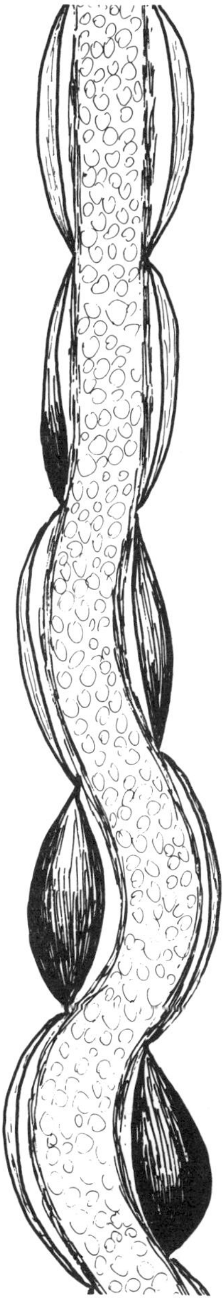

E–3: Segmentale Muskulatur beim Wirbeltier (Metamerie)

Intercostal-(Zwischen-Rippen)-Muskulatur, die Bestandteile der Erector-Spinae-Muskelgruppe und die peripheren Nerven nebst ihren Innervationsgebieten unterliegen der Metamerie.
Wie Regenwürmer besitzen auch wir eine Leibeshöhle *(Zölom)*, bei der aber keine Metamerie mehr festgestellt werden kann. Als Wirbeltiere sind wir aber in mancher Hinsicht vom Regenwurm verschieden.
Wir wollen uns nun der **Grundorganisation des menschlichen Körpers** zuwenden. Unter menschlichem Körper versteht man hier aber nur den **Rumpf.** Gliedmaßen und Kopf sind stark abgewandelt.
Der **Brustkorb** zeigt den Grundtyp des Wirbeltiers *(Abb. E–4)*. Dorsal verläuft das Zentralnervensystem. Ventral davon liegt die Wirbelsäule, von welcher knöcherne Spangen (Neuralbogen) nach hinten reichen, und das Rückenmark schützen. Ventral liegt auch der Verdauungskanal, der im Brustkorb durch die Speiseröhre vertreten ist. Ventral davon liegt das Herz. Diese ventralen Organe werden wieder durch Knochenspangen, den Rippen und das Brustbein geschützt.
Ein Schnitt durch den **Unterleib** zeigt wieder eine andere, aber für alle Wirbeltiere verbindliche Einteilung oder Anordnung *(Abb. E–5)*: Dorsal das Rückenmark, ventral davon die Wirbelsäule. Direkt vor dieser die großen Blutgefäße. Ventral liegen auch Darm und Anhangsorgane. Die Dorsalverlegung der Aorta wird aber bereits im Brustkorb vorbereitet.
Beim *Mann* besitzt die erwachsene Leibeshöhle *(Zölom)* sechs *(Abb. E–6)*, bei der *Frau* vier Abteilungen. Alle Abteilungen des Zöloms sind von einer *serösen Membran* (»serös«, weil sie von einer Serum-ähnlichen, schlüpfrigen Flüssigkeit, die Gleiten erleichtert, benetzt wird) ausgekleidet *(Abb. E–7)*. Darin sind Eingeweide *(Viszera)* aufgehangen und ihrerseits von der serösen Membran bedeckt. Außerhalb des Zöloms befindet sich die Körperwand *(Paries)*. Jede der Körperhöhlen und deren seröse Auskleidung hat einen

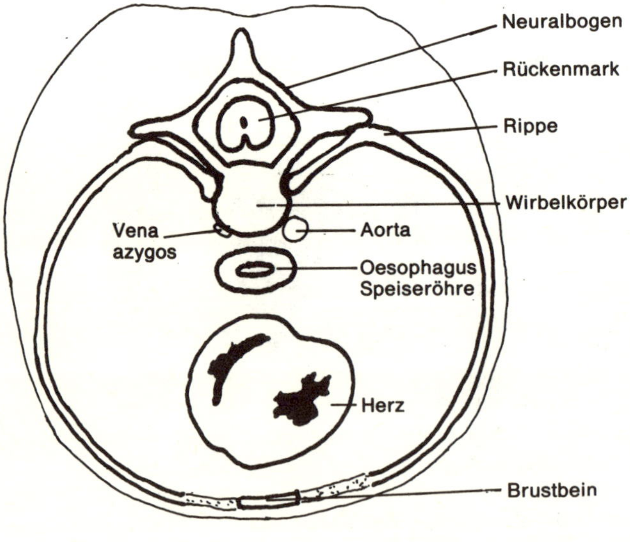

E–4: Lage der Organe im Brustkorb

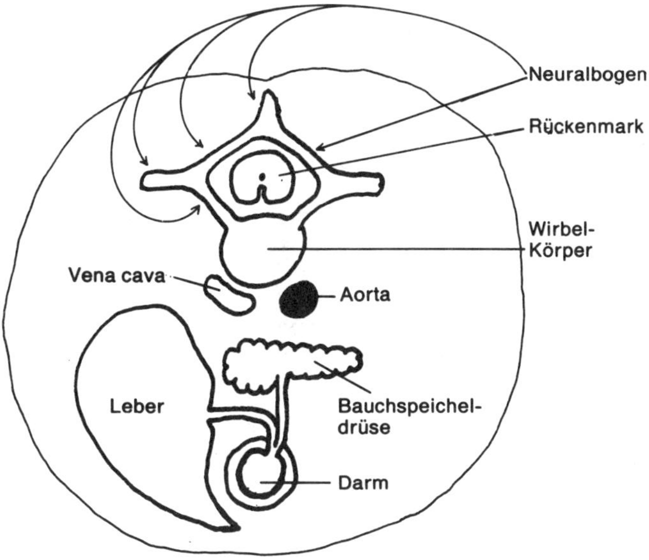

E–5: Lage der Organe im mittleren Rumpfgebiet

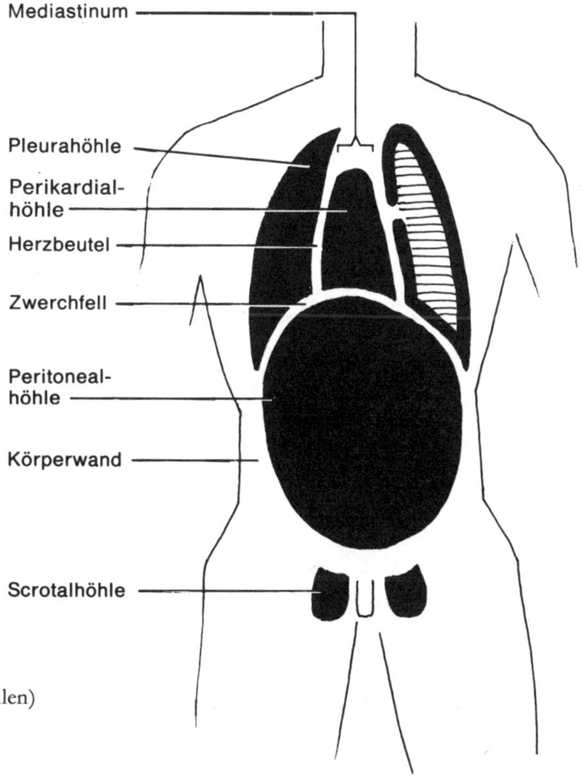

E–6: Die Coelomtaschen (Leibeshöhlen) des Mannes

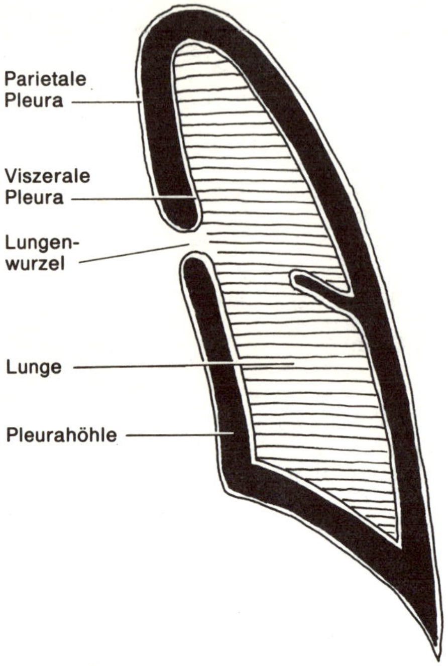

E–7: Aufhängung eines Organs in einer Leibeshöhle mit Unterscheidung der viszeralen und parietalen Blätter einer serösen Membran (hier: Lunge, Pleurahöhle und Pleura)

entsprechenden Namen *(Tabelle E–1).*

Abb. E–7 veranschaulicht am Beispiel der Aufhängung der Lunge die Beziehungen zwischen Körperwand und Leibeshöhle. Die dortige Zölomabteilung heißt *Pleurahöhle.* Ihre seröse Membran, *Pleura* oder Rippenfell, dient als Tapete der Körperwand und wird dort *parietale* Pleura genannt. Sie setzt sich über die Lungenwurzel auf die Lunge fort und heißt da, wo sie das Organ bedeckt, *viszerale* Pleura oder Kapsel.

In Wirklichkeit sind alle Körperhöhlen fast völlig von den darin aufgehängten Eingeweiden ausgefüllt und enthalten daher nur eine dünne Lage eines schlüpfrigen Saftes, welcher reibungsloses Gleiten der Eingeweide ermöglicht. Bei Entzündungen kann es aber zu Verwachsungen von parietaler mit viszeraler Wand oder zu Verwachsungen von viszeralem mit viszeralem Belag *(Adhäsionen)* kommen. Dann werden die Bewegungen der Eingeweide, z. B. des Herzens, wenn Epikard und Perikard verwachsen (oft nach Herz-

Tabelle E-1

Zölom Abteilung	darin aufgehängte Viszera	Namen der Serosa	Parietal	Viszeral	Aufhängeband
Perikardial-Höhle	Herz	Epikard und Perikard	Perikard	Epikard	Herzwurzel
Pleurahöhle	Lunge	Pleura	Rippenfell	Lungenfell	Lungenwurzel
Peritonealhöhle	Magen Leber die meisten Darmabschnitte Milz	Peritoneum	Bauchfell	Serosa (bei Leber und Milz: Kapsel)	Mesenterium (Gekröse)
Scrotalhöhle	Hoden und Nebenhoden	Tunica vaginalis	Hodensack	Hodenhaut	Leistenschnur

beutelentzündung), oder der Lungen, wenn viszerale und parietale Pleura miteinander verwachsen (nach Rippenfellentzündungen), äußerst schmerzhaft. Es gibt auch Eingeweide, die außerhalb des Zöloms liegen wie z. B. Nieren, Nebennieren, Bauchspeicheldrüse, Harnröhren usw. Wenn sie, wie die gerade genannten Organe, in der Lendengegend liegen, nennt man sie *retroperitoneal* (d. h. »hinter dem Bauchfell«). Solche Eingeweide entbehren einer serösen Hülle; sie besitzen statt deren eine *Adventitia,* d. h. eine Hülle lockeren Bindegewebes.

Der Ausdruck »Körperwand«, den wir oben eingeführt haben, faßt im Grunde alle Bestandteile unseres Körpers, die außerhalb der Zölom-Taschen liegen, wie z. B. Haut, Knochen, Muskeln, Nerven, Blutgefäße u. v. a. m. zusammen.

Die Ausdrücke *parietal* (wandständig) und *viszeral* (eingeweideständig) werden auch bei Organen verwandt, die gar nichts mit dem Zölom zu tun haben. So spricht man z. B. bei den Nierenkörperchen von einer viszeralen und einer parietalen Wand.

Das *Mediastinum* ist eine dicke Scheidewand, die den Brustkorb in eine rechte und linke Hälfte teilt *(Abb. E–6).* Diese seitlichen »Hälften« sind die Pleurahöhlen, *(Abb. E–7)* in denen die Lungen aufgehängt sind. Das Mediastinum verbindet die hintere mit der vorderen Körperwand. Es verbindet auch den Hals mit dem Zwerchfell. In ihm liegt unten und vorn das Herz und die gesamte Perikardialhöhle. Oben und hinten beherbergt das Mediastinum den Arcus aortae, den Truncus pulmonalis, die Vena cava superior, die absteigende Aorta, die Vena azygos, die Speiseröhre, die Vagusnerven und die Luftröhre. Zum Mediastinum gehört auch der Herzbeutel. Dieser besteht aus folgenden Schichten von innen nach außen *(Abb. E–6):* Perikard, Bindegewebe des Herzbeutels, parietale Pleura. Innerhalb des Herzbeutels verläuft der Nervus phrenicus, der das Zwerchfell innerviert. Er ist besonders interessant, weil er aus den Spinalnerven C3 bis C5 entspringt.

Wie das Mediastinum so kann auch das *Zwerchfell* als innere Fortsetzung der Körperwand angesehen werden. Während das Mediastinum sagittal verläuft und die Medianebene enthält, verläuft das Zwerchfell quer, wenn auch kuppelartig nach oben gewölbt *(Abb. E–6).*

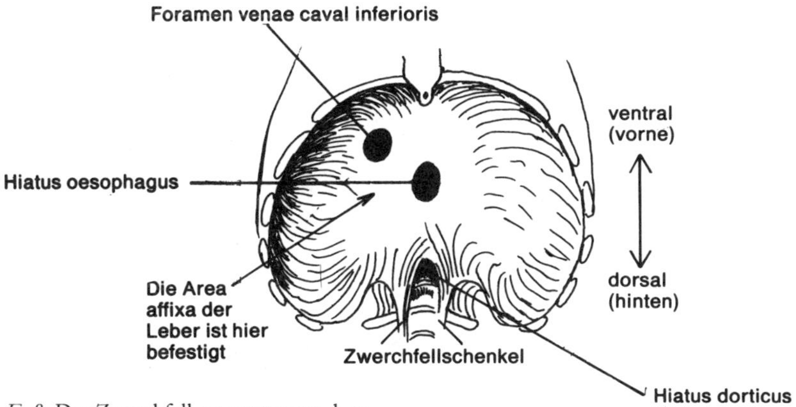

E–8: Das Zwerchfell von unten gesehen

Das Zwerchfell ist ein flacher Muskel, der bei der Atmung eine Rolle spielt. Es trennt die Peritonealhöhle von den drei Höhlen des Brustkorbes und ist unten von parietalem Peritoneum, oben aber beiderseitig von parietaler Pleura und in der Mitte von Perikard überzogen. Das Zwerchfell hat drei Löcher: *(Abb. E–8)*. Den Hiatus oesophageus, den Hiatus aorticus, und das Foramen venae cavae inferioris. Bei schwacher Ausbildung des Zwerchfells kommt es zuweilen vor, daß der Magen durch ersteres in die Brusthöhle hinauf rutscht und die linke Lunge einengt. Dieser Zustand wird als Hiatus-Hernie bezeichnet.

Die untere Befestigung des Zwerchfells erfolgt durch die Zwerchfellschenkel, die durch Sehnen an dem 2., 3. und 4. Lendenwirbel befestigt sind. Vorn setzt es am Schwertfortsatz des Brustbeins und an den unteren Wirbelknorpeln an. Die Pleurahöhlen reichen seitlich und hinten tief hinter die oberen Pole der Nieren herab, so daß man in der Nierenchirurgie den Einschnitt vorsichtig unter der 12. Rippe vornehmen muß, damit keine Luft in die Pleurahöhle einströmt, ein Fehler, der zum Pneumothorax führen könnte. Übrigens passiert die Aorta das Zwerchfell genau zwischen beiden Schenkeln.

Teil I: Zelle und Gewebe

1. Die Zelle

Mit Ausnahme ganz niederer Organismen, wie Viren, Bakterien und blaugrüner Algen bestehen alle Lebewesen, nämlich die *Eukaryoten* (= Wesen mit richtigen Kernen) aus Zellen. Viele davon, und zwar die *Protozoen,* bestehen aus einer *einzigen* Zelle, die aber so hochorganisiert ist, daß sie alle Lebensfunktionen ausführen kann. »Höhere« Organismen, z. B. Pflanzen, Tiere und Menschen, sind aus vielen Zellen aufgebaut, wobei unter diesen Zellen eine Arbeitsteilung besteht. Man nennt sie deshalb *Metazoen.* Ihre Zellen sind so spezialisiert, daß jede Zellart nur spezielle Funktionen ausüben kann. Viele gleichartige oder ähnlich geartete Zellen sind zu Organen, wovon jedes eine Sonderarbeit leistet, zusammengefaßt.

Größe:

Die Maßeinheit, mit der wir Zellen messen, ist das μ (Mü) oder *Mikrometer,* d. h. 1/1 000 000 m oder 1/1000 mm. Die Maßeinheiten für kleinste Bestandteile innerhalb der Zelle sind das *Nanometer* (1 nm = 1/1000 μ) oder die *Ångström-Einheit* (1 Å = 1/10 nm = 1/10 000 μ = 1/10 000 000 mm). Je nach Funktion umfassen die Ausmaße der Zellen eine ungeheuere Spanne, von dem winzigen roten Blutkörperchen, mit 7 μ Durchmesser und 2 μ Dicke bis zur reifen, kugeligen Eizelle mit einem Durchmesser von 300 μ also fast 1/3 mm. Menschliche Nervenzellen haben Fortsätze bis 1 m lang (sensori-

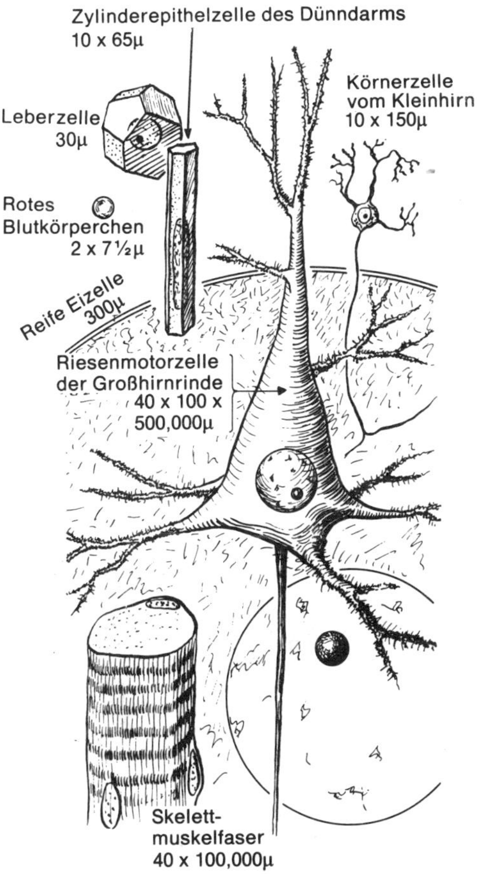

1–1: Formen und Größen verschiedenartiger Zellen beim Menschen sche Zellen der Spinalganglien). Eine derartige Nervenfaser erstreckt sich im Höchstfall von einer Zehenspitze bis in den hinteren Teil des Gehirns. Bei einer Giraffe ist eine solche Faser entsprechend länger. *Abb. 1–1* zeigt mehrere Typen menschlicher Zellen, alle im gleichen Maßstab gezeichnet.

Aufbau:

Eine Zelle ist im wesentlichen ein Klümpchen von verschiedenen Eiweißarten, die in einem wäßrigen Medium suspendiert sind. Ein solches Eiweißklümpchen ist aber hochorganisiert. Der gesamte lebende Inhalt des Klümpchens wird als *Protoplasma* (Urschleim) bezeichnet.

1.1. Teile der Zelle

a) lichtmikroskopisch

Im Lichtmikroskop, dessen Auflösungsgrenze bei einem Fünftel Mikrometer (0.2 μ) liegt, sieht man die in *Abb. 2* dargestellten Teile:
Zytoplasma. Es wird in Routine-Präparaten (mit Haematoxylin und Eosin = HE) hell-rot angefärbt.

Kern. Dieser wird mit HE blau angefärbt. Er wird von der Kernhülle umgeben.
Diese Färbung beruht darauf, daß das Hämatoxylin *basisch (alkalisch)* ist, während der Kern Nuclein*säuren* enthält, die diesen Farbstoff anziehen. Das Zytoplasma aber ist *basisch* und zieht daher den sauren Farbstoff Eosin an.

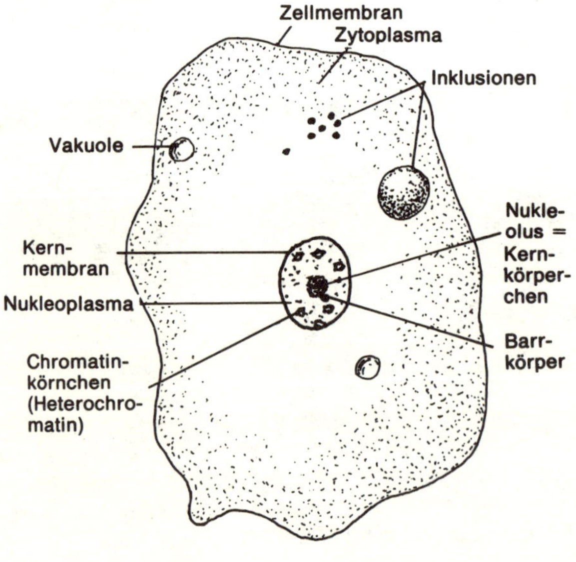

1–2: Verallgemeinerte Zellen
kolorieren:
Vakuolen und Inklusionen: freilassen
Zytoplasma: rosa
Nukleoplasma: bläulich
Nukleolus: karminrot
Chromatinkörnchen: dunkelblau

Der Gesamtinhalt des Zellkerns *(Nucleus)* wird als Nucleoplasma bezeichnet.
Während der wichtigste Bestandteil des Kernes *Desoxyribonucleinsäure (DNS)* ist, gibt es aber noch ein, zwei oder drei Klümpchen im Zellkern, die aus *Ribonucleinsäure (RNS)* bestehen, das oder die *Kernkörperchen* (*Nucleolus,* plural: *Nucleolen*). Im Zytoplasma findet sich manchmal eine verschwommene Masse, die sich mit H E bläulich anfärbt, das *Ergastoplasma,* eine Menge winziger, submikroskopischer Körnchen, *Ribosomen* genannt, weil sie aus RNS bestehen. Außen wird die Zelle von der *Zellmembran* oder *Plasmamembran* umgeben.
Alle gerade genannten Bestandteile sind lebendig. Daneben gibt es leblose Einlagerungen, Inklusionen genannt. Darunter befinden sich Fett-Tropfen, Vacuolen, Pigmentkörner u. a. m.

b) elektronenmikroskopisch

Da Elektronenmikroskope eine Auflösungsgrenze bis hinunter zu 8 Å besitzen, kann man mit diesem Instrument Bestandteile der Zelle wahrnehmen, die mit dem Lichtmikroskop nicht mehr aufgelöst werden.
Organelle sind lebende Bestandteile der Zelle, von denen die wichtigsten in *Abb. 1–3* dargestellt sind. Man muß sich beim Betrachten dieser, wie fast aller Abbildungen aus der Mikro-Anatomie immer vergegenwärtigen,

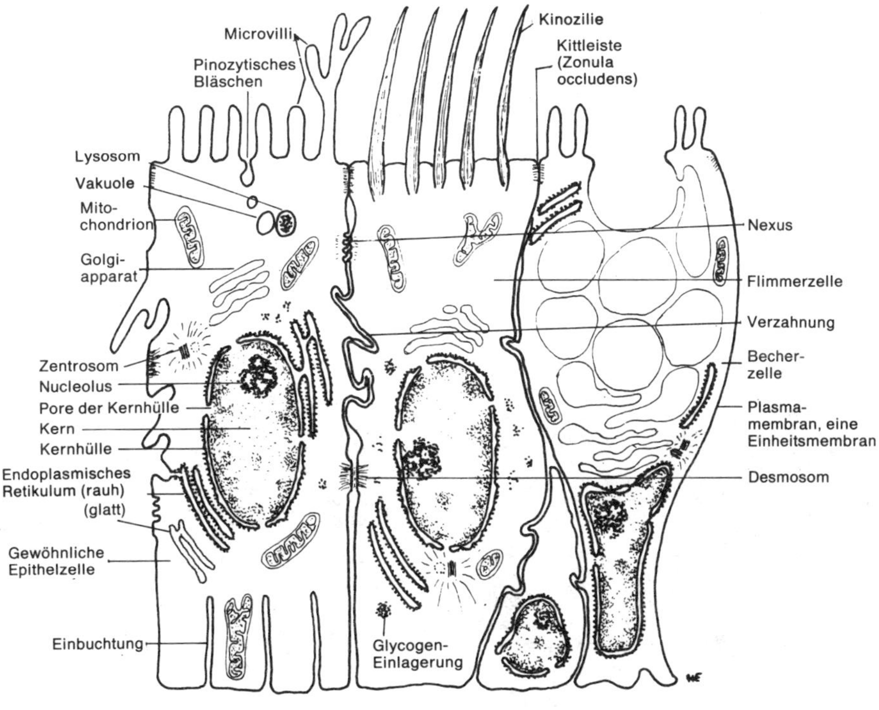

1–3: Submikroskopische Bestandteile der Zellen (hier: respiratorisches Epithel der Atemwege)

daß es sich hier um Schnitte handelt, die mit einer Dünnschneidemaschine, Mikrotom genannt, hergestellt wurden. Eine ganze Zelle könnte man im Elektronenmikroskop nicht analysieren, weil sie viel zu dick ist.

Die ganze Zelle, wie auch viele ihrer Organelle sind von Membranen umgeben, die im Schnittbild als Linien erscheinen. Diese Membranen, auch Einheitsmembranen genannt, lassen sich bei der allerstärksten Vergrößerung von etwa 60 000mal in 3 Schichten auflösen *(Abb. 1–4)*. Die beiden Außenschichten bestehen aus Eiweißmolekülen, dazwischen liegt eine Schicht von Lipoiden (Fett). Eingeschaltet in diese Einheitsmembran sind einige riesige Eiweißmoleküle. Auf dieser Struktur beruht die Semipermeabilität der Einheitsmembranen. Eiweiß ist benetzbar und wasserdurchlässig. Lipoide sind wasserdicht. Die dünnen Linien der *Abb. 1–3* stellen *vollständige* Einheitsmembranen dar, deren Schichten man aber bei mittlerer Elektronenvergrößerung von 6000–10 000mal nicht sehen kann.

Die folgenden Teile sind in *Abb. 1–3* dargestellt:

Die *Plasmamembran* umgibt die ganze Zelle. Sie regelt den Stoffverkehr zwischen Zell-Innerem und Zell-Äußerem.

Das *endoplasmatische Retikulum* (ER) besteht aus flachen Zisternen, die von einer Membran (Einheitsmembran) umgeben und vom Zytoplasma getrennt sind. Die Zysternen sind miteinander verbunden und gestatten Stofftransport durch die Zelle, zumal weil sie an manchen Stellen mit dem außerhalb der Zelle gelegenen Raum verbunden sind. Die ER-Membranen sind außen oft mit winzigen RNS-Körnchen den Ribosomen gespickt (rauhes endoplasmatisches Retikulum, RER), mancherorts aber nicht (glattes, ER, GER). Das RER produziert Enzyme (Fermente) zum Gebrauch der Lysosomen.

Lysosomen sind membranumhüllte Bläschen voll von Fermenten für die Verdauung von Stoffen, welche die Zelle durch Zellschlucken *(Phagozytose)* oder Zelltrinken *(Pinozytose)* in sich einverleibt hat.

Ribosomen, die dem Kernkörperchen entstammen, haften entweder dem RER an oder liegen frei im Zytoplasma. Sie sind bei der Synthese von Eiweißstoffen tätig.

Mitochondrien können in unendlich vielen Formen (Kügelchen, Stäbchen, Scheibchen, Schlingen, Täßchen, Schnüren) auftreten. Im Schnitt zeigen sie, daß sie von zwei Membranen umhüllt sind, wobei von der inneren flache

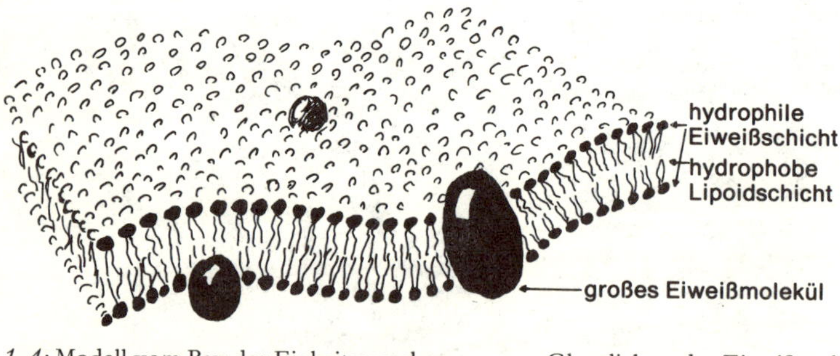

1–4: Modell vom Bau der Einheitsmembran
kolorieren: hydrophobe Lipoidschicht: orange
Glanzlichter der Eiweißmoleküle: hellblau
Obere Fläche: hellblau

oder röhrenförmige, hohle Cristae, ins Innere des Mitochondrions vorragend, entspringen. Sie sind aktiv bei der Energie-liefernden Oxidation.

Kernhülle. Der Zellkern ist von einer Hülle umgeben, die aus einer inneren, glatten und einer äußeren rauhen (mit Ribosomen gespickten) Membran besteht. Dazwischen liegt die Perinuklearzisterne. Sie ist mit den Zisternen des ER verbunden. Die Kernhülle besitzt ziemlich große Poren, die den Durchtritt groß-molekulärer Substanzen gestatten. Dazu gehört vor allem RNS, die vom Kern an das Zytoplasma erteilte Befehle (namentlich an die Ribosomen) vermittelt.

Zentriolen, im Lichtmikroskop gerade noch als Doppelpünktchen zu erkennen, sind immer paarweise vorhanden, und zwar ein Paar pro Zelle. Das Paar heißt Zentrosom. Jedes Zentriol besteht aus neun Gruppen von je drei parallelen Stäbchen. Zentriolen sind bei der mitotischen Zellteilung (v. i.) aktiv.

1.1.1. Kern (Nukleus)

Der Kern ist der Kommandeur der Zelle. Er ist von Kernsaft erfüllt. In diesem aber schwimmt das gesamte Erbgut des Organismus in Form von *Chromatin,* das hauptsächlich aus DNS besteht. DNS ist in ganz dünnen, doppelspiraligen Fäden, den Chromatiden

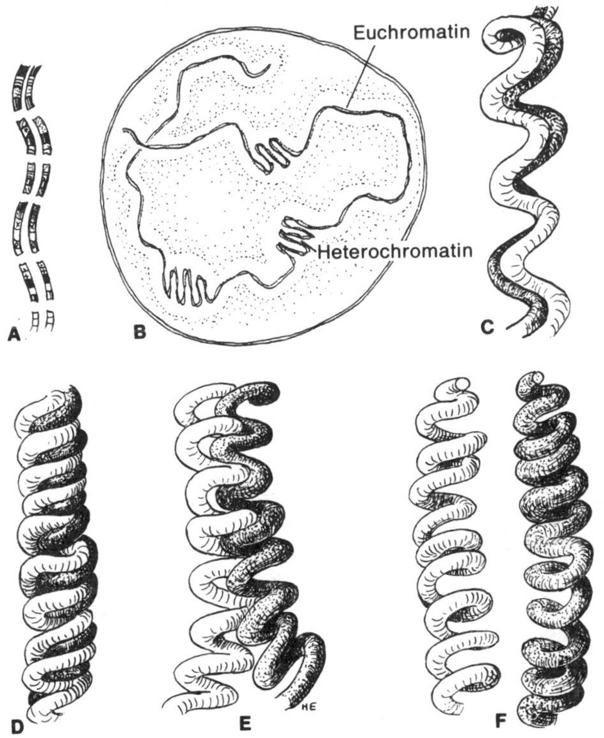

1–5: Verhalten eines einzelnen Chromosoms
A: Chromatid, das sich gerade verdoppelt hat
B: Strecken eines Chromosoms im Kern
C: Chromosom in der Prophase
D: Chromosom in der Metaphase
E: Vorbereitung zur Anaphase
F: Anaphase

angeordnet. Sie sind so dünn, daß es erst vor kurzem (1976) gelang, sie im Elektronenmikroskop sichtbar zu machen. Im »ruhenden« Kern, der in Wirklichkeit alles andere ist als ruhend, sind die Chromatiden gestreckt und unregelmäßig verteilt. In diesem Zustand bieten sie eine genügend große Oberfläche, um das Leben der Zelle zu dirigieren. Dieses ausgestreckte Chromatin nennt man Euchromatin (Siehe *Abb. 1–5 B)*. Jedoch sind, je nach Zellart, gewisse Teile der Chromatiden zusammengeballt und daher unfähig, das Zelleben zu beeinflussen. Diesen ohnmächtigen, »unterdrückten« Teil des Chromatins nennt man Heterochromatin. Lichtmikroskopisch ist nur das Heterochromatin sichtbar, eben weil es zu dicken Körnchen zusammengeballt ist. Erst kurz vor und während der indirekten Zellteilung werden die Chromatiden als *Chromosomen* sichtbar.

1.1.2. Mitose oder indirekte Zellteilung

In wenigen Fällen kommt es vor, daß die Zellteilung mit einer einfachen Einschnürung des Kernes eingeleitet wird (*direkte* Zellteilung).
Mit Ausnahme der Nervenzellen wächst fast jede Zelle. Wenn ihr Volumen verdoppelt ist, muß sie sich teilen. Auf diese Weise wird fast jede Zelle in einem Größenverhältnis zur unmittelbaren Umgebung gehalten, so daß sie oder ihre Töchter eine optimale Leistungsfähigkeit besitzen.
Kurz vor der Teilung winden sich die *Chromatiden (Chromosomen)*, die sich während der »Ruhe«-Phase verdoppelt haben, zu korkenzieherartigen Schraubenlinien auf *(Abb. 1–5)*. Während die verdoppelten Chromatiden selbst submikroskopisch dünn sind, wird aber durch ihr Aufwickeln das Chromosom (Kernschleife) dick genug, um lichtmikroskopisch sichtbar zu werden. Das ausgebreitete einfache Chromatid gleicht aber, wie Biochemiker errechnen konnten, einer doppelten Schraubenlinie von Nucleotid, welches aus Zucker (Desoxyribose) und Phosphat besteht (Doppel-Helix, *Abb. 1–6*). Die beiden Schraubenlinien werden durch eine Folge von Molekülen aus Adenin (A), Guanine (G), Thymin (T) und Zytosin (C) zusammengehalten, wobei A mit T und G mit C verbunden sind. Die Reihenfolge und Richtung dieser Zweiergruppen zwischen beiden DNS-Schrauben ergibt, zusammen mit dem Nucleotid ein Gen. Solche Folgen können AT, TA, CG und GC sein. Durch Permutation dieser 4 Paare wird entlang einem Chromatid eine ungeheure Zahl von Folgen möglich. Hinzu kommen noch die verschiedenen Möglichkeiten der Reihenfolge ihrer Anordnung: Tausende solcher Viererpaare bestimmen den Charakter und die Körperform jedes Lebewesens.
Jeder Zellkern eines Menschen enthält 23 Paare von Chromosomen. Jedes Paar besteht aus einem mütterlichen und einem väterlichen Chromosom. Die Mitglieder eines Chromosomenpaares beeinflussen gleiche Wirkungsziele, wie z. B. Augenfarbe, Körpergröße u.a.m. Oft wirken sie zusammen, manchmal gleichen sie einander kompromißartig aus, manchmal unterdrückt ein Gen innerhalb eines Chromosoms seinen Genossen. Es wird dann als *dominant* bezeichnet, während das andere, *rezessiv* genannt, sich unterwirft. Das Geschlecht der Herkunft hat damit nichts zu tun.
Das Geschehen der mitotischen Zellteilung ist in *Abb. 1–7* schematisch zusammengefaßt. Auf dieser Abbildung ist nur ein einziges Chromosomenpaar dargestellt. Ein Mitglied des Paares stammt von der Mutter, das andere vom Vater.

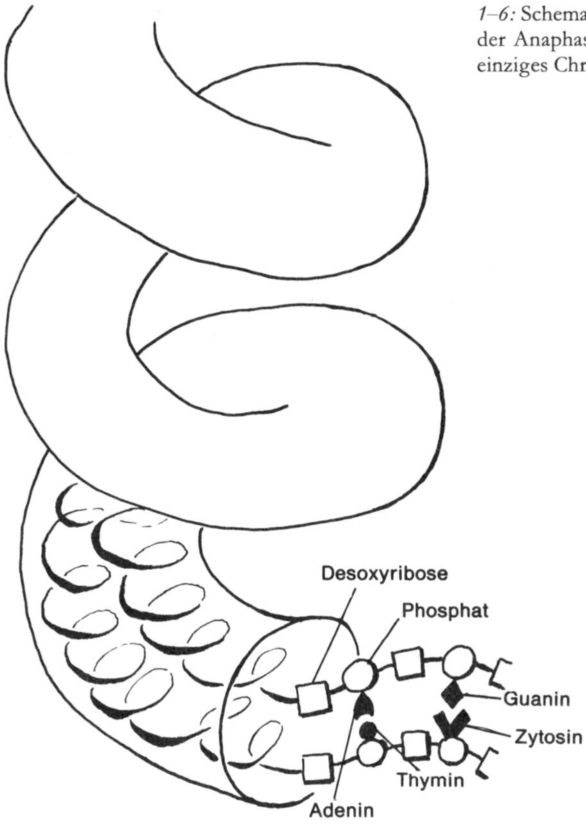

1–6: Schematischer Aufbau eines Chromosoms in der Anaphase. Die doppelte DNS-Spirale ist ein einziges Chromatid

1.1.3. Phasen der Mitose

A und **B. Interphase.**

A. *G1-Stadium* der Interphase. Die Chromosomen sind gestreckt; jedes enthält *ein* Chromatid.
S-Stadium der Interphase. Die Chromatiden verdoppeln sich.

B. *G2-Stadium* nach Vollendung des S-Stadiums. In jedem Chromosom werden die beiden Chromatiden durch ein Knöpfchen (*Kinetochore* oder *Zentromer* genannt) zusammengehalten.

C. Prophase. Das Zentrosom verdoppelt sich. Die Chromosomen winden sich spiralig auf und werden dadurch im Lichtmikroskop sichtbar. Kernhülle und Kernkörperchen verschwinden. Eins der beiden Zentrosomen (doppelte Zentriolen) wandert auf die gegenüberliegende Seite.

D. Metaphase. Die Chromosomen sind nun stark verkürzt und spiralig aufgewunden. Sie ordnen sich in der Äquatorialebene der Zelle an. Von einem Zentrosom gehen »Spindelfasern« zum andern. Manche dieser Fasern (von einigen Forschern als Mikrotubuli

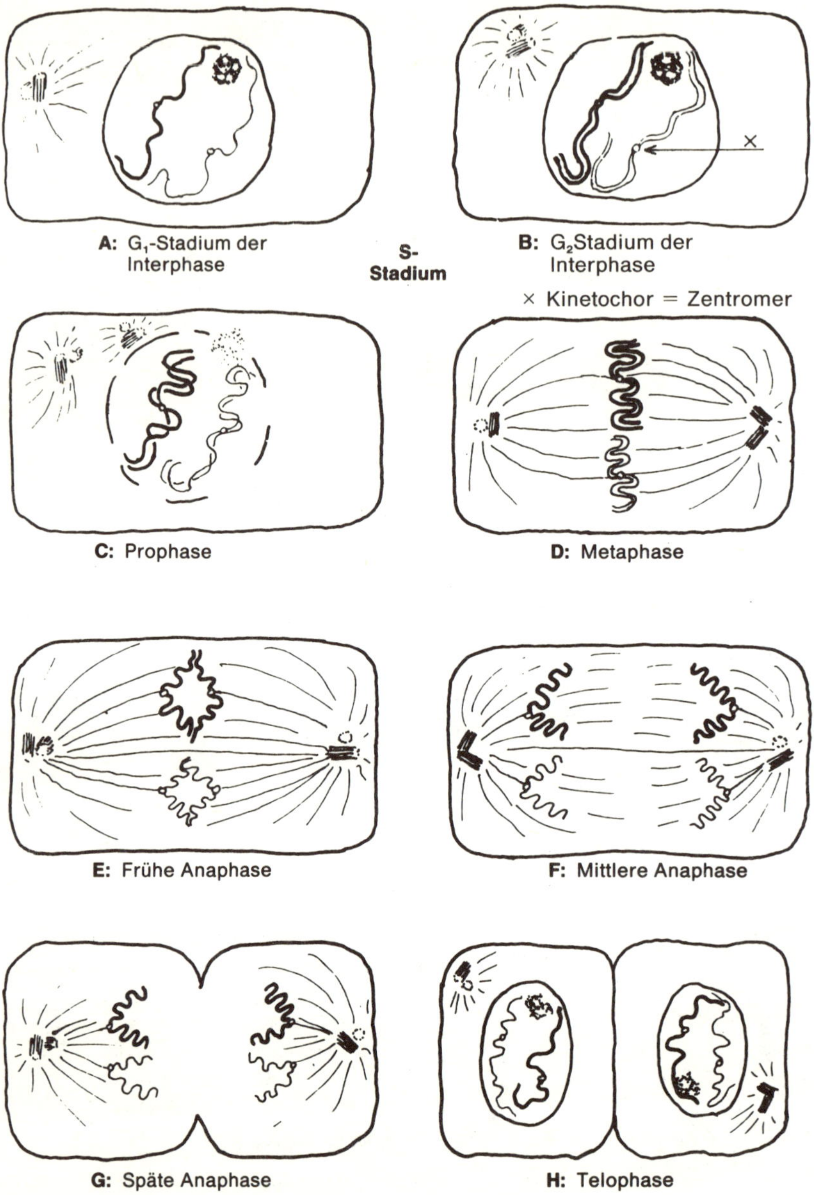

1–7: Die Stadien der indirekten (mitotischen) Zellteilung. Es ist nur *ein* Paar der 23 Chromosomenpaare dargestellt. Das dick gezeichnete stammt von einem Teil des Elternpaares, das dünn gezeichnete vom anderen Teil angesehen) setzen am Zentromer *(Kinetochor)* an und beginnen daran zu ziehen.

E. Frühe Anaphase. Das Zentromer jedes Chromosoms wird gespalten und seine beiden Chromatiden trennen sich, dem Zug der Spindelfasern folgend.

F. Anaphase. Die Tochter-Chromosomen, nunmehr aus je einem Chromatiden bestehend, werden weit auseinander gezogen.

G. Späte Anaphase. Der Zelleib schnürt sich ein.

H. Telophase. Beide Tochterzellen sind jetzt völlig getrennt. Die Chromosomen, jedes *ein* Chromatid enthaltend, breiten sich aus. Ein neues Kernkörperchen und eine neue Kernhülle werden gebildet. Jede Tochterzelle tritt ins G1-Stadium ein. Sobald sie zu doppeltem Volumen herangewachsen sind, kehren wir zu Bild A zurück.

Das Verhalten eines einzigen Chromosoms ist in *Abb. 1–5* dargestellt: **A:** Verdoppelung eines Chromatids; **B:** Euchromatin ausgestreckt, Heterochromatin geballt; **C:** Prophase; **D:** Metaphase; **E:** Beginn der Anaphase; **F:** Anaphase.
Unter den 46 Chromosomen befindet sich *ein Paar Geschlechtschromosome.* Das weibliche heißt *X*-Chromosom. Das männliche heißt *Y*-Chromosom. Die Frau besitzt in jeder Zelle zwei X-Chromosomen. Der Mann besitzt ein X- und ein Y-Chromosom.
Die Funktion des Y-Chromosoms ist, alles Weibliche zu unterdrücken. Da die Frau nur ein X-Chromosom braucht, setzt sich eins von beiden in jeder Zelle zur Ruhe, d. h. es klumpt sich zu einem Korn zusammen. Es ist ganz und gar Heterochromatin und wird, nach dem Entdecker »Barr-Körperchen« genannt. In manchen Zellen ist es lichtmikroskopisch sichtbar. In Nervenzellen *(Abb. 1–2)* liegt es dem Kernkörperchen an. In Epithelzellen liegt es der Kernhülle an.
In manchen Fällen, in denen einem jungen Menschen, typische geschlechtliche Gefühle fehlen oder durcheinandergebracht sind, kann eine mikroskopische Untersuchung der Mundschleimhaut das wahre Geschlecht ermitteln. Einem lesbischen Mädchen könnte das Barr-Körperchen fehlen, und es würde sich herausstellen, daß es in Wirklichkeit ein junger Mann ist, der aber durch irgendwelche Entwicklungsstörungen wie ein Mädchen aussieht. Umgekehrt könnte in den Zellen eines homosexuellen Mannes ein Barr-Körperchen vorhanden sein. Chromosomenanomalien anderer Kombinationen sind XXY, XXX, XYY etc.
Auch andere Chromosomen können defektiv sein oder dreifach vorkommen. Fehlerhafte Chromosomen-Kombinationen können zu Mißbildungen führen. Man findet Chromosomenfehler, in dem man weiße Blutkörperchern in einem nahrhaften Medium wachsen und sich vermehren läßt. Setzt man der Kultur dann Kolchizin zu, dann bleiben alle Zellteilungen im Stadium der Metaphase stecken. Man macht dann einen Ausstrich der Kultur, bei dem die Zellen so plattgedrückt werden, daß die einzelnen Chromosomen getrennt im Blickfeld des Mikroskops liegen. In einer Mikrofotografie *(Karyotyp)* kann man dann die Chromosomen genau studieren und eventuelle Anomalien identifizieren.
Mitunter können gewisse Anomalien vorhergesehen werden, durch Zelluntersuchungen nach Amniozentese. Doch nur ganz wenige Deffekte können durch diese grobe Untersuchung entdeckt werden.

2. Epithel

Der Körper eines vielzelligen Lebewesens (und hier schließen wir die Pflanzen aus) ist eine kleine Welt, die vom Weltraum umgeben ist *(Abb. 2–1)*. Wir unterscheiden das *innere Milieu* oder die *Innenwelt* von der *Außenwelt*. Die Trennungsschicht zwischen beiden Welten nennen wir *Epithel (Abb. 2–1, A)*. Das innere Milieu selbst enthält zwei in sich abgeschlossene Höhlensysteme:

1. Das *Kardiovaskulärsystem* (Herz, Blutgefäße und Lymphgefäße), das von einer Zellschicht, Endothel genannt, nach innen begrenzt wird, und
2. das *System der Körperhöhlen* (Zölom), die von Mesothel begrenzt werden *(Abb. 2–1, B)*.

Es gibt nur eine Stelle, und zwar im weiblichen Körper, wo Innen- und Außenwelt offen kommunizieren, und das ist am Ende des Eileiters. Überall sonst besteht eine völlige Trennung. Der Verkehr zwischen beiden Welten erfolgt durch Epithel.

Epithelien sind flache Schichten, welche aus dicht aneinanderliegenden Zellen bestehen. Epithelien sitzen dem Bindegewebe auf und grenzen an freie Räume. Diese Räume sind einerseits die Außenwelt selbst oder Hohlräume, die mit der Außenwelt in Verbindung stehen *(Abb. 2–1, C)*. So ist z. B. der ganze Darmkanal eine innere Fortsetzung der Außenwelt. Exokrine Drüsen, ebenso wie die Nieren ergießen ihre Produkte durch Gänge in Hohlräume, die mit der Außenwelt in offener Verbindung stehen.

Keine Substanz kann aus dem Körperinnern in die Außenwelt gelangen, ohne durch ein Epithel ausgeschieden zu werden (Sekretion und Exkretion). Und kein Stoff kann von der Außenwelt in das innere Milieu gelangen, es sei denn, ein Epithel absorbierte den Stoff. Höchstens eine Wunde würde Eindringen von Fremdkörpern gestatten. Tatsächlich benutzen wir diese Möglichkeit bei Injektionen, wobei immer ein Epithel durchstochen wird. Zur Entziehung von Körperflüssigkeiten, wie z. B. Blut, durchstechen wir Epithel und Endothel. Das gleiche müssen wir bei intravenösen Injektionen tun. Bei der Entziehung von Ascites-Flüssigkeit (bei Bauchwassersucht), die sich z. B. bei Lebererkrankungen in der Peritonealhöhle ansammelt, müssen wir Epithel und Mesothel durchstechen.

Das innere Milieu selbst enthält Blut, Bindegewebe, Muskeln, Nervengewebe, Knochen und Knorpel, wie auch Gewebeflüssigkeit.

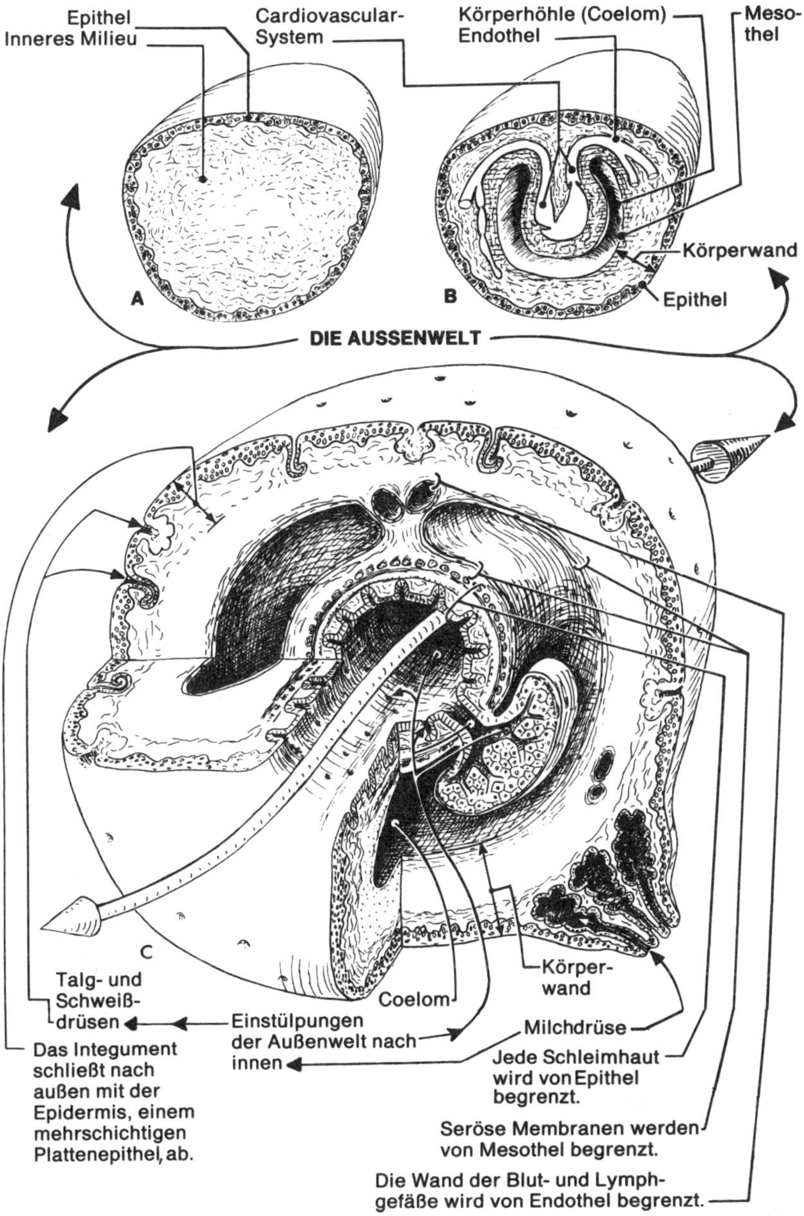

2–1: Beziehungen des Körpers zur Welt

2.1. Allgemein

Der Plural des Wortes Epithel ist Epithelien (oft irrtümlicher Weise statt des Wortes »Epithelzellen« benutzt), und bedeutet verschiedene Epithel-Arten. Funktionen von Epithelien sind Schutz, Absorption, Exkretion, Sekretion; sie sind schematisch in *Abb. 2–2* dargestellt. Epithelzellen sind durch die Kittleiste *(Zonula occludens)*, den Nexus, das Desmosom *(Macula adherens)* und durch Verzahnung *(Interdigitation)* aneinander befestigt. Je nach Funktion und Standort ist die freie Oberfläche eines Epithels glatt oder sie trägt Auswüchse wie Mikrozotten *(Abb. 1–3)*, die zur Oberflächenvergrößerung dienen und dadurch Ausscheidung und Absorption erleichtern. Flimmerhaare *(Kinozilien)* sind hochorganisierte Auswüchse, welche Flüssigkeiten und Schleim, mit peitschender, wellenartiger Bewegung entlangtreiben *(Abb. 1–3)*.

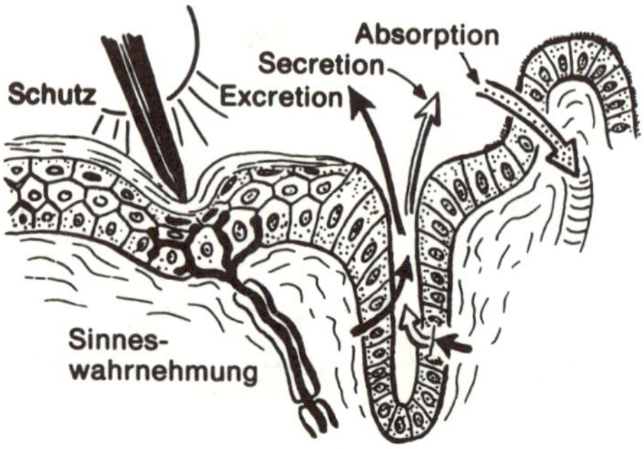

2–2: Funktionen des Epithels

2.2. Klassifikation

Die Einteilung der Epithelien richtet sich nach der Form der Zellen an der freien Oberfläche und nach der Zahl der Zell-Schichten.

2.2.1. Plattenepithel

Die oberflächlichen Zellen sind flach *(Abb. 2–3)*. *Einschichtiges Plattenepithel* befindet sich in den Endkammern der Lunge und um den Filtrationsraum der Nierenkörperchen. Das Mesothel, welches die Körperhöhlen auskleidet und das Endothel der Blut- und Lymphgefäße gleichen im Bau einem einschichtigen Plattenepithel. *Mehrschichtiges Plattenepithel (Abb. 2–3, rechts)* begrenzt Wände, die mechanisch beansprucht werden. Die tiefen, dem Bindegewebe nahen Zellen dieser Epithelien sind meist höher als breit und teilen sich häufig *(Abb. 2–4)*. Daher nennt man diese unterste Lage auch Keimschicht. Aus ihr erneuert sich das Epithel dauernd. Abkömmlinge der Keimschicht werden nach oben geschoben und

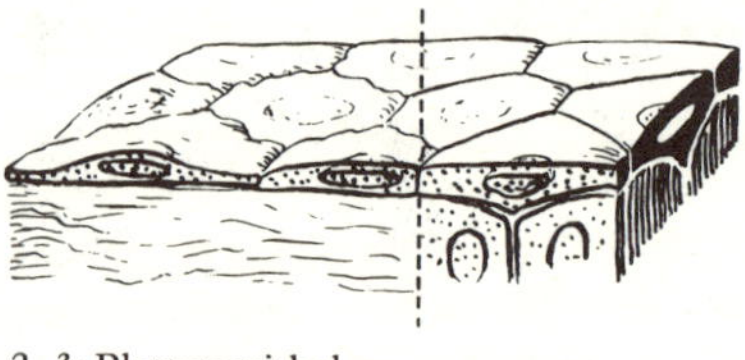

2–3: Plattenepithel

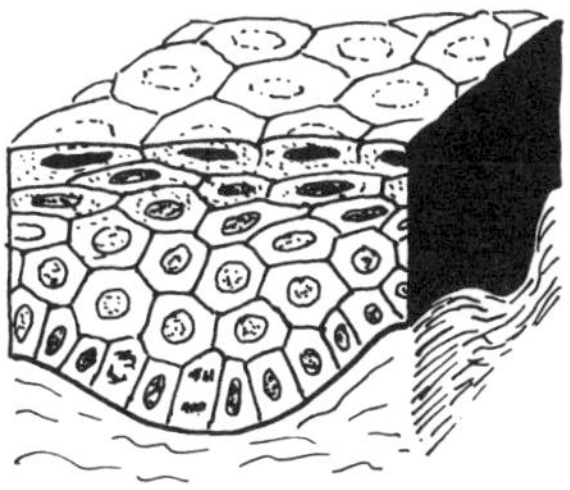

2–4: Mehrschichtiges Plattenepithel

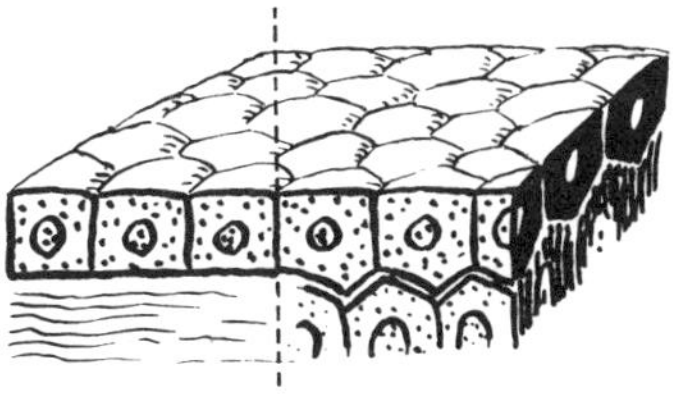

2–5: Kubisches Epithel

durch den von unten erfolgenden Wachstumsdruck abgeplattet, um zuletzt abgeschuppt zu werden.
Die oberflächlichen Zellen sind immer ganz flach. In der Mundhöhle, dem Rachen und der Speiseröhre werden die obersten, abgeplatteten Zellen lebendig abgeworfen und verschluckt. In der Scheide und auf dem Muttermund ist ihr Zytoplasma wäßrig bis schleimig. Abgeschuppt, helfen sie, die Innenfläche der Vagina geschmeidig zu machen. Auch die Außenschicht der Haut ist ein mehrschichtiges Plattenepithel, Epidermis genannt. Hier besteht die Oberschicht aus ganz flachen, miteinander verzahnten Hornplättchen. Diese sind die toten obersten Zellen dieses Epithels. Das der Außenwelt zugewandte verhornte Plattenepithel gewährt Schutz gegen Eindringen harter Gegenstände und schützt gleichzeitig den Körper vor Austrocknen und vor Strahlenschäden.

2.2.2. Kubisches Epithel

Wie Pflastersteine sind die Zellen dieser Art etwa so hoch wie sie breit sind. *Einschichtiges, kubisches Epithel (Abb. 2–5, links)* ist beim Aufbau vieler Drüsen und deren Ausführungsgängen beteiligt. Die Nierenkanälchen haben Wände aus einschichtigem kubischem Epithel. *Mehrschichtiges, kubisches Epithel (Abb. 2–5, rechts)* ist beim Menschen nur in der Wand der Ausführungsgänge der Schweißdrüsen bekannt. Und zwar besteht es hier aus genau zwei Schichten.

2.2.3. Zylinder-, Säulen- oder prismatisches Epithel

Die Zellen dieses Epithels sind viel höher als breit und gleichen in ihrer Form Basaltsäulen. *Einschichtiges Zylinderepithel (Abb. 2–6, links)* ist sehr weit verbreitet, z. B. an der Innenfläche des Magens, des Darms und der Gallenblase. Seine Funktionen sind viele. Sie werden bei den betreffenden Organen besprochen werden. *Mehrreihiges (Zylinder-)Epithel (Abb. 2–7):* Die wich-

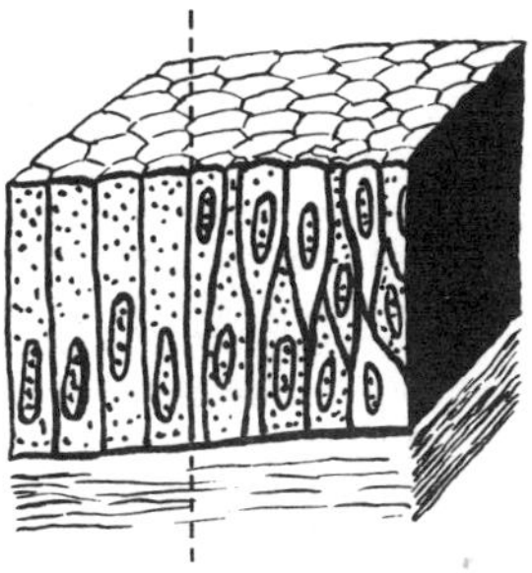

2–6: Zylinderepithel
(*links:* einfaches; *rechts:* mehrschichtiges)

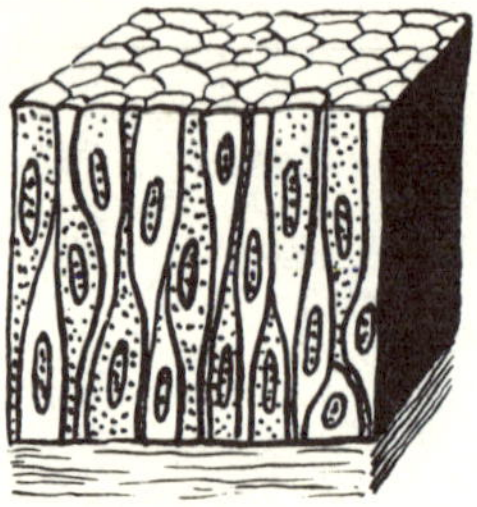

2–7: Mehrreihiges Epithel

tigsten Zellen dieses Epithels sind hohe Zylinderzellen. Es kommen aber auch niedrigere Zellen in diesem Epithel vor, die nicht bis zur freien Oberfläche reichen. Sie werden als Ersatzzellen angesehen. Die Zellkerne liegen durch diese Anordnung auf verschiedenem Niveau. Am häufigsten findet man mehrreihiges Epithel in der Wand der Atemwege (Nase, Kehlkopf, Luftröhre, Bronchien). Dort ist es mit Kinozilien bewimpert, zwischen denen auch Mikrozotten vorkommen (s. u.). Dazwischen finden sich schleimabsondernde Becherzellen *(Abb. 1–3, rechts)*. *Mehrschichtiges Zylinderepithel,* vom mehrreihigen kaum zu unterscheiden, kommt in der Harnröhre und stellenweise in Ausführungsgängen der Speicheldrüsen und der Tränendrüse vor *(Abb. 2–6, rechts)*.

2.2.4. Übergangsepithel

(Abb. 2–8) gibt es nur in den ableitenden Harnwegen, besonders gut entwickelt in der Harnblase. Bei leerer Blase sind die Zellen dieses immer mehrschichtigen Epithels hoch und bei voller Blase sind sie flach ausgezogen. Die oberflächlichen Zellen sind die größten und besitzen oft je zwei Zellkerne.

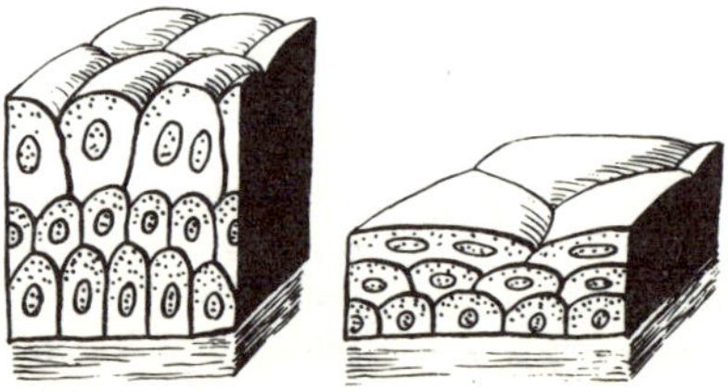

2–8: Übergangsepithel

2.3. Drüsen

Drüsen sind Organe, meist aus Epithel aufgebaut, die gewisse Substanzen erzeugen und/oder ausscheiden. *Exokrine* Drüsen ergießen ihr Sekret in die Außenwelt oder in deren innere Fortsetzungen. *Endokrine* Drüsen ergießen Hormone ins Blut. Die kleinsten, mikroskopischen exokrinen Drüsen münden direkt auf einem Epithel. Größere tun das durch Gänge (ductus).
Alveoläre Drüsen *(Abb. 2–11)* besitzen weite Lumina (Brunnersche Drüsen des Zwölffingerdarms). *Azinöse* Drüsen (Speicheldrüsen, Pankreas) *(Abb. 2–11)* haben enge Lumina. *Tubulöse* Drüsen (Schweißdrüsen, Nieren) *(Abb. 2–9)* bestehen aus langen Röhren. *Sackförmige* Drüsen (Talgdrüsen) *(Abb. 2–10)* haben die Form von Säcken.
Muköse Drüsen *(Abb. 2–12)* produzieren Schleim. Das Zytoplasma ist schaumig. *Seröse* Drüsen *(Abb. 2–12)* produzieren wäßrige Flüssigkeiten. Ihr Zytoplasma ist meist lichtmikroskopisch homogen und dunkel färbbar.

Bei *merokrinen (ekkrinen)* Drüsen *(Abb. 2–12)* verläßt das Sekret die Zellen, ohne sie der Form nach zu verändern. Bei *apokrinen* Drüsen (manche Schweißdrüsen, Milchdrüse, Prostata) *(Abb. 2–12)* wird der oberste Teil jeder Zelle abgeschnürt und alle diese Zellteile zusammen stellen das Sekret dar. Bei *holokrinen* Drüsen (Talgdrüsen) *(Abb. 2–12)* werden ganze Zellen ausgestoßen.

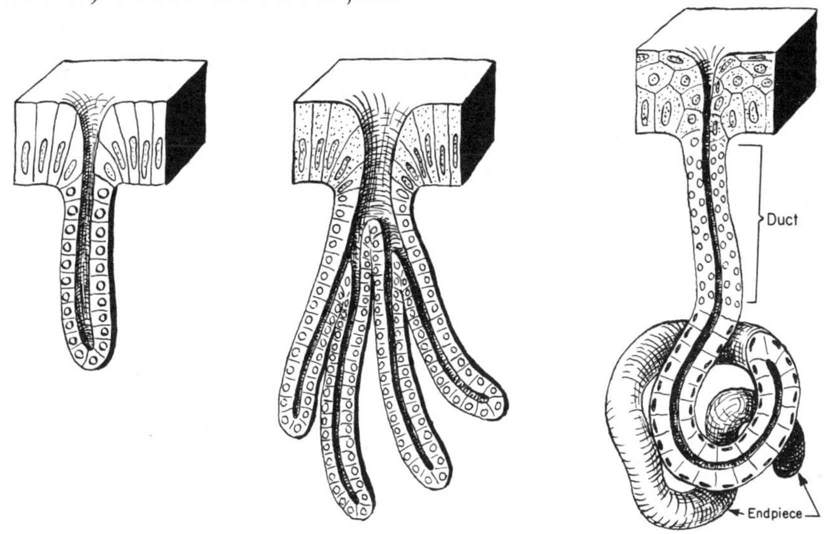

Einfache tubulöse Drüse (Krypten des Darms)

Verzweigte tubulöse Drüsen (Magendrüsen)

Gewundene, einfache, tubulöse Drüse (Schweißdrüsen)

2–9

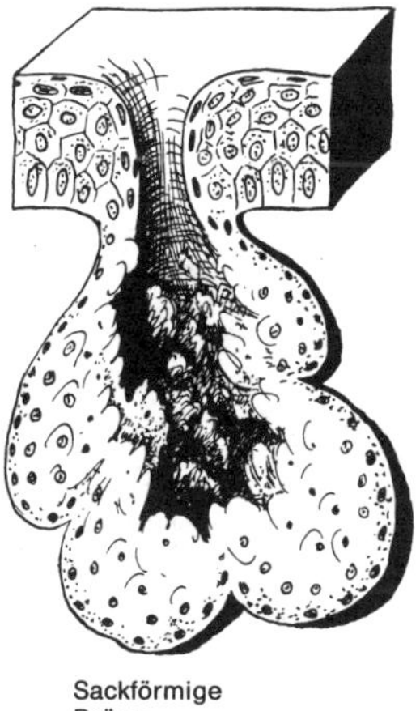

Sackförmige Drüse (Talgdrüsen)

2–10

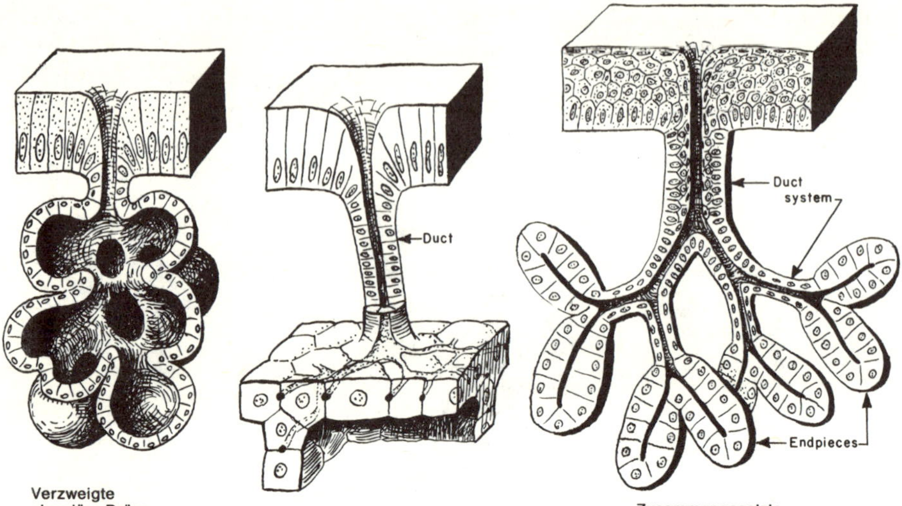

Verzweigte alveoläre Drüse (Brunner'sche Drüsen im Duodenum)

Plattenförmige Drüse (Leber)

Zusammengesetzte azinöse Drüse (Speicheldrüsen)

2–11

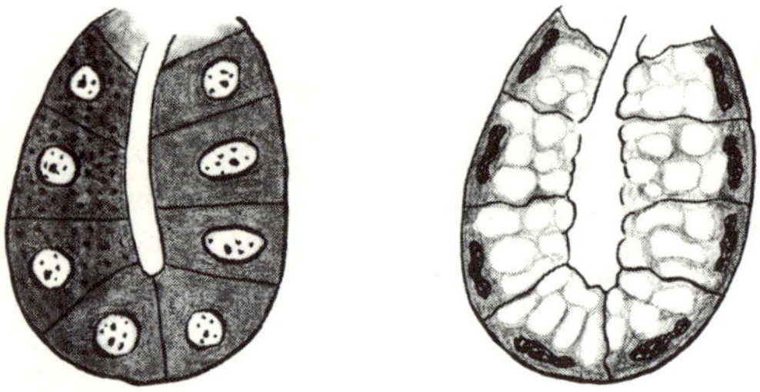

Seröse Drüse

Muköse Drüse

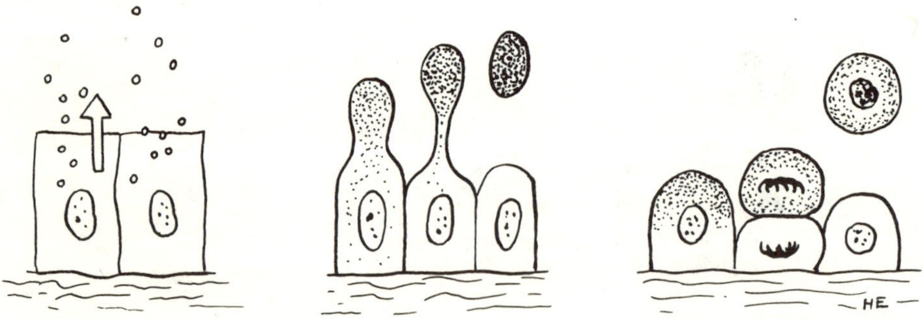

Merokrine oder ekkrine Sekretion

Apokrine Sekretion

Holokrine Sekretion

2–12

3. Bindegewebe

Im Bindegewebe *(Abb. 3–1)* nehmen Zellen meist nur wenig Platz ein. *Interzellularsubstanz* bildet die Hauptmasse. Diese besteht aus Grundsubstanz (einer kolloidalen Lösung von Mucopolysacchariden) und Fasern. Die Mehrzahl letzterer sind *leimgebende* (weiße, kollagene) *Fasern,* die aus Fibrillenbündeln aufgebaut sind. Sie sind meist geschlängelt. *Elastische* (gelbe) *Fasern* sind verzweigt. Die dritte Art sind die versilberbaren *Gitterfasern.* Die Fasern werden von Zellen erzeugt, meist von *Fibroblasten (Fibrozyten).* Vielleicht fabrizieren *retikuläre Zellen* die Gitterfasern.

Außerdem kommen noch folgende Zellarten im Bindegewebe vor: *Mesen-*

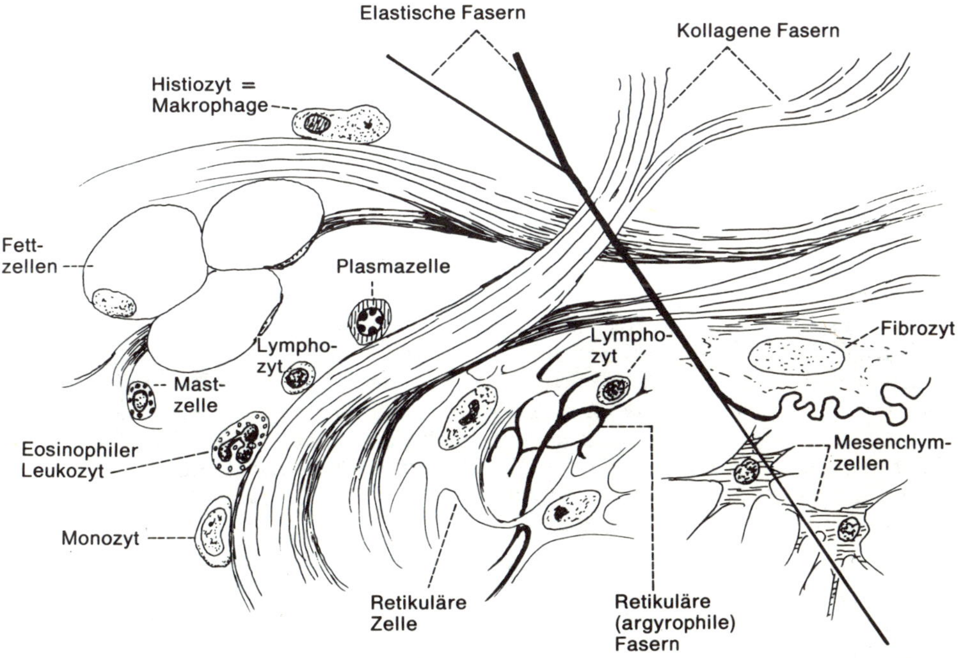

3–1: Bindegewebe

chymzellen, besonders häufig im Embryo vorhanden, können sich in viele andere Zellarten, wenn nötig, verwandeln. *Mastzellen* erzeugen Heparin, einen Stoff, der die Blutgerinnung verhindert, aber auch Histamin, welches sich bei Asthma, Heuschnupfen und Erkältungen unangenehm bemerkbar macht. *Plasmazellen* erzeugen infektionsbekämpfende Abwehrstoffe. *Weiße Blutkörperchen* werden wandernd im Bindegewebe angetroffen. Sie beteiligen sich an der Bekämpfung schädlicher Fremdkörper indem sie dieselben verschlucken (Phagozytose) und mittels Lyosomen verdauen. *Histiozyten* oder *Makrophagen* sind auf Phagozytose spezialisiert.

Fettzellen sind normalerweise mit großen Fetttropfen gefüllt. *Pigmentzellen* tragen zur Hautfärbung bei. Alle diese Zellarten und Fasern sind in *Abb. 3–1* dargestellt.

3.1. Verschiedenartige Bindegewebe

Mesenchym ist embryonales Bindegewebe. Es besteht aus verzweigten Zellen, die lose aneinander haften. Dazwischen befindet sich Grundsubstanz ohne Fasern. Mesenchym kann sich in Knorpel, Muskeln, Knochen und in andere Arten von Bindegewebe verwandeln. *Retikuläres Bindegewebe* beteiligt sich in erster Linie am Aufbau von lymphoiden Organen. Es besteht aus großen, verzweigten Zellen und Gitterfasern. Durch die Maschen fließt langsam Lymphe. Lymphozyten sind in vielen dieser Maschen angehäuft. *Lockeres Bindegewebe* findet sich überall im Körper. Aus ihm bestehen vor allem die Faszien, die das reibungslose Gleiten von Körperteilen gegeneinander ermöglichen. *Dichtes, unregelmäßiges Bindegewebe* baut hauptsächlich die Lederhaut auf. *Regelmäßiges, straffes Bindegewebe* liefert Sehnen, Aponeurosen, Ligamente und wirkt bei der Festigung der Wirbelsäule mit (Ligamenta longitudinalia anterius und posteriorius [kollagen]; Ligamentum nuchae, Ligamenta flava [elastisch]). *Dichtes, zelliges Bindegewebe* besteht aus dicht aneinandergelagerten, spindelförmigen Zellen mit wenig Interzellularsubstanz. Es kommt in der Grundschicht der Gebärmutterschleimhaut und in der Rinde des Eierstockes vor. *Fettgewebe* bildet mehr oder weniger mächtige Polster, welche besonders der Haut Geschmeidigkeit und Formanpassungsfähigkeit verleihen. Solche Polster sind besonders wichtig beim Barfußlaufen, beim Ergreifen von Gegenständen, bei der Absorption von Stößen. Es dient auch als Nahrungslager. Besonders wichtig ist das Fett, welches die Nieren stützt und sie vor Erschütterungen bewahrt. Sein Schwund führt zur Nierensenkung und Wanderniere.

4. Stützgewebe

Unser Skelett besteht aus *Knochen* und *Knorpel*.Diese beiden Worte haben je zwei Bedeutungen. Erstens bezeichnen sie Baumaterialien, zweitens aber spezifische Stücke des Skeletts. Zum Beispiel besteht der Oberschenkelknochen Femur in jungen Embryonen aus Knorpel. Beim Erwachsenen besteht er aus Knochen.

4.1. Knorpel ist eine steife, etwas biegsame Masse, die mit einem Messer leicht geschnitten werden kann. Knorpel besitzt Knorpelzellen *(Chondrozyten)*, die meist in größeren Abständen voneinander in Knorpelgrundsubstanz *(Matrix)* eingebettet sind. Die Knorpel-Matrix besteht aus einem Filzwerk feinster leimgebender Fasern, eingelagert in eine im Gel-Zustand befindliche kolloidale Lösung von Chondromucoprotein, die auch Chondroitin-Schwefelsäure enthält *(Abb. 4–1)*. Wenn 2 oder 4 Chrondrozyten nahe beieinan-

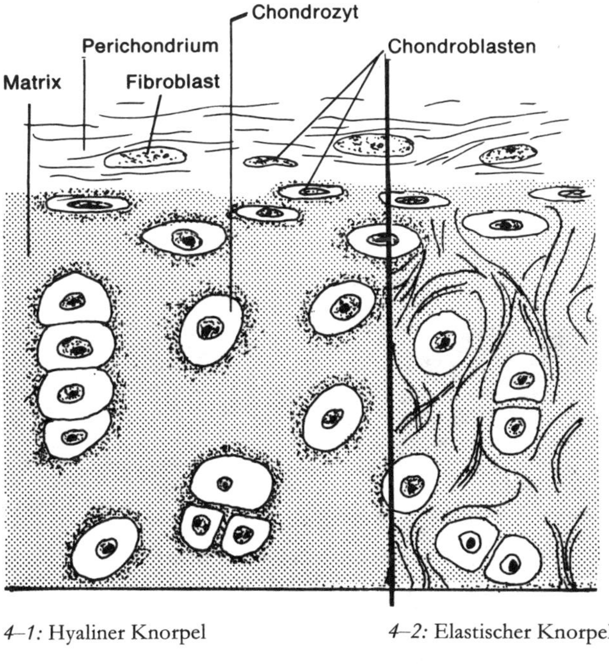

4–1: Hyaliner Knorpel *4–2:* Elastischer Knorpel

derliegen, so sind es Abkömmlinge einer Zelle, die sich einmal oder zweimal geteilt hat. Die von Chondrozyten ausgefüllten Räume heißen Lakunen.
Hyaliner Knorpel (Abb. 4–1) ist lichtoptisch homogen und wie Milchglas trübe durchsichtig. Hyaliner Knorpel wird an folgenden Stellen angetroffen: die Berührungsflächen zweier Knochen, die gegeneinander beweglich sind, ist mit einer dünnen Schicht hyalinen Knorpels bedeckt (Gelenkknorpel). Die Knorpelspangen, welche die Rippen mit dem Brustbein verbinden, bestehen daraus, wie auch die Knorpel der Luftröhre und Bronchien u.a.m. »hyalin« ist ein Adjektiv, welches das optische Aussehen dieser Substanz beschreibt.
Elastischer Knorpel (Abb. 4–2) kommt an solche Stellen vor, die mechanischer Belastung ausgesetzt sind, wie z. B. im Kehldeckel (Epiglottis) und im äußeren Ohr. Diese Art Knorpel wird von elastischen Fasern durchzogen.
Faserknorpel (Abb. 4–3) besteht vorwiegend aus dichtgefügten, leimgebenden Fasern, zwischen denen in großen Abständen einige Chondrozyten, umgeben von Grundsubstanz, eingelagert sind. Aus diesem Gewebe bestehen die Zwischenwirbelscheiben, die Menisken des Kniegelenks, die Symphysis pubis und die Gelenkscheiben zwischen Brust- und Schlüsselbein, sowie diejenige des Kiefergelenkes.
Perichondrium (Knorpelhaut) ist eine Bindegewebsschicht, die jeden Knorpel umgibt (*Abb. 4–1* und *4–2*). Knorpel wächst einerseits durch Umformung von Bindegewebszellen im Perichondrium zu Chondroblasten und dann zu Chondrozyten, wobei sie um sich her neue Grundsubstanz ablegen. Diese Zellen gliedern sich dem bereits bestehenden Knorpel außen an (*appositionelles* Wachstum). Andererseits wächst Knorpel auch durch Zellteilungen im Innern (*Abb. 4–1* und *4–2*), wobei die Tochterzellen eines Chondrozyten allmählich auseinanderrücken unter Ausscheidung neuer Grundsubstanz (*interstitielles* Wachstum).
Knorpelgrundsubstanz ist permeabel für Wasser, Sauerstoff, Kohlensäure, Traubenzucker und andere klein-molekuläre Stoffe. Daher können die in diesem steifen Gewebe gefangenen Zellen leben, wachsen, sich vermehren und neue Grundsubstanz herstellen.

4.2. Knochen ist hart und zäh zugleich. Seine Zähigkeit beruht darauf, daß Knochen hauptsächlich aus dicht gela-

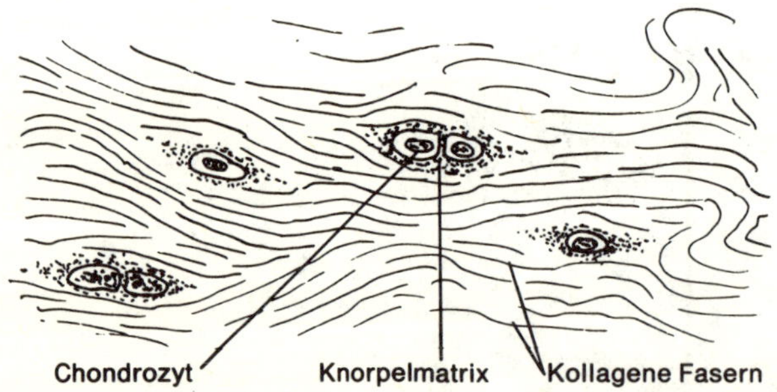

4–3: Faserknorpel
kolorieren der Abb. 4–1 bis 4–3:
Zellkern der Fibroblasten: hellblau
alle anderen Zellkerne: dunkelblau, Chromatinkörnchen jedoch sichtbar lassen
Perichondrium: hellrot
Matrix: kobaltblau
kollagene Fasern: orangerot

gerten, schichtenweise parallel angeordneten leimgebenden Fasern besteht. Zwischen ihnen sind anorganische Salze, namentlich Kalziumsalze, eingelagert. Durch diese kommt die Härte des Knochens zustande.
Knochen ist für Nähr- und Abfallstoffe undurchlässig. Aber die Knochenzellen, Osteozyten genannt, können tief im Innern des Knochens leben, weil sie so reich verzweigt sind *(Abb. 4–4)*. Sie liegen in Knochenhöhlen, Lakunen und senden in die Knochenkanälchen Protoplasmafortsätze aus, mit denen sie untereinander in Verbindung stehen.
Man unterscheidet kompakten von schwammartigem Knochen (*Compacta* und *Spongiosa*).
Kompakter Knochen (Compacta) besteht aus konzentrischen Lamellen, die sog. Havers'sche Systeme bilden *(Abb. 4–5)*. Im Innern eines solchen aus konzentrischen Schalen bestehenden, säulenförmigen Gebildes verläuft ein Havers'scher Kanal, der lockeres Bindegewebe und Blutgefäße enthält *(Abb. 4–6)*. Auf diese Weise erhalten die Osteozyten ihre Nahrung. Zwischen den Havers'schen

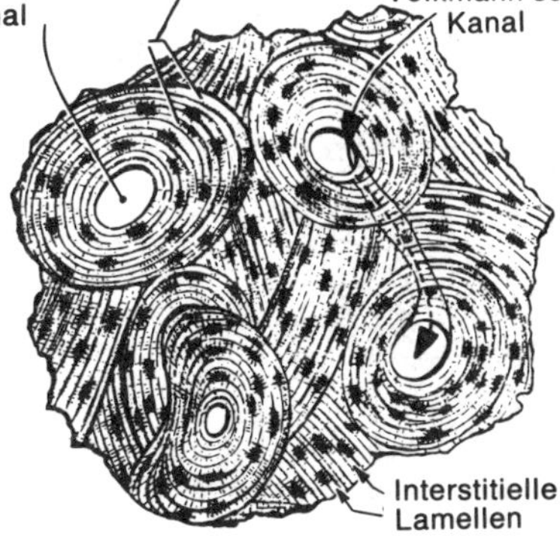

4–5: Querschnitt durch kompakten Knochen (Rollett, 1872)

4–5 und 6: Knochenmatrix
kolorieren:
(Lamellen) ockergelb.
In die Havers'schen Kanäle können Sie dünne Blutgefäße (rot) und das lockere Bindegewebe (grün) einzeichnen.
Hier müssen Sie Ihre eigene Vorstellungskraft benutzen

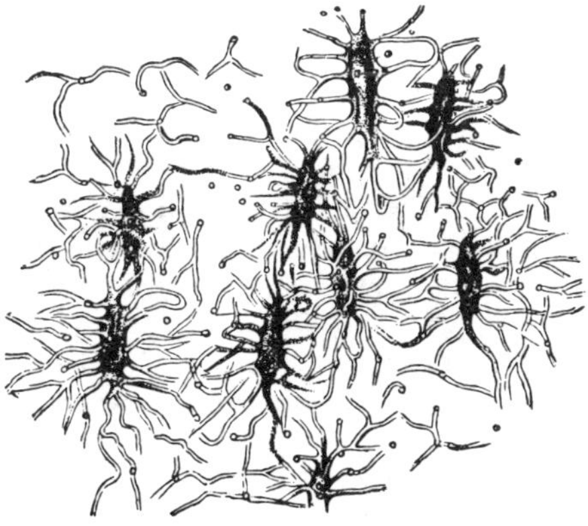

4–4: Lakunen und Kanälchen im Knochen (Rollett, 1872)

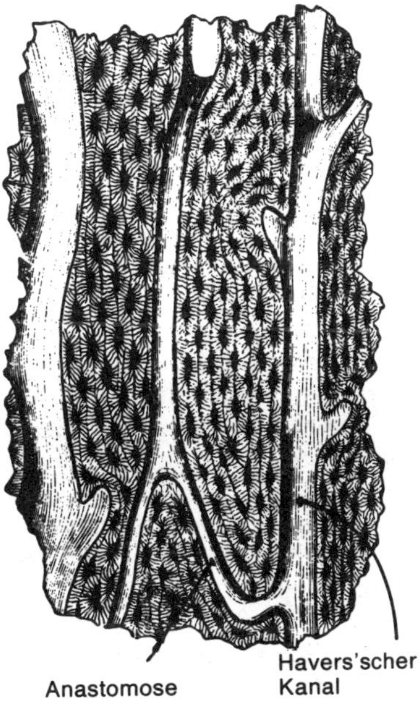

4–6: Längsschliff durch kompakten Knochen (Rollett, 1872)

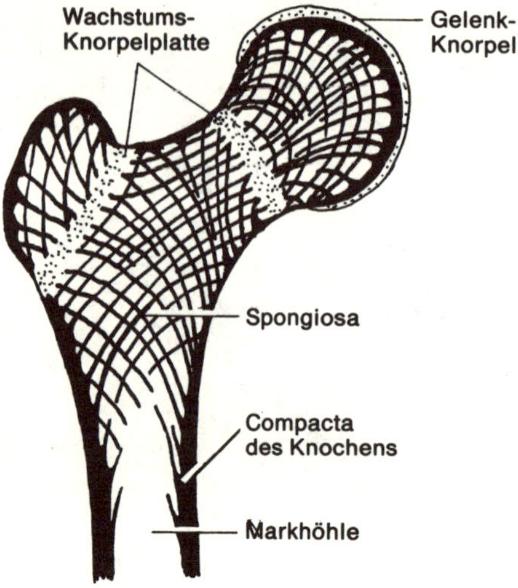

4–7: Schnitt durch das obere Drittel des Femur eines Jugendlichen
kolorieren:
Knorpel: hellblau
Freiräume in der Spongiosa: hell-karmin-rot
Markhöhle: gelblich

Systemen befinden sich interstitielle Lamellen.
Die meisten Knochen bestehen aus einer kompakten Schale und einem Innenraum, der Mark-Höhle, der durch Träger aus dünnen Knochen-Lamellen und Stäbchen durchzogen ist *(Abb. 4–7)*. Diese Art Knochen wird als *schwammartiger Knochen (Spongiosa)* bezeichnet.
Entwicklungsgeschichtlich kennen wir auch 2 Arten von Knochen, nämlich »Ersatzknochen« und »Bindegewebsknochen«. Ein *Ersatzknochen* ist im Embryo als knorpeliges Modell vorgebildet. Während die Knorpelsubstanz zugrunde geht, wird sie durch Knochengewebe ersetzt. Die meisten menschlichen Knochen sind Ersatzknochen. Am interessantesten sind die langen Knochen. Bei ihnen besteht zwischen dem Schaft *(Diaphyse)* und den Endstücken *(Epiphysen)* eine Knorpelplatte *(Abb. 4–7)* in der sich neuer Knochen bilden kann, bis der Mensch, im Alter von 18–20 Jahren ausgewachsen ist. Dann verknöchert auch diese Wachstumszone. Sobald ein Knorpelmodell mit der Verknöcherung *(Ossifikation)* anfängt, entsteht im Innern eine Höhle. Während der ganzen Wachstumsperiode, also schon beim Embryo, wächst der Knochen in Länge und Dicke. Die Höhle im Innern wird dauernd vergrößert, dadurch, daß vielkernige Zellen, die Osteoklasten alten Knochen im Innern zerstören, während andauernd neuer Knochen an der Außenseite von den Knochenbildnern *(Osteoblasten)* angesetzt wird. *Bindegewebsknochen* sind solche, die keine knorpeligen Vorläufer haben, sondern direkt im Bindegewebe entstehen. Dazu gehören die meisten Schädelknochen, besonders diejenigen, die das Schädeldach bilden, aber auch der Oberkieferknochen *(Maxilla)* und der Unterkieferknochen *(Mandibula)*.
Periost: Wie jeder Knorpel von einer Knorpelhaut *(Perichondrium)* umgeben ist, so ist auch jeder Knochen von einer Knochenhaut *(Periost)* eingehüllt. Sie ist eine Verdichtung des umgebenden Bindegewebes und ist sehr fest am Knochen befestigt, und zwar dadurch, daß die leimgebenden Fasern der Knochensubstanz mit denen des Periosts kontinuierlich sind. Die Faserbündel, die die Knochenhaut im Knochen verankern, werden als Sharpey'sche Fasern bezeichnet. Ebenso fest ist das Periost mit Sehnenfasern verbunden.

4.3. Gelenke: Unter diesem Ausdruck werden alle Verbindungen zwischen Knochen zusammengefaßt, ob die betreffenden Knochen gegeneinander beweglich, beschränkt beweglich oder unbeweglich sind. *Synarthrosen* (Nähte) sind ganz feste Verzahnungen zwischen

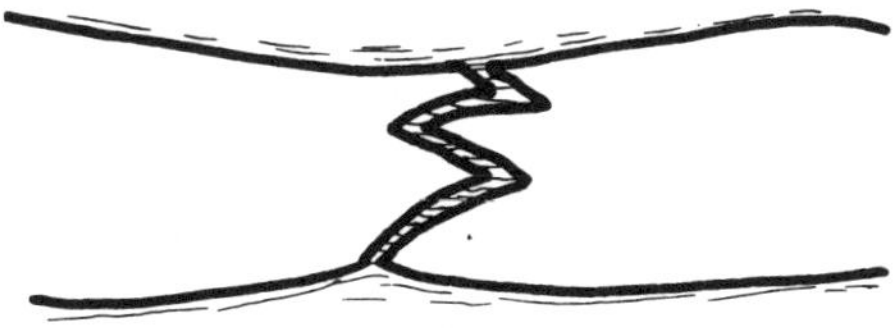

4–8: Synarthrose (Naht im Schädeldach)

Knochen, wie man sie im Schädeldach Erwachsener antrifft *(Abb. 4–8)*. Dabei ist das Periost eines Knochens mit dem des Nachbarknochens verwachsen. *Syndesmosen (Abb. 4–9)* sind Verbindungen zweier Knochen durch eine bindegewebige Haut, die *Membrana interossea*. Solche Verbindungen, die eine beschränkte Bewegung der beiden Knochen gegeneinander gestatten, findet man zwischen den beiden Knochen des Unterarms (Speiche und Elle) und des Unterschenkels (Schienbein und Wadenbein). *Synchondrosen* (Knorpelgelenke) sind Verbindungen zwischen

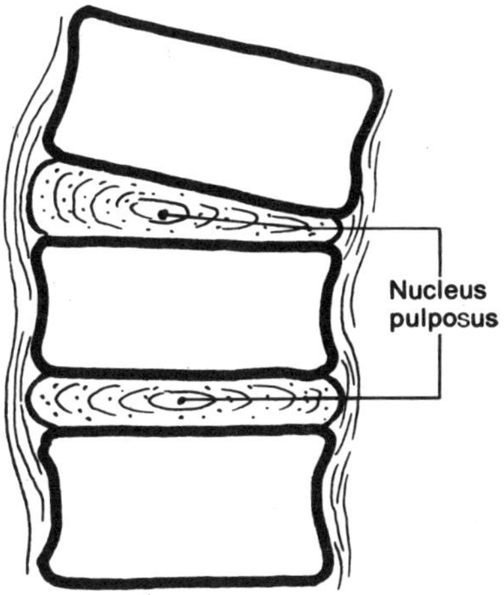

4–10: Bandscheiben

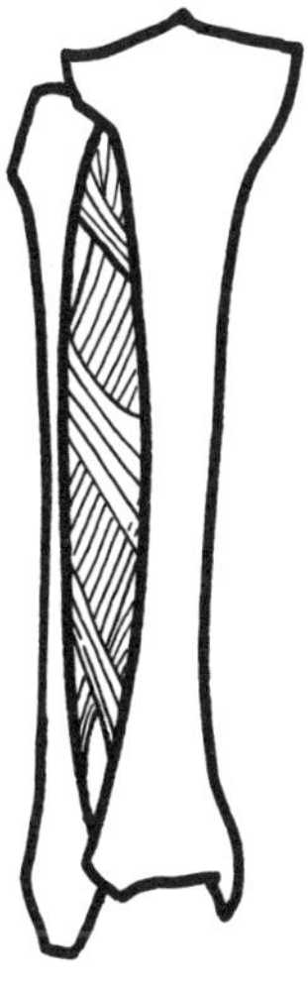

4–9: Syndesmose (Membran interossea)

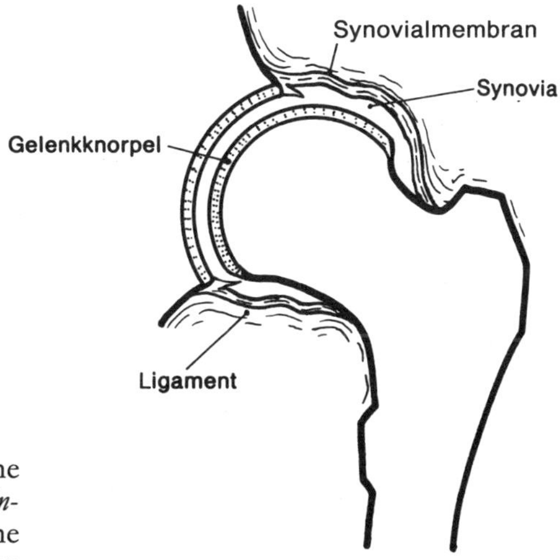

4–11: Diarthrose

kolorieren Abb. 4–8 bis 4–11:
Knochen: ockergelb
Bindegewebe: grün
hyaliner Knorpel: blau
Synovia: hellblau
Faserknorpel: rotbraun

Knochen durch Knorpelspangen. Die Verbindungen der Rippen mit dem Brustbein *(Abb. 13–8,* getüpfelte Teile) und die knorpeligen Verbindungen zwischen den Teilen des Brustbeins bei Jugendlichen gehören hierher. *Amphiarthrosen (Abb. 4–10)* sind Knochenverbindungen durch Faserknorpel. *Diarthrosen (Abb. 4–11)* sind sehr bewegliche Gelenke. Die Knochenenden, die genau ineinander passen, sind mit einer Schicht hyalinen Knorpels bedeckt. Wegen seiner Glätte schützt der Gelenkknorpel die Knochen vor Reibungsschäden. Die beiden Knochen werden durch starke Bänder (*Ligamente,* hauptsächlich aus leimgebenden Fasern aufgebaut), die eine Kapsel bilden, zusammengehalten. Unter diesen Bändern, d. h. innerhalb der Kapsel, befindet sich die Gelenkschleimhaut *(Synovialmembran),* welche eine eiweißhaltige Flüssigkeit, die *Synovia,* in den Spaltraum zwischen beiden Knochen ausscheidet. Die Synovia ist ein schlüpfriges Schmiermittel, welches gleichzeitig den Gelenkknorpel ernährt.

Gelenke, nach der Form eingeteilt

Kugelgelenke. der Oberarmknochen (Humerus) artikuliert mit der Fossa glenoidalis des Schulterblatts. Der Kopf des Humerus ist ein Teil einer konvexen Kugel, während die Fossa glenoidalis einen Teil einer konkaven Kugelfläche darstellt. Durch die kugelige Form erhält dieses Gelenk eine fast unbegrenzte Bewegungsmöglichkeit (*Zirkumduktion* und *Rotation*). Ebenso sitzt der halbkugelige Kopf des Oberschenkelknochens (Femur) in der hohlkugeligen Gelenkpfanne (Acetabulum) des Hüftknochens (Os coxae).

Sattelgelenke (Abb. 17–8). Der Daumen kann ebenso zirkumduziert werden, d. h. eine Kegelfläche beschreiben, weil das Gelenk zwischen dem Daumen-Mittelhandknochen und dem Trapez des Handgelenks sich wie ein Paar ineinander hin und her rutschender Sattelflächen verhält. Rotation ist aber beim Sattelgelenk unmöglich.

Scharniergelenke sind die meisten Diarthrosen, wobei sich der distale Knochen verhält wie eine Tür, die an einem Scharnier angebracht ist. D. h. er kann sich nur um eine Achse drehen. Es gibt noch andere Diarthrosen, die sich vorwiegend wie Scharniere verhalten, aber noch kleine andersartige Bewegungen gestatten. *Schleimbeutel (Bursae)* sind innen mit Synovia benetzte Säckchen, die geschmeidige Bewegungen von Weichteilen gegenüber dem Skelett gestatten. Ein Beispiel ist die Olekranon-Bursa, die es der Haut ermöglicht, sich reibungslos dem Ellbogen gegenüber zu bewegen. *Sehnenscheiden,* ebenfalls mit Synovia gefüllte, doppelwandige, lange Säckchen, ermöglichen das reibungslose Hin- und Hergleiten der Beuger- und Streckersehnen von Hand und Fuß.

Abbildungen verschiedenartiger Gelenke werden Sie im Teil über den Bewegungsapparat finden.

5. Blut und Lymphe

5.1. Blut

Blut ist die Flüßigkeit, welche, durch den ganzen Körper zirkulierend, dem Stofftransport dient. Ein großer Organismus, bei welchem nicht jede Zelle mit der Umgebung in Berührung kommen kann, bedarf eines Stromes, der notwendige Stoffe jeder Zelle zuführen und Unerwünschtes von ihr entfernen kann. Z. B. holt das Blut den zur Energie-Erzeugung notwendigen Sauerstoff in den Lungen ab und bringt ihn zu den Zellen. Die Abfälle des Stoffwechsels wie z. B. Kohlensäure holt das Blut im Gewebe ab und bringt es zum Ausatmen zur Lunge. Andere Abfälle wie Harnstoff und Harnsäure bringt das Blut zu den Nieren, so daß diese sie ausscheiden können.
Endokrine Drüsen erzeugen die Hormone. Solche Stoffe erteilen fern liegenden Organen Befehle. Das Blut transportiert sie vom Erzeugungsort bis zum Zielorgan.
Während Blut als Ganzes flüssig ist, so besteht es doch nur zu etwas mehr als der Hälfte (55%) aus einer wirklichen Flüssigkeit, dem Plasma, die ihrerseits Serum und Fibrinogen enthält, wie man durch Zentrifugieren feststellen kann *(Abb. 5–1)*. Darin schwimmen die Blutkörperchen.

5.1.1. **Erythrozyten** (rote Blutkörperchen), etwa 5 Millionen pro Kubikmillimeter, sind beiderseits eingedellte Scheibchen *(Abb. 5–2)*. Es sind »Zellen« ohne Kern. Der Kern wurde kurz vor der Reife ausgestoßen. Erythrozyten bestehen aus einem Raumnetz von Protein-Strängen, dem Stroma, in dessen Maschen der dunkelrote Farbstoff Hämoglobin eingelagert ist. Beim Fluß durch die Lungen bindet Hämoglobin vermehrt Sauerstoff und wird dadurch zu dem hellroten Oxyhämoglobin. Das Blut ist somit »arteriell« geworden. Die

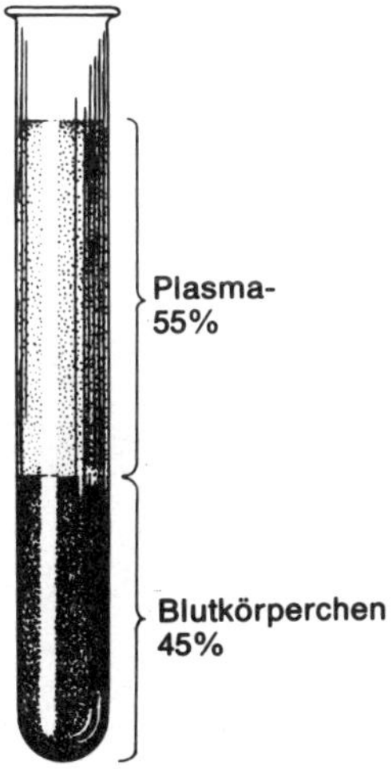

5–1: Zentrifugiertes Blut
kolorieren: oben: weiß-gelblich
unten: dunkelrot

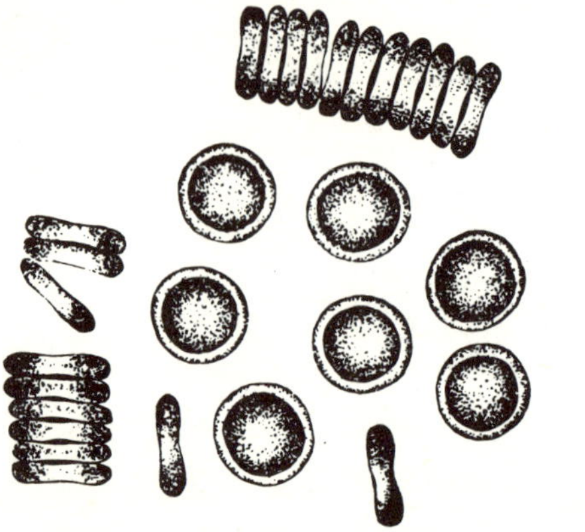

5–2: Rote Blutkörperchen mit Rouleaux-Bildung (Alexander Rollett, 1872) nach Fixierung.
kolorieren: zinnoberrot

Erythrozyten sind so biegsam, daß sie auch durch ganz enge Kapillaren gleiten können. Wenn das Blut die Kapillaren in anderen Körperteilen erreicht, wird der Sauerstoff an das dortige Gewebe abgegeben, wo es den Zellen durch Vermittlung der Mitochondrien zur Energieerzeugung durch Oxydation von Traubenzucker dient. Bei der Oxydation wird Kohlendioxyd frei, welches mit dem Blut zur Lunge transportiert und dort ausgeatmet wird (*Abb. 10–5*). Einzelheiten vgl. *Steinhausen, Physiologie.* Nach Abgabe des Sauerstoffs nennt man das nunmehr dunkle Blut venös.

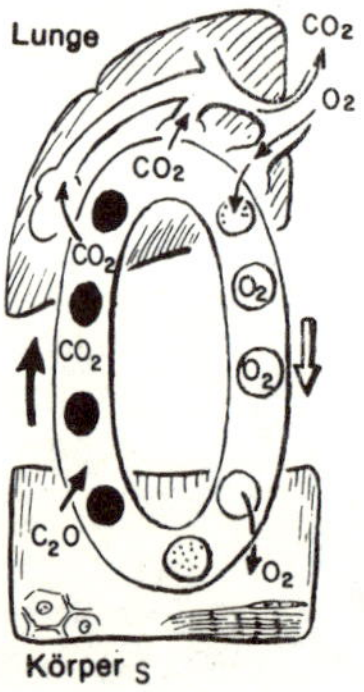

5–3: Sauerstoff- und Kohlensäure-Transport zwischen Lunge und Körper.
Der Sauerstoff wird von den roten Blutkörperchen (Erythrozyten) von der Lunge zum Körper transportiert; die Kohlensäure im Plasma vom Körper zur Lunge. Die weißen Kreise sind arterielle Blutkörperchen (knallrot färben) mit Oxyhämoglobin, die schwarzen Kreise venöse Körperchen ohne Sauerstoff

5.1.2. **Leukozyten** (*Abb. 5–3*) (weiße Blutkörperchen), 5000–9000 pro Kubikmillimeter, also nur ein Tausendstel der Zahl der roten Blutkörperchen, sind vollständige Zellen mit Kern. Davon gibt es wieder mehrere Arten. Alle Leukozyten können sich aktiv amöboid bewegen und im Körper außerhalb des Bluts herumkriechen. Sie können die Kapillarwand durchbohren und auf diese Weise den Blutstrom verlassen (Diapedese, *Abb. 5–5*). Im Gewebe sind sie fähig, Fremdkörper zu verschlucken (Phagozytose) und womöglich zu verdauen. *Lymphozyten* (1000–2700 pro Kubikmillimeter), etwa so groß wie Erythrozyten, sind im Körper viel zahlreicher als im Blut. Der Kern nimmt einen großen Teil der ganzen Zelle ein. *Monozyten* (150–720 pro Kubikmillimeter) sind bedeutend größer. Sie haben einen großen, gebogenen Kern. Monozyten können sich außerhalb des Blutes in Makrophagen verwandeln. Mehrere von ihnen können zu einer vielkernigen Riesenzelle zusammenfließen, und versuchen, Fremdkörper unschädlich zu machen.

Granulozyten oder polymorphkernige Leukozyten haben gelappte Kerne und enthalten färbbare Körnchen. *Neutrophile polymorphkernige Leukozyten* (3000–6570 pro Kubikmillimeter) enthalten winzige Körnchen, die mit Eosin hellrot gefärbt werden können. Die Körnchen scheinen Lysosomen zu sein. Ihr Kern besteht aus 3–5 Abteilungen, die durch dünne Brücken miteinander

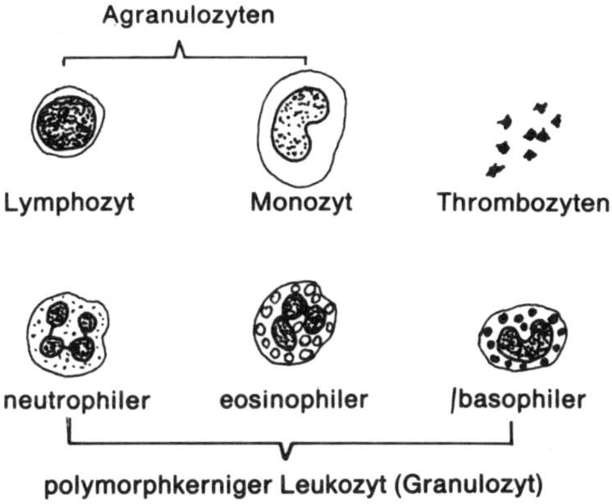

5–4: Die Grundformen der Leukozyten *kolorieren:*
Lymphozyten: Kern: dunkelblau
Zytoplasma: hellblau
Monozyt: Kern: wasserblau
Zytoplasma: blaßrosa
neutrophiler Leukozyt: Kern: blau
Zytoplasma: hellrot, ganz sanft
eosinophiler Leukozyt: Kern: blau
Körnchen: knallrot
basophiler Leukozyt: Kern: blau
Zytoplasma: lila

verbunden sind. *Eosinophile polymorphkernige Leukozyten* (100–360 pro Kubikmillimeter) besitzen stark färbbare,

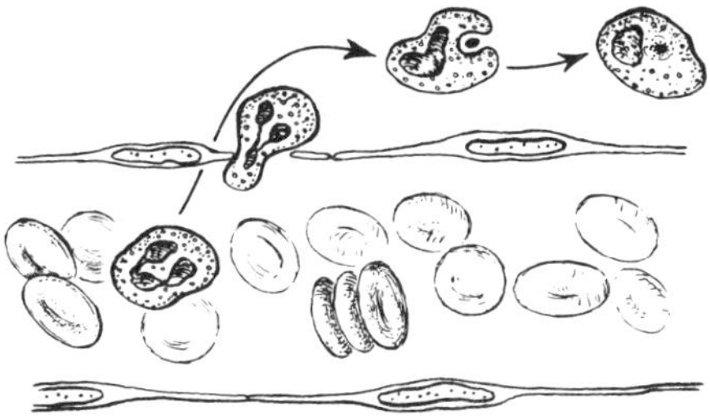

5–5: Diapedese

stark lichtbrechende Granula. Ihre Kerne bestehen aus 2–3 Lappen, verbunden durch etwas dickere Brücken. *Basophile polymorphkernige Leukozyten* (25–90 pro Kubikmillimeter) besitzen tief färbbare, verschieden große Körnchen. Ihr Kern ist nur leicht gelappt.

5.1.3 **Thrombozyten** (250 000 pro Kubikmillimeter) sind winzige Blutkörperchen, die nur Kernfragmente enthalten. Sie sind wichtig bei der Blutgerinnung.

Näheres über die Funktionen der Blutkörperchen siehe »Physiologie« u. »Pathologie«.

5.2. Blutbildung

Die Entwicklung der verschiedenartigen Blutkörperchen findet beim Embryo und Fötus in der Leber statt. Später aber übernimmt das rote *Knochenmark,* das namentlich in den Epiphysen der langen Knochen liegt, diese Funktion. Dort gehen aus den Stammzellen, die vielleicht identisch mit retikulären Zellen sind, die meisten Blutkörperchen hervor. Wie das im Einzelnen geschieht ist eine immer noch umstrittene Frage. Dabei müssen nur drei spezielle Sachverhalte erwähnt werden: Die Vorläufer der roten Blutkörperchen besitzen Zellkerne. Der Kern wird erst kurz vor der Reifung ausgestoßen. Bei allen Wirbeltieren mit Ausnahme der Säuger besitzen auch reife Erythrozy-

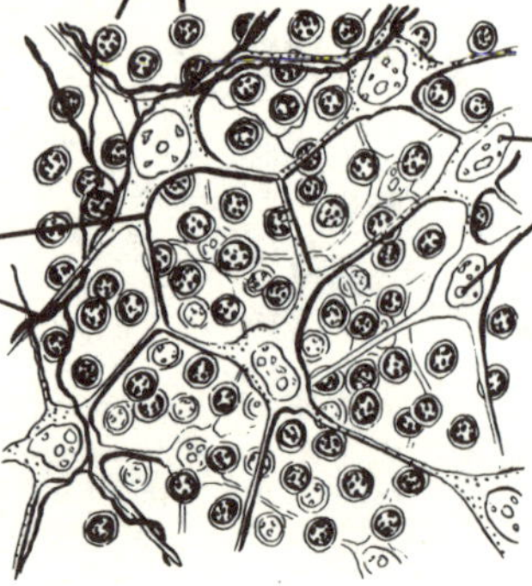

5–6: Lymphozyten sind kleine, runde Zellen, in den Maschen von retikulärem Gewebe geborgen.
kolorieren:
Lymphozyten: Kerne: ultramarinblau
Zytoplasma: hellblau
retikuläre Zellen: Kerne: hellblau
Nukleolen: dunkelrot
Zytoplasma: rosa

ten Kerne. Auch die zirkulierenden Erythrozyten junger menschlicher Embryonen besitzen Kerne.

Die *Thrombozyten* entstehen durch Zerfall der riesigen *Megakaryozyten* im Knochenmark.

Es ist sehr fraglich, ob *Lymphozyten* im Knochenmark gebildet werden. Unter diesen Zellen gibt es zwei Arten, die man mikroskopisch durch ganz spezielle Färbetechniken voneinander unterscheiden kann: *T-Lymphozyten* entstehen ursprünglich im Thymus (deshalb – T-Lymphozyten) des Fötus und Säuglings und wandern von dort in die lymphoiden Organe (s. u.). Ihre Funktion ist, Fremdes vom Körpereignen zu unterscheiden. Leider spielen sie eine große Rolle bei der Ausstoßung und Zerstörung transplantierter Organe. *B-Lymphozyten* erhielten ihren Namen, weil sie bei Vögeln in einem Anhangsorgan des Dickdarms, der *Bursa Fabrizii* entstehen. Beim Menschen entstehen sie in den Lymphfollikeln (Lymphknötchen). Sie sind sehr aktiv bei der Abwehr gegen Bakterien. Woher die Lymphozyten auch stammen mögen, sie vermehren sich in lymphoidem Gewebe, das im wesentlichen ein Raumnetz retikulärer Zellen und Gitterfasern ist *(Abb. 5–6)*. Die Lymphozyten hängen in den Maschen.

5.3. Lymphe

Noch haben wir nicht das Blutgefäßsystem besprochen, müssen aber jetzt vorgreifen und erwähnen, daß die kleinsten aber wichtigsten Bestandteile des Blutes die *Kapillaren* sind. Diese dünnwandigen, geschmeidigen Röhrchen bilden Netze in allen Geweben. Blut strömt in ihnen unter Druck, der von der Systole (= Kontraktion) des Herzens geliefert wird. Dabei wird Plasma aus den Kapillaren in das Gewebe ausgepreßt. Ein Teil dieser Gewebeflüssigkeit kehrt in venöse Kapillaren und kleinste Venen zurück, weil der hydrostatische Druck in diesen, ebenfalls dünnwandigen Röhrchen geringer ist, als in den arteriellen Kapillaren. Aber ein anderer Teil der Flüssigkeit bleibt zunächst in den Gewebespalten liegen. Wenn die Flüssigkeit dort bliebe und sich anhäufte, würde das Gewebe schwellen und ein Ödem würde sich ausbilden. Das wird verhütet durch das *lymphatische System (Abb. 5–7)*. Es beginnt an der Peripherie mit dünnwandigen *Lymphkapillaren* (A), deren Wand nur aus Endothel besteht. Von dort wird die Lymphe (so heißt die Flüssigkeit, sobald sie in diese Kapillaren eingedrungen ist) einem Netz immer größerer Lymphgefäße zugeführt (B, *Abb. 5–7*). Diese sind mit Klappenventilen (D, *Abb. 5–7*) ausgestattet, so daß Rückfluß unmöglich ist.

Im Gewebe verteilt befinden sich vereinzelte oder angehäufte Lymphknötchen (Lymphfollikel E, *Abb. 5–7*). Dort vermehren sich die Lymphozyten und werden durch abführende Lymphgefäße dem langsamen Lymphstrom beigegeben. Auf ihrem weiteren Wege fließt die Lymphe durch größere Lymphknoten (Lymphdrüsen, F, *Abb. 5–7*). Diese bestehen aus einem Raumnetz retikulären Gewebes (retikuläre Zellen plus Gitterfasern). Dieses Netz filtriert die Flüssigkeit, wobei die retikulären Zellen durch Phagozytose Verunreinigungen auffangen, und unschädlich machen. Meist strömt die Lymphe durch eine ganze Folge von Lymphknoten, bevor sie sich endlich in der Schultergegend in das Venensystem ergießt (G, *Abb. 5–7*). So kehrt die an der Peripherie ausgepreßte Flüssigkeit gereinigt, und durch Lymphozyten bereichert, zum Blut zurück.

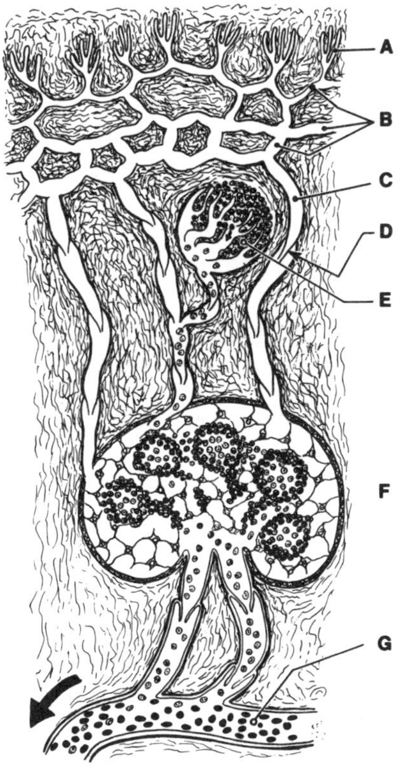

5–7: Das lymphatische System
kolorieren:
Bindegewebe: blaugrün, ganz sanft
Lymphozyten: ultramarin
Blut in der Vene unten: karminrot, aber nicht über die ultramarinblauen Lymphozyten streichen

6. Muskelgewebe

6.1. Arten der Muskelfasern

Es gibt drei Arten von Muskelfasern, deren Eigenschaften aus der Tabelle *6–1* zu entnehmen sind:

Tabelle 6–1: **Arten der Muskelfasern**

	Glatte Muskulatur	Dem Willen nicht unterworfen, einzellig.
quergestreifte Fasern	Herzmuskulatur	Dem Willen nicht unterworfen, einzellig.
quergestreifte Fasern	Skelettmuskulatur	Dem Willen unterworfen, vielzellig.

Während Bindegewebsfasern leblose Gebilde außerhalb der Zellen und Nervenfasern in die Länge gezogene Teile von Zellen sind, sind Muskelfasern echte Zellen oder Zellverbände.
Die Zellmembran einer Muskelfaser heißt Sarkolemm, ihr Zytoplasma heißt Sarkoplasma, ihr endoplasmatisches Retikulum nennen wir sarkoplasmisches Retikulum, ihre Mitochondrien werden Sarkosomen genannt. Muskelfasern besitzen in hohem Grade die Fähigkeit der Kontraktion (Verkürzung). Die kontraktilen Elemente sind die Myofibrillen. Diese liegen längsweise in den länglichen Muskelfasern *(Abb. 6–1)*.

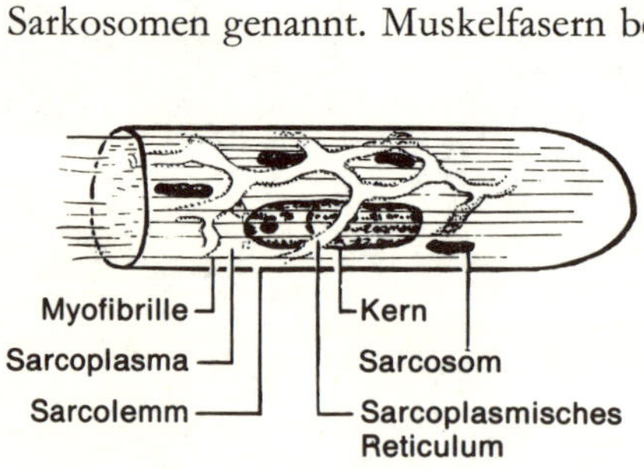

6–1: Verallgemeinerte Muskelfaser

Glatte Muskelfasern *(Abb. 6–2)* sind einzellig und langgestreckt. An den Enden sind sie aufgefranst und mit den Fransen im Bindegewebe verankert. Benachbarte glatte Muskelzellen stehen durch »Nexus« in Verbindung, welche vermutlich Reizleitung von Zelle zu Zelle gestatten. Glatte Muskulatur steht unter dem Kommando des vegetativen Nervensystems, ist also dem Willen nicht unmittelbar unterworfen. Glatte Muskelfasern befinden sich in der Wand von Blut- und Lymphgefäßen, des Darmes, in der Haut und an anderen Stellen. Die Myofibrillen und ihre Anordnung in glatten Muskelzellen sind schwer zu erkennen.

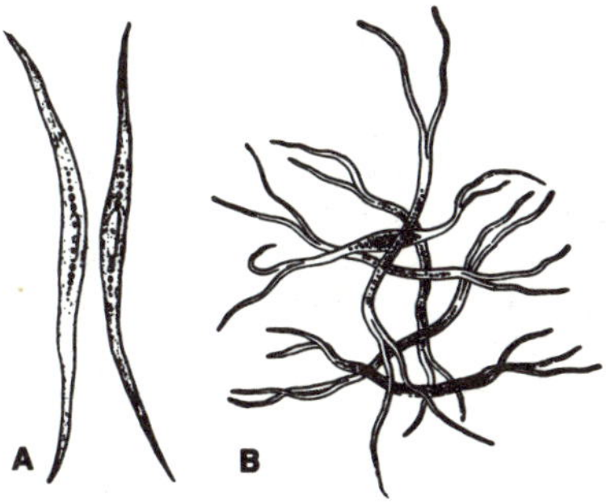

6–2: Glatte Muskelfasern
(Es handelt sich um Zupfpräparate; präpariert und gezeichnet von Arnold, 1872)

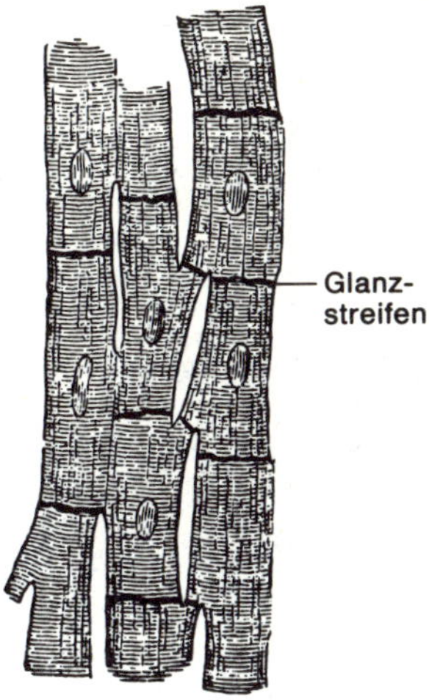

6–3: Ungefärbte, zerzupfte, ventrikuläre Herzmuskelzellen, in Wasser montiert (Schweigger-Seidel, 1872)

Herzmuskelfasern *(Abb. 6–3)* sind einzellig mit zentral gelegenem Kern. Sie sind verhältnismäßig dick und kurz. An den Enden sind sie treppenförmig begrenzt, aber mit Nachbarzellen verzahnt und durch Desmosomen aneinander befestigt. Die treppenförmigen Grenzen werden als Glanzstreifen bezeichnet. Auch sind sie ab und zu durch Nexus verbunden. Die Myofibrillen der Herzmuskelfaser sind denen der Skelettmuskelfaser (s. u.) ähnlich, aber etwas weiter voneinander entfernt. Die

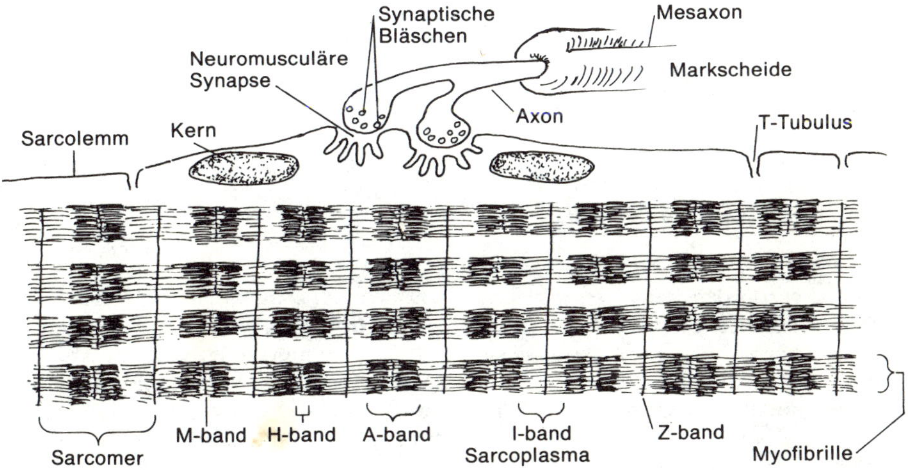

6–4: Schema einer Skelettmuskelfaser mit neuromuskulärer Synapse

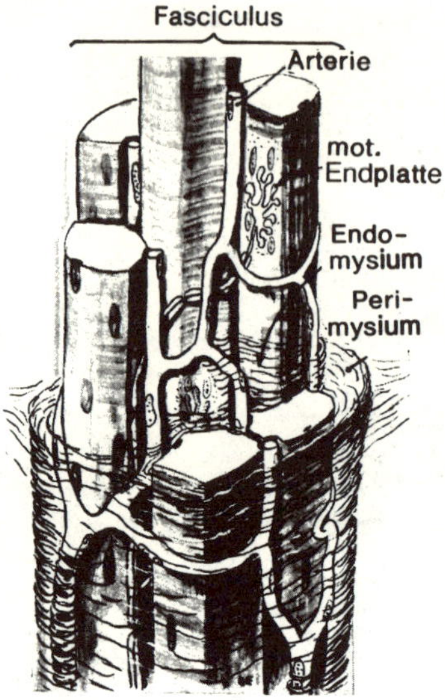

6–5: Bündel von Skelettmuskelfasern
kolorieren:
Kerne: blau
Muskelfasern: hellbraun
Blutgefäße: zinnoberrot
Nervenfaser und Motor-Endplatte: gelb
Bindegewebe-Endomysium und Perimysium: blaugrün

Kontraktion (Systole) des Herzmuskels (Myocard) geht rhythmisch vonstatten. Sie steht nicht unter dem unmittelbaren Einfluß des Nervensystems, obwohl der Sympathikus eine beschleunigende, der Vagus eine verlangsamende Wirkung ausübt. Ein vom Körper isoliertes Herz, ja sogar eine einzelne Herzmuskelzelle führt in Kochsalzlösung rhythmische Bewegungen aus. Die Kontraktionen aller Herzmuskelzellen werden durch ein aus modifizierten Herzmuskelzellen (Purkinje-Zellen) bestehendes Reizleitungssystem koordiniert.

Skelettmuskelfasern sind riesige, mehrkernige Zellverbände. Die Kerne liegen nahe der Faseroberfläche unter dem Sarkolemm *(Abb. 6–4)*. Die Myofibrillen sind dicht gepackt. Das Sarkoplasma ist spärlich. Aber es enthält ein gutentwickeltes, glattes sarkoplasmisches Retikulum.

Mehrere Muskelfasern werden durch *feinstes Bindegewebe (Endomysium) zu einem Bündel vereinigt.* Dieses wird eingehüllt von Perimysium. Viele solcher Bündel sind von einer gemeinsamen, lockerbindegewebigen Hülle, dem *Epimysium* (Muskelfaszie), zum Muskel vereinigt *(Abb. 6–5)*. An den Enden sind die Muskelfasern mit den Sehnenfasern verbunden.

6.2. Funktion der Muskeln

Muskeln verbinden Teile des Skeletts und bewegen sie gegeneinander oder stellen sie gegeneinander fest, wobei sie Gelenke überbrücken. Nur die Gesichtsmuskulatur ist zum großen Teil an der Haut befestigt.
Motorische Nerven veranlassen einen Muskel zur Kontraktion. Diese Nerven verzweigen sich, so daß jede Muskelfaser separat innerviert wird. Kollateralen (s. u.) innervieren winzige Muskelfasern, die zu einer Muskelspindel vereinigt sind. Die Muskelspindel, meist im Perimysium gelegen, ist ein Sinnesorgan. Ihre Muskelfasern sind von sensorischen Nerv-Endigungen um-

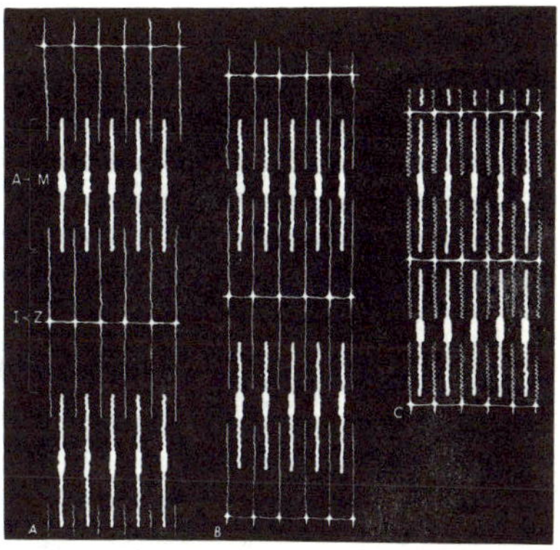

6–6: Submikroskopische Bestandteile einer Myofibrille (dickgezeichnet sind die Myosinmoleküle, dünngezeichnet sind die Aktinmoleküle und die Z-Membran)
A: Muskelfaser erschlafft
B: Mäßige Kontraktion
C: Allerstärkste Kontraktion
Die Muskelkontraktion kommt durch Ineinanderschieben der Aktin- u. Myosin-Moleküle zustande

wickelt. Diese »fühlen« das Ausmaß der Kontraktion und benachrichtigen das Zentralnervensystem darüber. Auch an den Stellen, wo der Muskel in eine Sehne übergeht, befinden sich spannungsempfindliche Nerv-Endigungen. Dadurch fühlt man dauernd bewußt und unbewußt, was im Bewegungsapparat geschieht.

Kontraktionsmechanismus. Die Skelettmuskelfaser ist quergestreift *(Abb. 6–4).* Die Querstreifung beruht auf der periodischen Anordnung, innerhalb der Myofibrillen, längsgerichteter, optisch *an*isotropischer Bündel aus Myosin-Molekülen (in *Abb. 6–6* dick gezeichnet) und *i*sotropischer Aktin-Fäden (dünn in *Abb. 6–6*). Wegen dieser optischen Eigenschaften, teilt man die Myofibrille und schließlich die ganze Muskelfaser in A- und I-Bänder ein. Die Aktinfilamente werden in der Mitte des I-Bandes durch das dünne Z-Band (von *z*wischen) zusammengehalten. Beide Arten von Filamenten (Fäden) sind während der Ruhe etwas ineinander geschachtelt. In der Mitte besitzt jedes Myosinmolekül ein Knötchen. Zusammen wirken diese Knötchen wie ein dunkler Strich (M-Linie). Da in der Ruhestellung die Actinmoleküle nicht ganz bis zur M-Linie reichen, entsteht zu beiden Seiten der M-Linie ein etwas hellerer Querstreifen, das H-Band (*Abb. 6–4* und *6–6*). Der Streifen zwischen zwei Z-Bändern wird Sarkomer genannt *(Abb. 6–4).*

Bei der Kontraktion schieben sich Aktin und Myosin-Fäden tief ineinander. Dadurch werden das H-Band und das I-Band schmäler und die ganze Muskelfaser wird kürzer.

Motorische Nervenfasern enden mit vielen Endknöpfchen an der Oberfläche der Faser *(Abb. 6–4).* Sie enthalten »synaptische« Bläschen, gefüllt mit Azetyhlcholin. Zwischen den Knöpfchen und dem Sarkolemm befindet sich ein sehr enger synaptischer Spalt. Das Kommando zur Kontraktion der Muskelfaser wird durch Platzen der Bläschen in den Spalt gegeben. Das Azethylcholin bewirkt, daß ein elektrischer Aktionsstrom das Sarkolemm entlangläuft, der zu einem Ionen-Austausch führt (siehe *Steinhausen, Physiologie,* S. 73–77).

Um die weiteren Vorgänge zu verstehen, müssen wir uns wieder einmal mit der Ultrastruktur der Skelett-Muskelfaser beschäftigen (*Abb. 6–7*). Wie man rechts sieht, umgibt das sarkoplasmische Retikulum, dessen Zisternen charakteristische Netze bilden, jede Myofibrille, welche ihrerseits aus vielen Myofilamenten besteht. Jedem Sarkomer entspricht eine Portion von Retikulum. Zwischen den Sarkomeren aber dringen winzige Röhrchen, die T-Tubuli (T von transvers) ins Zellinnere ein.

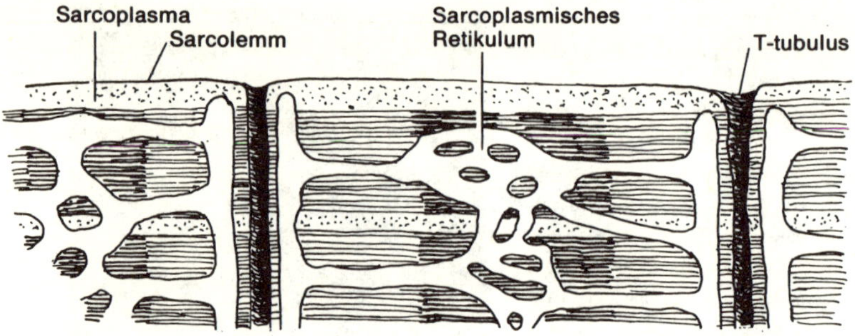

6–7: Das T-System der gestreiften Muskelfaser

Eine Fortsetzung des Sarkolemms begleitet und bekleidet die T-Röhrchen. Dadurch ist das Innere der Röhrchen eine Fortsetzung des Zell-Äußeren. Die T-Röhrchen umspinnen zwischen je zwei Sarkomeren alle Myofibrillen. Die T-Röhrchen sind beiderseits in Berührung mit dem sarkoplasmatischen Retikulum.

Wenn nun ein Aktionsstrom dem Sarkolemm entlang über die ganze Muskelfaser rast, so dringt er fast gleichzeitig in die T-Röhrchen ein. Durch den Kontakt mit Retikulum-Zisternen veranlaßt der Strom eine plötzliche Ausscheidung von Ca^{++}-Ionen aus dem Retikulum. Diese Ca^{++}-Ionen veranlassen das Ineinandergleiten der Aktin- und Myosin-Filamente.

Bei der Herzmuskelfaser besteht eine fast identische Struktur.

7. Nervenzellen und Rezeptoren

7.1. Nervenzellen (Neurone), allgemein

Jede Nervenzelle *(Abb. 7–1)* besitzt einen fast kugeligen Kern und mindestens ein deutlich sichtbares Kernkörperchen *(Nukleolus)*. Die Nervenzelle besitzt einen, den Kern unmittelbar umgebenden Zellkörper (*Soma* oder *Perikaryon*), aus dem ein oder mehrere Fortsätze (Nervenfasern) entspringen. Fortsätze, die einen Reiz in Richtung auf den Zellkörper leiten, heißen *Dendriten,* der einzige Fortsatz, der den Reiz vom Perikaryon wegleitet ist das Axon (= *Neurit*). Ein Axon kann vereinzelte Seitenzweige *(Kollateralen)* besitzen. Die Nervenzelle wird von feinsten Fäden, den Neurofibrillen durchzogen. Im Elektronenmikroskop haben sie sich als Röhrchen *(Neurotubuli)* entpuppt.

Zwischen den Neurofibrillen *(Neurotubuli)* findet man die mit basischen Farbstoffen sichtbar zu machende Nissl'sche Substanz. Sie besteht aus unzähligen Ribosomen, teils frei, teils an das endoplasmatische Retikulum angelagert. Im Axon befindet sich keine Nissl-Substanz.

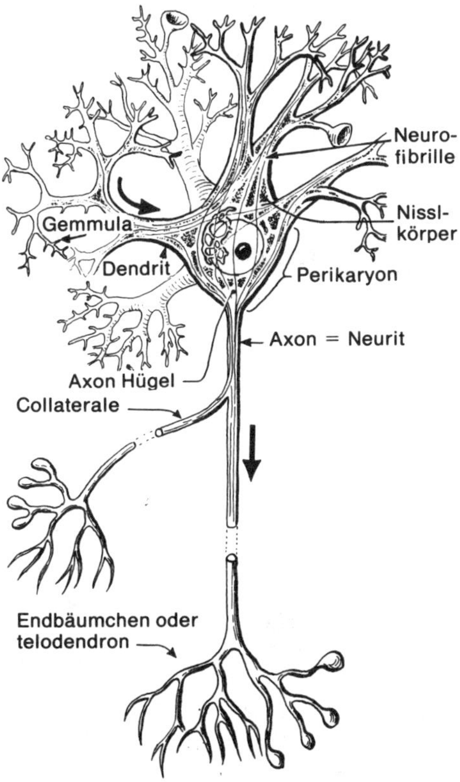

7–1: Multipolare Nervenzelle

7.2. Nervenzelltypen

Je nach der Zahl der Fortsätze kennt man drei Grundtypen von Nervenzellen.

Multipolare (vielpolige) Neurone überall im Nervensystem mit wenigen, aber bestimmten Ausnahmen. *Abb. 7–1* stellt eine solche Zelle dar. Unter den Multipolaren Neuronen gibt es eine große Varietät von Formen und Größen *(Abb. 7–2)*. *Bipolare (zweipolige) Neurone* besitzen einen Dendriten und einen Neuriten *(Abb. 7–2, F)*. Dies sind sensorische Zellen, die für spezielle Sinne verwandt werden (Gehör, Geruch, Sehen). Demnach kommen sie nur im inneren Ohr, in der Geruchsschleimhaut der Nase und in die Netzhaut vor. *Unipolare (einpolige) Neurone* sind »allgemein sensorisch« (Tastsinn, Druck, Schmerz, Spannung und Temperatur wahrnehmend). Sie haben einen einzigen Fortsatz, der mit einer oft außerordentlich langen Nervenfaster in Verbindung steht. Alle unipolaren Nervenzellen liegen in den Spinalganglien, den Ganglien der Hirnnerven V, VII, IX

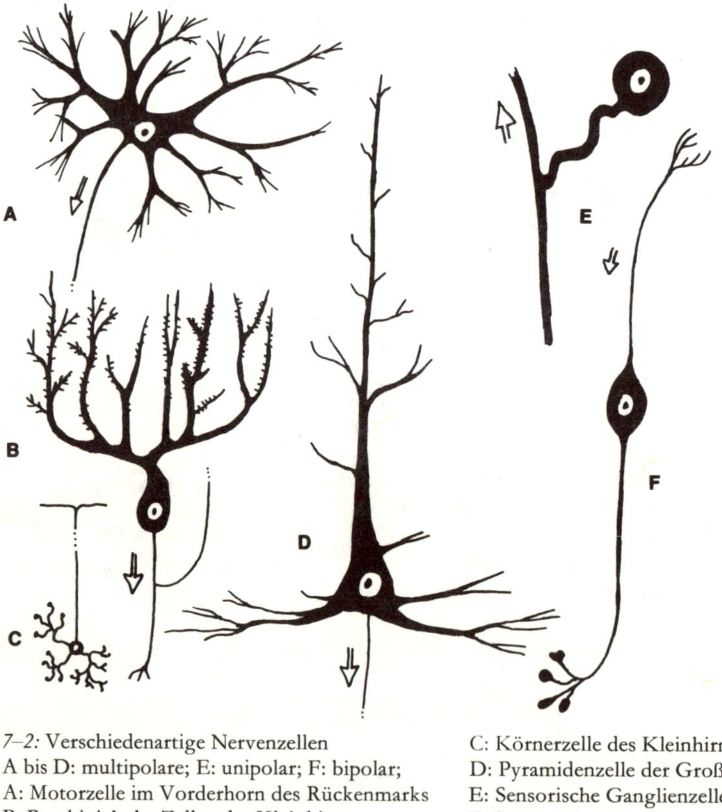

7–2: Verschiedenartige Nervenzellen
A bis D: multipolare; E: unipolar; F: bipolar;
A: Motorzelle im Vorderhorn des Rückenmarks
B: Puerkinje'sche Zellen des Kleinhirns
C: Körnerzelle des Kleinhirns
D: Pyramidenzelle der Großhirnrinde
E: Sensorische Ganglienzellen
F: Sensorische Zelle des inneren Ohrs

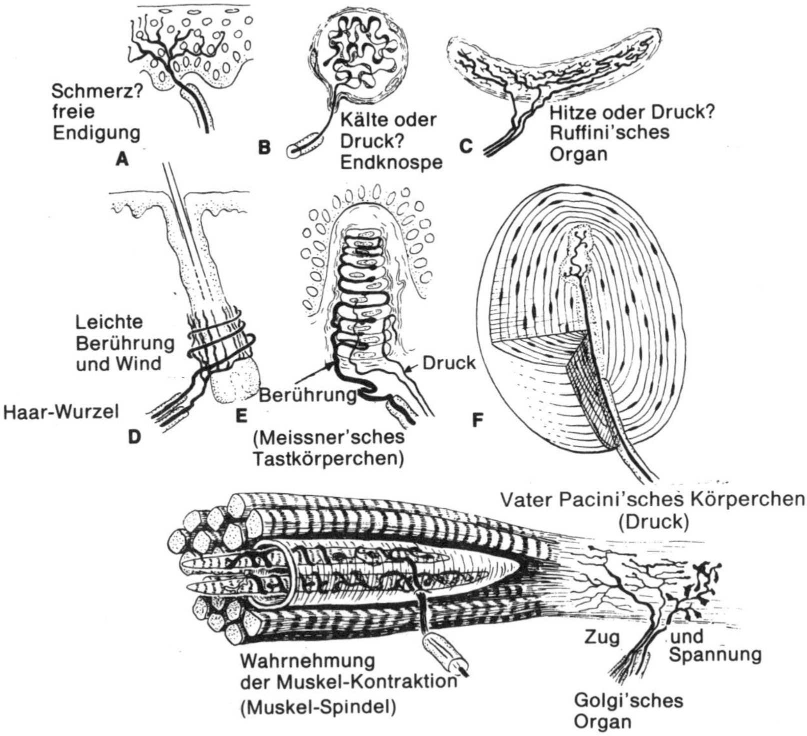

7–3: Verschiedene Rezeptoren

und X und an einer einzigen Stelle im Mittelhirn, die aber als ein nach innen verlegtes Ganglion aufgefaßt wird. Man unterscheidet bei den unipolaren Neuronen einen peripheren Fortsatz (einem Dentriten entsprechend , welcher Reize entgegennimmt von einem zentralen Fortsatz, der sie als Impulse dem Zentralnervensystem zuleitet. Das periphere Ende des peripheren Prozesses ist ein **Rezeptor** oder mit einem Rezeptor-Organ verbunden. Einige Rezeptoren sind in *Abb. 7–3* dargestellt.

Effektoren sind Muskeln und Drüsen. Sie werden von Axonen *(Neuriten)* motorischer Neurone innerviert.

Die Beziehungen der Nervenzellen- und Fasern zueinander werden im Teil »Nervensystem« dargestellt.

8. Das Integument

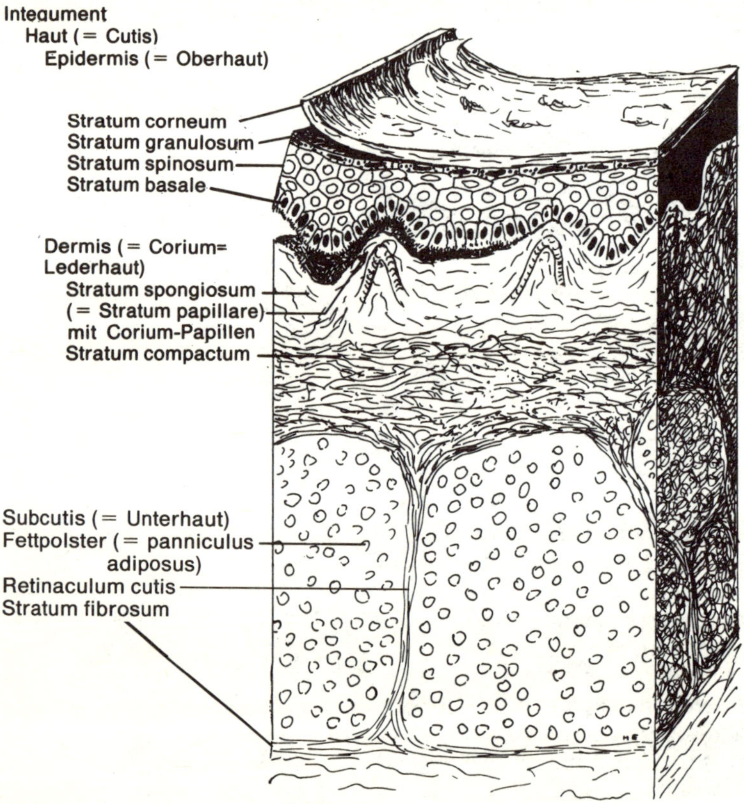

8–1: Integument
kolorieren:
Stratum: corneum: ockergelb;
Stratum granulosum: violett
Stratum spinosum: Kern: hellblau
Zytoplasma: rosa
Stratum basale: rot
Corium, Retinaculum cutis und Stratum fibrosum: blaugrün
Fettpolster: gelb

Der ganze Körper ist außen vom »Integument« bedeckt. Dieses besteht aus der Haut *(Cutis)* und der Unterhaut *(Subcutis)*. Manche Autoren fassen beide Lagen unter dem Sammelnamen Haut zusammen *(Abb. 8–1)*. Die Schichten und Unterschichten des Integuments kann man der Beschriftung dieser Abbildung entnehmen.
Die Haut ist Schutz- und Sinnesorgan zugleich und spielt eine große Rolle bei der Regulation der Körpertemperatur. Diese Funktionen werden wir bei der Besprechung ihrer Bestandteile kennenlernen. Die Unterhaut befestigt die Haut an den Körperteilen und wirkt als Polster.
Die Haut besteht aus zwei Schichten. Die äußere ist die *Epidermis,* ein verhorntes mehrschichtiges Plattenepithel. Darunter liegt die *Lederhaut,* ein unregelmäßiges Geflecht teils feiner, teils derber leimgebender Fasern, mit einer Beimischung verzweigter elastischer Fasern. Sie enthält viele Blutgefäße, hauptsächlich zur Enährung der Epidermis, sowie Tastkörperchen verschiedener Art (allgemeine, somatische Rezeptoren). Die *Unterhaut* wird durch Fortsetzungen der Lederhaut in Form von breiten Bänden den Retinacula cutis an den darunterliegenden Körperteilen befestigt. Wo das Integument direkt an einen Knochen grenzt, ist es am Periost, wo es an Knorpel grenzt an Perichondrium, wo es an Muskeln grenzt an der Muskelfaszie (Epimysium) befestigt. Oft aber liegt zwischen Haut und Skelett-Teilen ein Schleimbeutel.
Zwischen den Retinacula befinden sich Fettpolster. Durch den halbflüssigen Charakter trägt die Unterhaut zur Anpassung der Körperoberfläche an Gegenstände der Außenwelt bei.

8.1. Epidermis

Die Oberhaut *(Epidermis)* ist, wie bereits gesagt, ein mehrschichtiges Plattenepithel, dessen Dicke sich nach der mechanischen Beanspruchung der betreffenden Körperstelle richtet. Die Ernährung der Epidermis ist dadurch möglich, daß die Blutgefäße der Lederhaut ganz nahe an die Oberhaut gelangen *(Abb. 8–2)*. Wo die Epidermis dünn ist, wie z. B. an den Wangen und der Rumpfhaut, erstrecken sich niedrige Leisten nach unten in die Lederhaut *(Abb. 8–2, A)*. Wo sie dick ist, wie z. B. auf dem Handteller oder der Fußsohle, sind die Leisten mächtiger *(Abb. 8–2, B)*; und es erstrecken sich zwischen den Leisten Corium-Papillen »tief« in die Oberhaut. Gefäßschlingen in diesen Papillen gewährleisten die Ernährung der Epidermis.

Der vielleicht wichtigste Bestandteil der Epidermis ist ihre oberste Schicht, d. h. *Hornschicht (Stratum corneum)*. Diese besteht aus toten Zellen ohne Kern. Das Zytoplasma dieser Zellen ist in Horn (Keratin) verwandelt. Die Hornzellen sind miteinander verzahnt und in den ganz engen Spalträumen zwischen ihnen liegen fettartige Lamellen, so dünn, daß sie nur bei starker elektronenmikroskopischer Vergrößerung sichtbar gemacht werden können. Diese Beschaffenheit der Hornschicht schützt den Körper vor dem Austrocknen. Die Härte des Horns gibt der Epidermis auch Widerstandsfähigkeit gegen das Eindringen von Fremdkörpern.
Talgdrüsen (Abb. 8–3) erzeugen den fettartigen Talg, der, wie eine Salbe, die

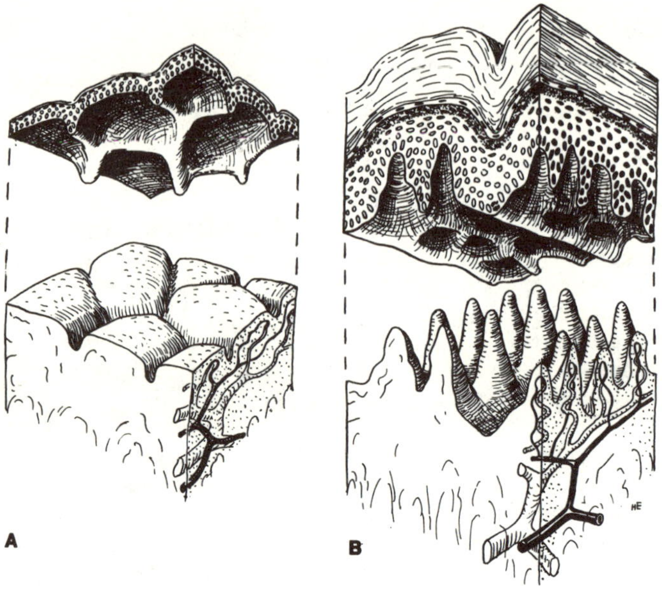

Bilder der Haut, wobei die Epidermis von der Dermis abgezogen ist:
8–2: A: Haut der Wange; B: Haut des Handtellers

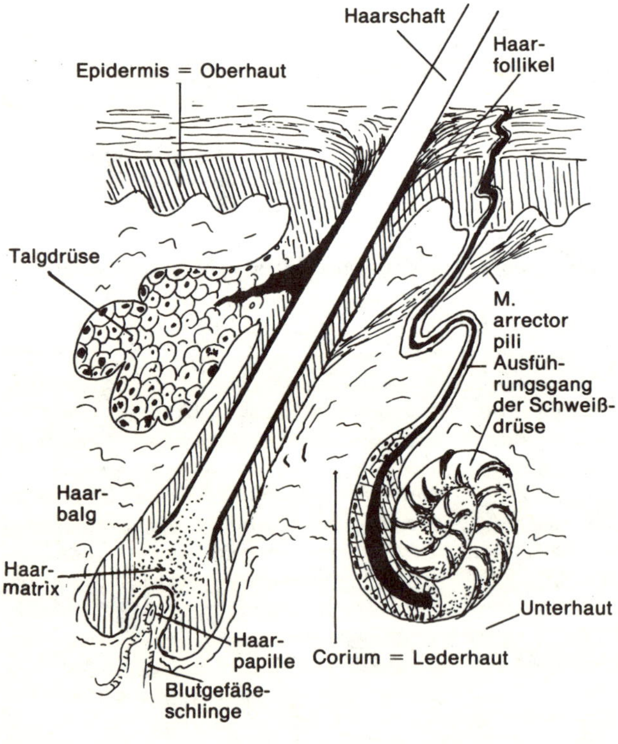

8–3: Haut-Anhangs-Organe
kolorieren:
Talgdrüse: orange
Epidermis und Haarfollikel: blau
Haar-Matrix: violett
Haar-Schaft: ockergelb
Ausführungsgang der Schweißdrüse: dunkelrot
Schweißdrüsen – Endknäuel: rosa
M. arrector pili und Spiralmuskelfasern um die Schweißdrüse: knallrot
Blutgefäße: karminrot
Corium: blaugrün
Unterhaut: weiß lassen

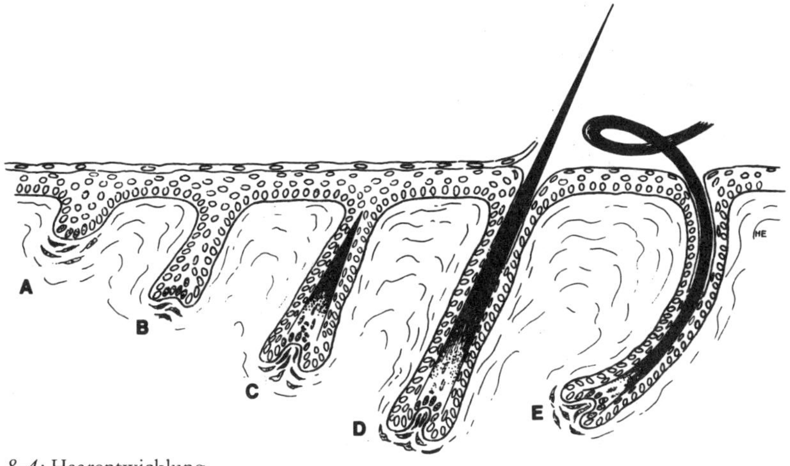

8–4: Haarentwicklung

Wasserundurchlässigkeit der Haut erhöht. In diesen sackförmigen Drüsen gibt es eine äußere Lage kleiner Zellen, die sich schnell vermehren und sich dadurch gegenseitig ins Drüseninnere vorschieben. Dort füllen sich die Zellen mit vielen winzigen Öltröpfchen. Schließlich, ganz in der Mitte, stirbt der Zellkern, und die ölhaltigen, toten Zellen werden ausgestoßen und salben die Haut ein (Holokrine Sekretion).

Haare (Abb. 8–3) sind Bestandteile der Epidermis. Jedes Haar wächst aus der Tiefe eines Haarbalges (Haarfollikel) heraus. Der Haarbalg selbst ist ein nach innen gewachsener Teil der Epidermis *(Abb. 8–4)*. Am unteren Ende erweitert sich der Haarbalg zur Haarzwiebel, welche die Haarpapille umgibt. Diese ist ein Teil der Lederhaut *(Corium, Dermis)* mit vielen Blutkapillaren, welche das Haar ernähren. Letzteres wächst aus der Haarmatrix hervor und verhornt. Die Form der Haare, ob gerade oder gelockt, wird durch die Form der Haarfollikel bestimmt *(Abb. 8–4, D* und *E)*. Haare dienen zwei Funktionen: in erster Linie sind sie *Sinnesorgane.* Die Haarwurzel ist nämlich von zahlreichen sensorischen Nervenendigungen umsponnen *(Abb. 7–3, D)*. Das Tier kann durch seine langen Schnurrhaare (Tasthaare) seinen Weg im Dunkeln finden. Und wir Menschen fühlen die Richtung des Windes durch die Haare. Diese ziemlich steifen Hornzylinder werden verbogen, und diese Bewegung wird auf die Haarwurzeln übertragen. Auch zarte Berührung wird durch die feinsten Härchen empfunden, sogar wenn der berührende Körper der Haut nur nahekommt.

Als ganzes dient das Haarkleid dem *Wärmeschutz*. Wir Menschen haben fast überall unseren Pelz verloren und wurden dadurch gezwungen, Kleidung zu erfinden. An fast jedes große Haar setzt sich ein Bündel glatter Muskelfasern, der Musculus arrector pili schief an *(Abb. 8–3)*. Seine Kontraktion führt zur Aufrichtung der Haare. So etwas kann bei Menschen geschehen, wenn einem bei einem »haarsträubenden« Ereignis oder einer unheimlichen Geschichte »die Haare zu Berge stehen«. Bei Tieren dient das Haarsträuben zur

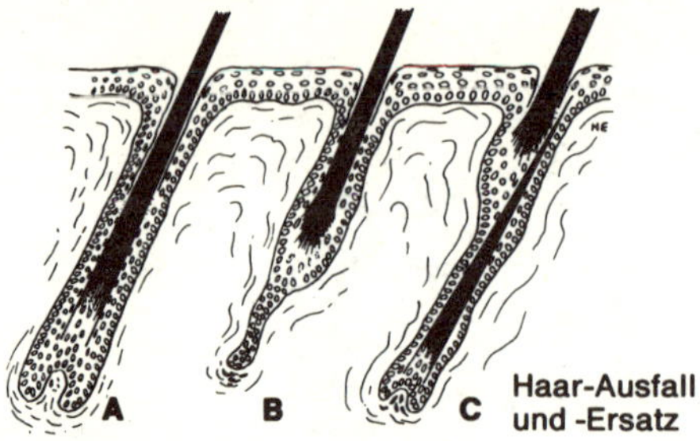

8–5: Haarausfall und Haarersatz

Verdickung der Luftschicht zwischen den Haaren, also zum Wärmeschutz. Wir Menschen verloren im Lauf der Stammesgeschichte den Pelz, der bei unseren Vorfahren den ganzen Körper bedeckte. Die Musculi arrectores pilorum besitzen wir aber noch. Wenn wir frieren, ziehen sich diese zusammen und wir bekommen eine Gänsehaut. Der Vorgang untersteht dem vegetativen Nervensystem. Manches Tier benutzt das Haaresträuben auch zur Verteidigung. Wenn es von einem Raubtier bedroht wird, sträuben sich seine Haare. Dadurch sieht es größer aus, und der Gegner zieht sich womöglich zurück.

Die größten Haare *(Terminalhaare)* reichen tief in das Unterhautfettgewebe. Kahlköpfigkeit beruht in den meisten Fällen auf Fettverlust, so daß kein Platz für große Haarwurzeln besteht. Die auch an »kahlen« Stellen vorkommenden winzigen Lanugo-Härchen *(Flaum)* reichen nur bis in die Dermis *(Corium)*. Haare fallen periodisch aus und werden dann durch neue Sprosse ersetzt *(Abb. 8–5)*.

Schweißdrüsen (Abb. 8–3, rechts) sind lange Schläuche, am Unterende stark gewunden und von glatten Muskelzellen spiralig umgeben. Diese Muskelzellen bewirken ein plötzliches Ausstoßen von Schweiß, z. B. Angstschweiß. Wir unterscheiden zwei Arten von Schweißdrüsen:

a) Die *ekkrinen* Schweißdrüsen. Ihre Hauptfunktion ist Abkühlung des Körpers, denn sie scheiden ein wässriges Sekret aus, das durch Verdunstung Kühlung verleiht.
b) Die *apokrinen* Schweißdrüsen erzeugen ein milchartiges Sekret, von dem sich geruchserzeugende Bakterien ernähren. Desodorantia töten die Bakterien ohne das Schwitzen zu unterdrücken.
Apokrine Drüsen, auch Duftdrüsen genannt, befinden sich in der Achselhöhle, um die Genitalien, in den Nasenflügeln und im äußeren Gehörgang.

Körpergeruch diente ursprünglich dem Erkennen von Individuen. Die meisten Tiere können weder ihre Artgenossen noch Menschen ohne Körpergeruch unterscheiden.

Die einzigen Stellen im menschlichen Körper, wo zweischichtiges, kubisches Epithel vorkommt, sind die Ausführungsgänge der Schweißdrüsen.

Finger- und *Fußnägel* gehören zur Epidermis und speziell zur Hornschicht.

Teil II: Organe und Organsysteme

9. Die Verdauungsorgane

9.1. Mundhöhle

Die Lippen bilden die Grenze zwischen Haut und Mundschleimhaut. Auf den Lippen gibt es keine Hornschicht mehr, das Epithel wird höher und blutgefäßreiche Papillen reichen hoch in das Epithel hinauf. Da das nicht-verhornte mehrschichtige Plattenepithel durchsichtig ist, scheint die rote Farbe des Blutes der Lippen durch. Was gerade noch Corium oder Lederhaut hieß, heißt in der Mundschleimhaut Lamina propria.
Die Mundhöhle enthält die *Zähne,* deren Teile in *Abb. 9–1* dargestellt sind.

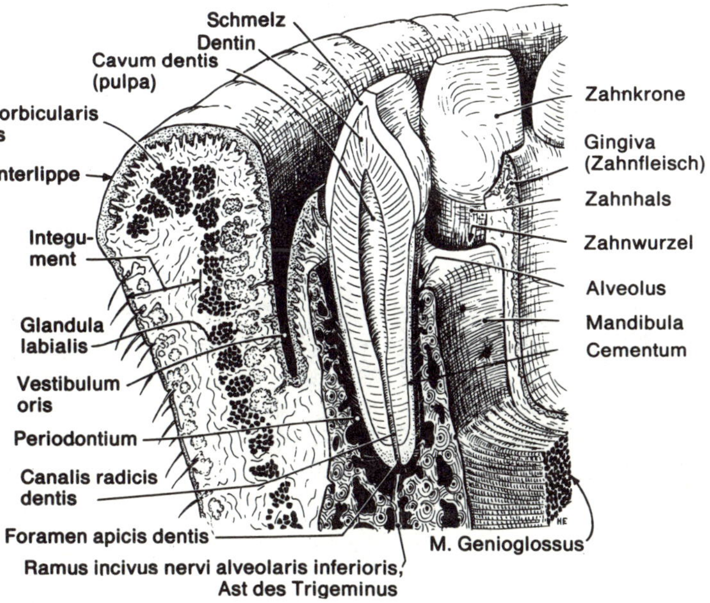

9–1: Eingang zur Mundhöhle

Der Zahn wird von Schmelz bedeckt. Dieser ist der härteste Bestandteil des Körpers. Der Schmelz wird im Fötal- und Kindesalter von modifizierten Epidermiszellen gebildet. Nach der Eruption des Zahnes kann der Schmelz nicht regeneriert werden. Unter dem Schmelz befindet sich das Dentin, welches von lebenden Zellen ernährt und erhalten wird. Im Innern befindet sich die Pulpenhöhle, welche Mesenchym, schmerzempfindliche Nervenfasern des Trigeminus und Blutgefäße enthält. Unterhalb des Halses wird die Zahnwurzel vom Zement, einer besonders harten Art von Knochen, umhüllt und daran durch Vermittlung der Fasern des Periodontiums im Kieferknochen verankert.

Die Mundhöhle enthält auch Tausende von *Speicheldrüsen (Abb. 9–2)*. Darunter sind schleimgebende *(muköse)* und eine klare Flüssigkeit produzierende *(seröse)* Drüsen. Der von ersteren erzeugte Schleim wird beim Kauen mit der Nahrung vermischt, so daß Nah-

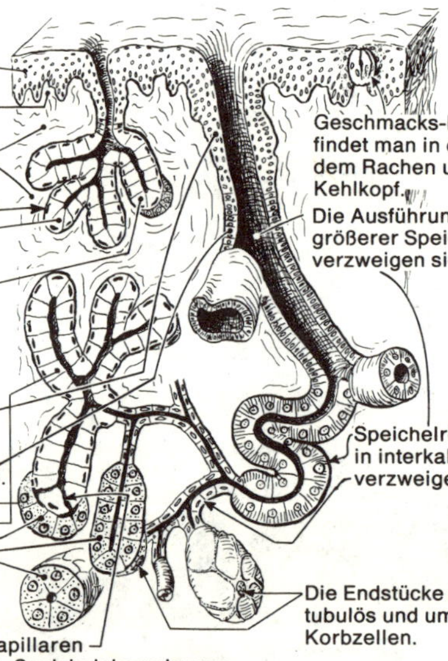

9–2: Kleine (links) und größere (rechts) Speicheldrüse
kolorieren:
mehrschichtiges Plattenepithel: ockergelb
Zylinderepithel: nur die Kerne ultramarinblau
Epithel der gestreiften Speichelkanäle:
Kern: ultramarinblau (rechts, Mitte)
Zytoplasma: rot
Interkalierte Kanäle: preußischblau
muköse Zellen: hellblau
seröse Zellen: Kerne: ultramarinblau
Zytoplasma: karminrot

rungsbrocken schlüpfrig werden und dadurch leicht die Speiseröhre hinunter gleiten können. Die serösen Drüsen produzieren Ptyalin, ein Ferment, welches Stärkemoleküle zu Fruchtzuckermolekülen spaltet, wodurch dieser Bestandteil der Nahrung wasserlöslich wird.

Neben unzähligen winzigen Speicheldrüsen, die in den Lippen, im Gaumen, in den Backen, im Hinterteil der Zunge, ja sogar im Kehlkopf, der Luftröhre, den Bronchien und in der Speiseröhre vorkommen, gibt es drei große Speicheldrüsen *(Abb. 9–3)*: Die *Ohrspeicheldrüse (Parotis)* ist fast rein serös, die *Submandibularis* (gemischt sero-mukös) und die *Sublingualis* (gemischt mukoserös). Die Ausführungsgänge dieser Drüsen münden in die Mundhöhle. Chirurgie der Ohrspeicheldrüse ist deshalb so gefährlich, weil diese Speicheldrüse vom Fazialisnerven durchbohrt wird. Wenn man diesen verletzt, führt das zu einseitiger Gesichtslähmung.

Geschmacksknospen sind ins Epithel eingelassene faßförmige Gebilde. Sie kommen meist auf der Zunge vor, aber auch im Pharynx und Larynx *(Abb. 9–2 rechts oben)*.

Die *Zunge* ist ein höchstkomplizierter Muskel, dessen quergestreifte Fasern in 3 aufeinander senkrecht stehenden Richtungen verlaufen.

Mandeln sind lymphoide Organe zwischen Mundhöhle und Schlund. Der Schlund setzt sich in die *Speiseröhre (Oesophagus)* fort. Erst hier treffen wir eine »vollständige« Eingeweidewand an. Und bevor wir den *Darmkanal* durchwandern, wollen wir uns mit den Schichten seiner Wand vertraut machen.

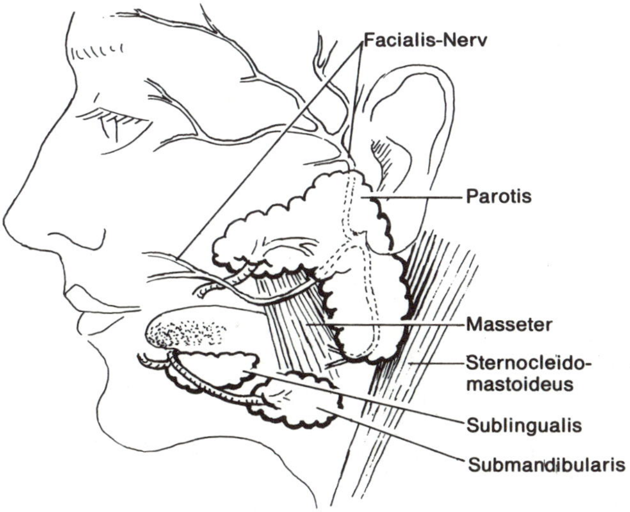

9–3: Die großen Speicheldrüsen
kolorieren:
Muskeln: braun
Parotis: hellrosa
Sublingualis: leicht ultramarinblau
Submandibularis: lila
die Gänge der drei Drüsen, nur etwas kräftiger;
N. Facialis mit seinen Ästen: gelb

9.2. Verdauungskanal

Schichten

Der eigentliche Darmkanal beginnt mit der Speiseröhre und endet mit dem Enddarm. Trotz großer funktioneller Variationen folgt die Wand dieses Röhrensystems einem einheitlichen Bauplan *(Abb. 9–4)*. Es besitzt folgende Schichten (von innen nach außen):

A. Schleimhaut (Tunica mucosa)

Sie besteht aus:

Epithel (nur in der Speiseröhre vielschichtiges Plattenepithel, sonst einfaches Zylinderepithel),

Lamina propria (lockeres Bindegewebe, Drüsen enthaltend). Im Ösophagus nur ganz wenige Schleimdrüsen. Alle Magendrüsen und fast alle Darmdrüsen liegen in dieser Schicht.

Lamina muscularis mucosae (besteht überall aus glatten Muskelfasern, innere Ringschicht, äußere Längsschicht). Die Lamina muscularis mucosae ist überall dünn, sendet aber vereinzelte Fasern in die Lamina propria hinauf.

B. Submucosa

Sie ist ein loses Bindegewebe. Die Submucosa enthält in der Speiseröhre mucosaseröse Speicheldrüsen, deren Ausführungsgänge die Schleimhaut durchdringen. Im Zwölffingerdarm liegen die sog. Brunner'schen Drüsen in dieser Schicht. Ihre Ausführungsgänge münden meist in die Darmdrüsen der Schleimhaut. Im Ileum gibt es hier angehäufte Lymphknötchen, die sog. »Peyer'sche Platten« bilden.

In anderen Abschnitten ist die Submucosa nur lockeres Bindegewebe. Dieses Bindegewebe enthält aber von Anfang bis zum Ende einen Nervenplexus, zum Parasymphatikus gehörig, den Meißner'schen Plexus oder Plexus submucosus.

C. Muscularis

Zwei dicke Lagen glatter Muskulatur. Die innere Schicht besteht aus ringförmig angeordneten, dicken Bündeln. Die äußere Schicht enthält mächtige längsgerichtete glatte Muskelbündel. Zwischen beiden Lagen findet man die Ganglien und Nervenstränge des Auerbach'schen Plexus (Plexus myentericus), ebenfalls dem parasympathischen System angehörig. Die beiden Plexus regulieren die Darmperistaltik, sowie die Sekretion der Fermente. Die Nervengeflechte des Darmes scheinen auch sensorische (chemorezeptive und druckrezeptive) Fasern zu enthalten. Diese sensorischen Komponenten der beiden Darmplexuse sind nie im Mikroskop gesehen worden. Ihre Existenz muß aber aufgrund physiologischer Beobachtungen angenommen werden.

Der Magen macht eine Ausnahme von der allgemeinen Regel. Denn in seiner

9–4: Histologischer Bauplan des Darmkanals (Abbildung befindet sich auf Seite 65)
kolorieren:
Epithel: ockergelb
Muköser Teil des Ösophagus = Speicheldrüse und das Epithel der Brunner'schen Drüse: hellblau
Lichtung nicht ausfüllen aber seröse Halbmonde: rot
Nervenplexus (Meißner's und Auerbach's): gelb
Peyer'sche Platte: Die Lymphozyten: dunkelultramarinblau
Bindegewebe: Lamina propria, Tunica submukosa und serosa: hellgrün
die einzelnen Muskelfasern: zinnoberrot

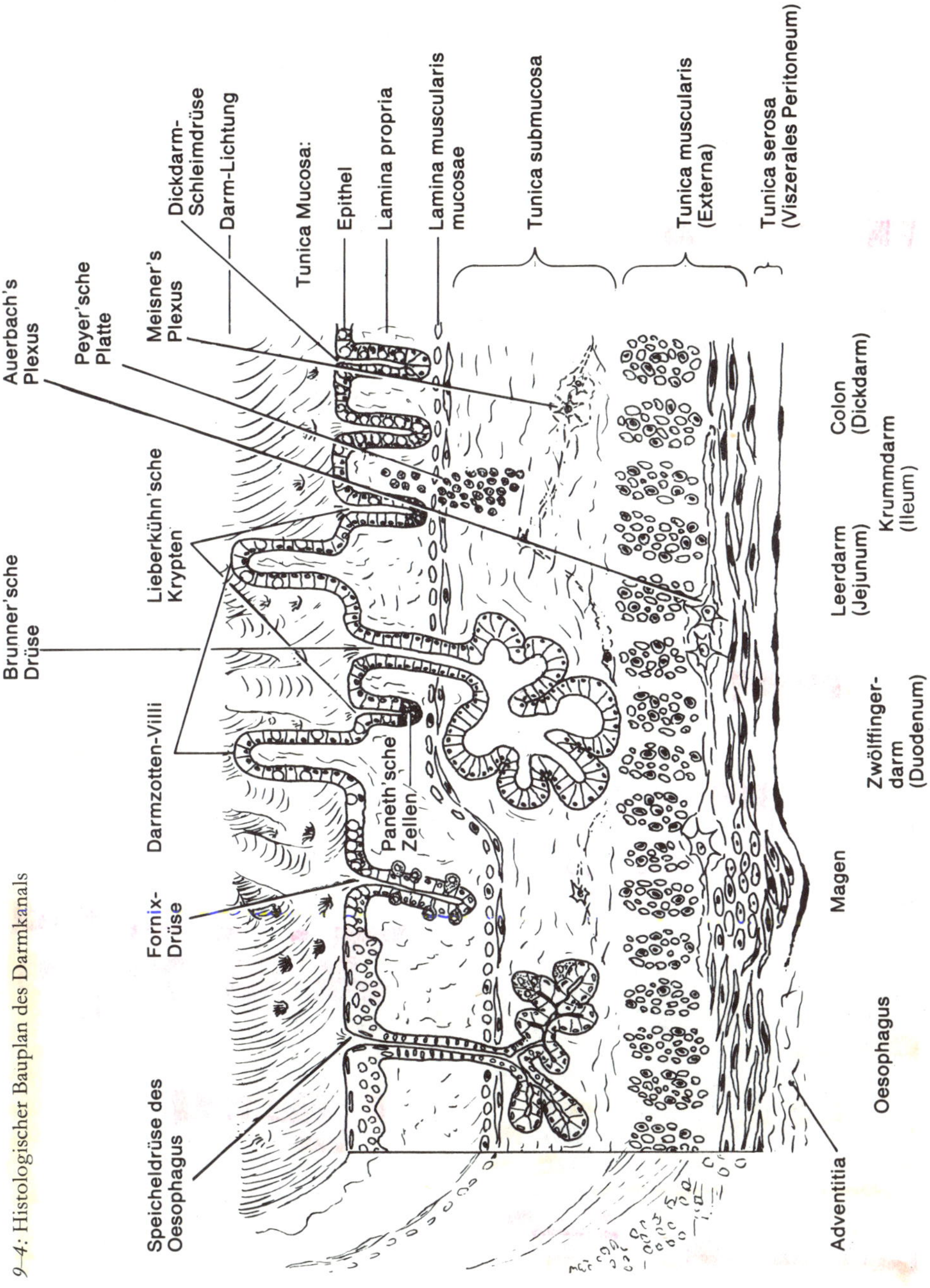

9–4: Histologischer Bauplan des Darmkanals

Wand bestehen 3 schief-verlaufende Lagen glatter Muskelbündel.
Die Muskularis der Speiseröhre besteht im oberen Drittel aus gestreifter Skelettmuskulatur, im unteren Drittel aus glatter Muskulatur, in der Mitte treffen wir eine Mischung beider Arten an.

D. Serosa oder *Adventitia*

Ganz außen wird der Darmkanal von einer serösen Membran umhüllt. Sie ist fast überall viszerales Peritoneum und besteht aus einer dünnen Schicht lockeren Bindegewebes und einer Lage Mesothel.
Nur da, wo der Darmkanal nicht an das Zölom herankommt, bedeckt ihn eine Tunica adventitia, die nur aus Bindegewebe besteht, das allmählich in die Umgebung übergeht. Dies ist der Fall entlang des größten Teiles der Speiseröhre, denn sie verläuft im hinteren Mediastinum.
Nur an ganz wenigen Stellen, wo der Ösophagus an eine Pleurahöhle herankommt und auf der kurzen Strecke unterhalb dem Zwerchfell besitzt er eine Serosa.
Der Zwölffingerdarm und das Colon ascendens und descendens liegen der hinteren Bauchwand dicht an und besitzen daher hinten eine Adventitia.

9.3. Die einzelnen Abschnitte des Verdauungskanals *(Abb. 9–5)*

9.3.1. Speiseröhre *(Abb. 9–6)*

Die Speiseröhre *(Ösophagus)* ist die hintere Fortsetzung des Schlundes *(Pharynx)*. Das Epithel ist vielschichtiges Plattenepithel, beim Menschen nicht verhornt. »Ösophagus-Drüsen« sind muko-seröse Speicheldrüsen in der Submukosa, deren Ausführungsgänge die ganze Schleimhaut durchdringen müssen. Vereinzelt kommen auch muköse Drüsen in der Schleimhaut vor.

9.3.2. Magen *(Abb. 9–6 u. 9–7)*

Kurz unterhalb des Zwerchfells tritt die Speiseröhre in den Magen ein. Die Eintrittsstelle heißt Kardia. Dort hört das geschichtete Plattenepithel auf. Unvermittelt schließt sich das einschichtige prismatische Epithel des Magens an. Darauf folgt das Corpus (Körper), dessen kuppelförmige Fortsetzung nach oben Fornix oder Fundus genannt wird. Nach unten setzt sich das Corpus ventriculi in das Antrum pyloricum fort. Da der Magen asymmetrisch von links nach rechts gekrümmt ist, ist sein Umriß nach unten links länger als rechts oben. Daher kommen die Ausdrücke »Curvatura major« und »Curvatura minor« *(Abb. 9–7)*. Der Übergang des Magens in den Dünndarm wird von einem ringförmigen, glatten Muskel, dem Musculus sphincter pylori abgeschlossen. Dieser Verschluß gestattet längere Einwirkung der Magensäfte auf die Nahrung.
Die wichtigsten Drüsen des Magens sind die Fornix-Drüsen, die den Fornix (Kuppel) und das Corpus (Körper) des Magens bevölkern. Sie liegen ganz und gar in der Schleimhaut (Mucosa). Vom Epithel der inneren Oberfläche reichen Magengrübchen hinunter in die Schleimhaut. Dort verzweigt sich jedes

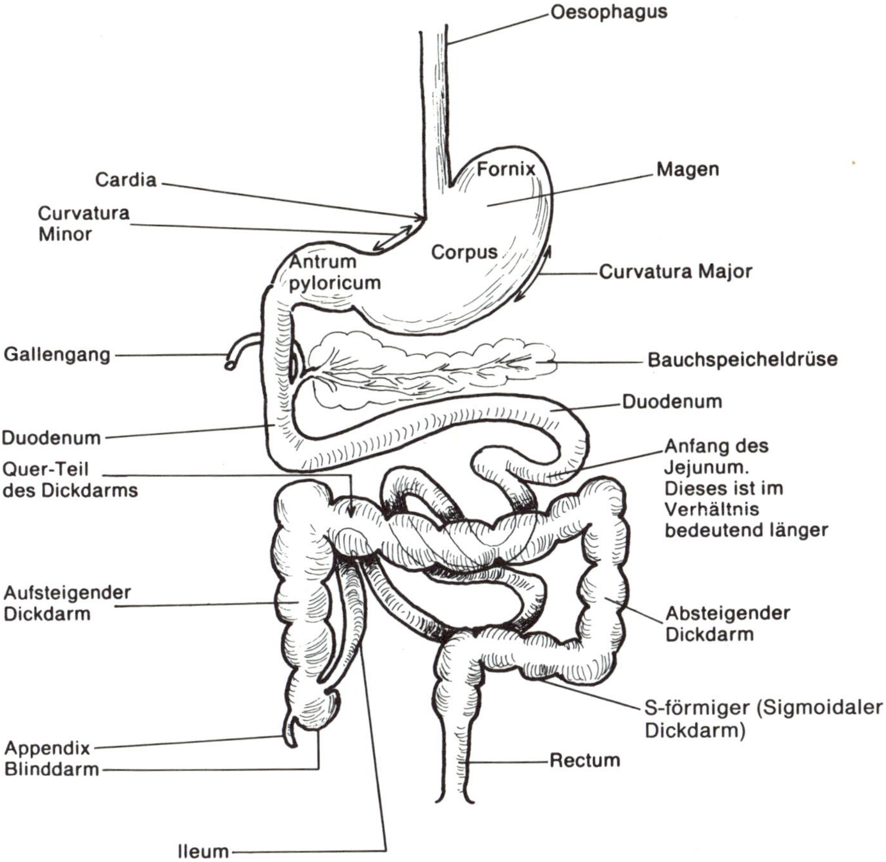

9–5: Abschnitte des Darmkanals. Der Hauptanteil des Dünndarms Jejunum und Ileum sind relativ verkürzt

Grübchen in 6–10 Drüsenschläuche (von denen meist nur zwei in einem Längsschnitt *(Abb. 9–8)* getroffen werden können. Diese Drüsen besitzen zwei Arten von Zellen: 1. Hauptzellen, 2. Belegzellen. Die kleinen Hauptzellen liegen alle am engen Lumen (Hohlraum) der Drüse, während die großen Belegzellen den Drüsen oft außen anliegen, manchmal aber bis ans Lumen vordringen. Die Hauptzellen erzeugen das Pepsinogen; die Belegzellen erzeugen Salzsäure. Erst wenn Pepsinogen mit der Salzsäure zusammenkommt, wird daraus Pepsin, ein Ferment, welches der Eiweißverdauung dient. Die meisten Eiweißmoleküle werden von diesem Ferment in Pepton verwandelt, einen Stoff, der kleinere Moleküle besitzt. Aber erst im Dünndarm wird die Eiweißverdauung vervollständigt. Die wenigen argentaffinen Zellen erzeugen

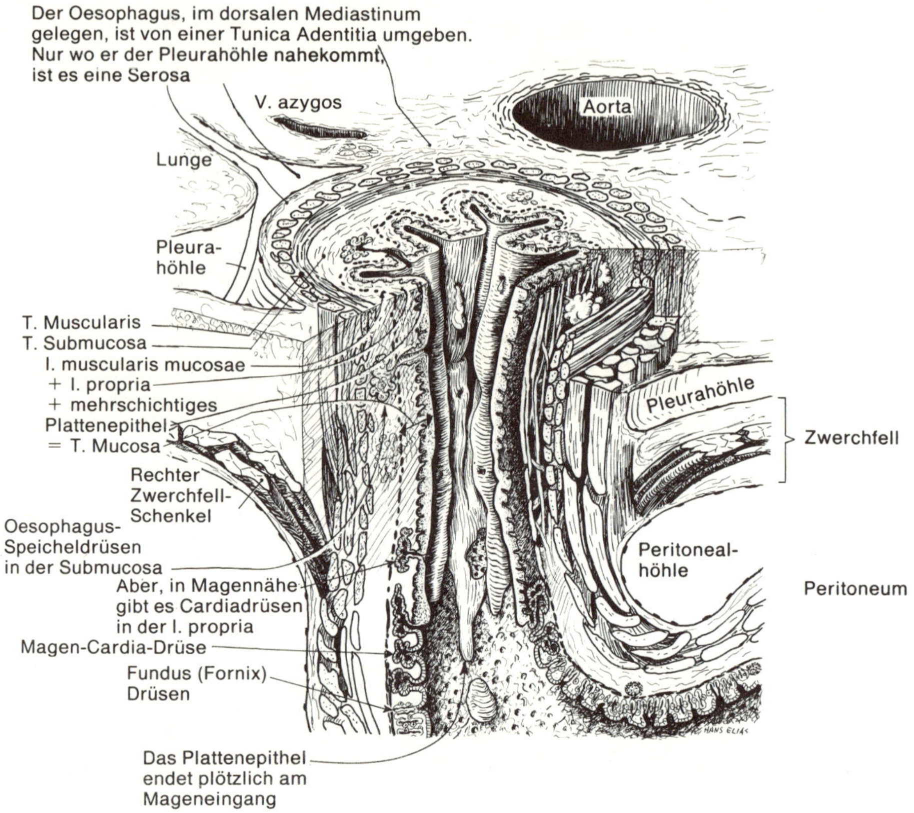

9–6: Das untere Ende des Oesophagus an der Cardia, seine Fortsetzung in den Magen und die Nachbarschaft der Cardia.

kolorieren:
Oesophagus-Plattenepithel: gelb
alle Muskelbündel: rot
Magenschleimhaut: rosa

das Hormon Serotonin, welches auf die glatte Muskulatur wirkt.
Das Oberflächenepithel des Magens wie auch dasjenige des Drüsenhalses ist ein einschichtiges, schleimerzeugendes Epithel. Der von ihm erzeugte Schleim schützt die Magenwand vor Selbstverdauung. Magengeschwüre kommen indirekt durch örtliches Versagen der Schleimerzeugung zustande.
Auch die Drüsen im Antrum pyloricum erzeugen hauptsächlich einen schleimartigen Schutzstoff.

9.3.3. Dünndarm

Der 6 m lange Dünndarm kann durch seine vielen Windungen in der viel kürzeren Bauchhöhle untergebracht werden. Er ist durch eine Peritonealduplikatur, dem fächerförmigen *Mesenterium* (Dünndarm-Gekröse) an der hinteren Körperwand aufgehängt *(Abb. 9–9)*. Durch diese Vorrichtung steht der Darm mit dem Körper in Verbindung. Blutversorgung, Innervation und Lymphabfluß werden dadurch gewähr-

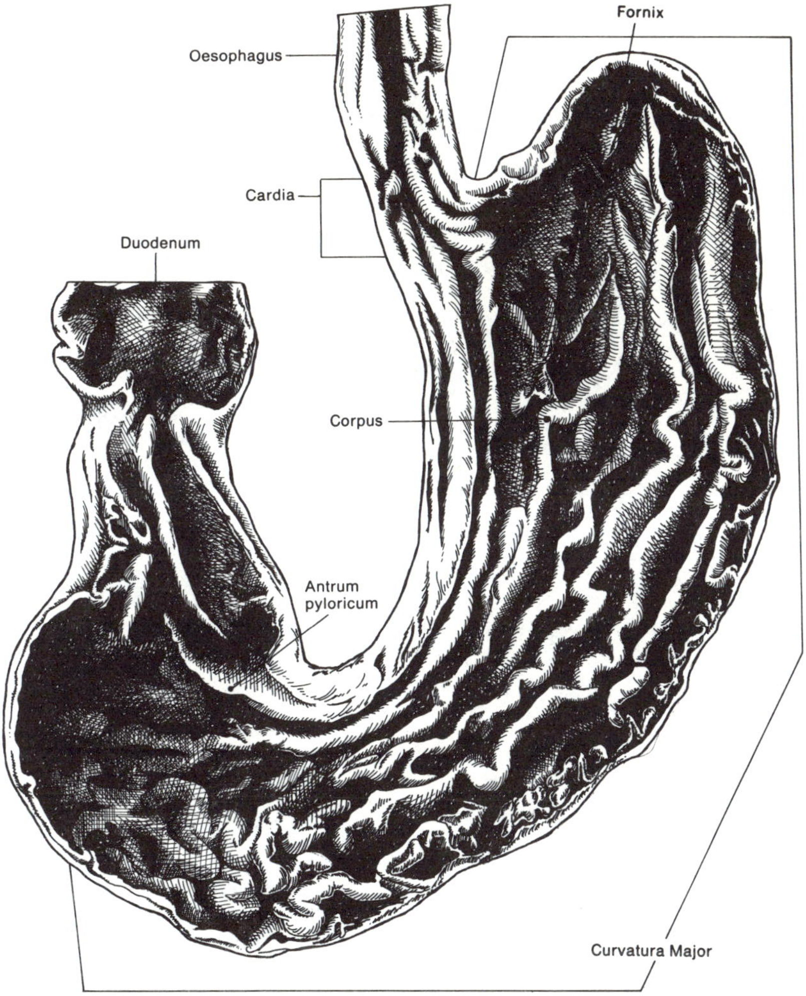

9–7: Innenansicht eines leeren Magens in Falten (Rugae) geworfen

leistet. Auch der Magen und Teile des Dickdarms sind an Mesenterien aufgehängt. Aber der erste Teil des Dünndarms, der Zwölffingerdarm *(Duodenum)*, liegt retroperitoneal.

Der ganze Dünndarm besitzt, zur Oberflächenvergrößerung, ins Darminnere vorragende ringförmige Falten, die plicae circulares (sog. Kerkring'schen Falten, *Abb. 9–10*). Die Falten enthalten im Innern Submukosa und daher sind sie mit einer vollständigen Schleimhaut bedeckt.

Die Schleimhaut des Dünndarms besitzt Zotten und kurze einfache, röhrenförmige Drüsen (*Abb. 9–4* und *9–10*). Die untersten Zellen dieser schlauchförmigen »Krypten« heißen

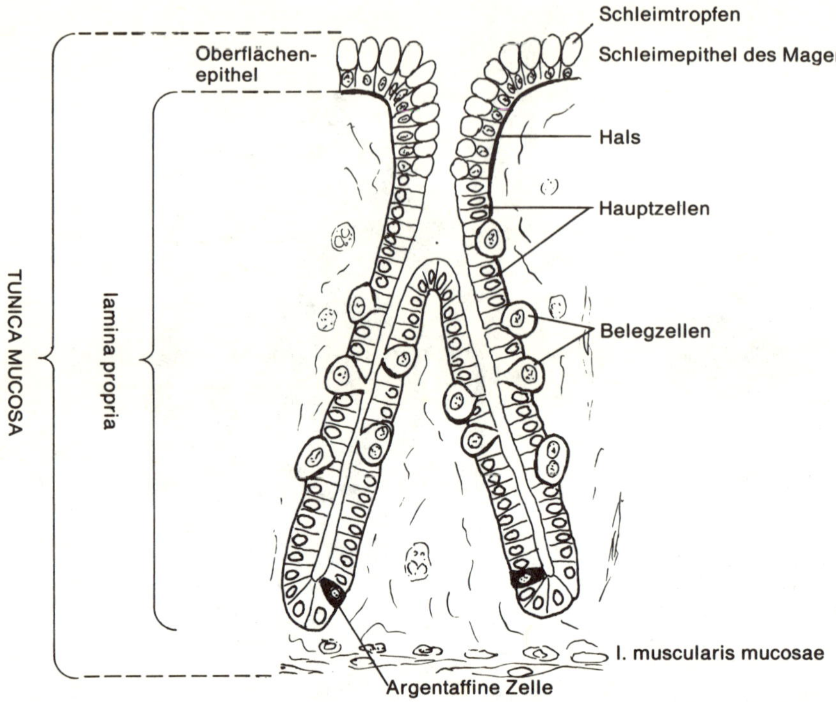

9–8: Fundus-(Fornix-)Drüse des Magens
kolorieren:
Schleimtropfen: weiß lassen
Oberflächenepithel: Kerne: ultramarinblau
Zytoplasma: ockergelb
Hauptzellen: Kerne: ultramarinblau
Zytoplasma: violett
Belegzellen: Kerne: hellblau
Zytoplasma: zinnoberrot
Muskelzellen: orange

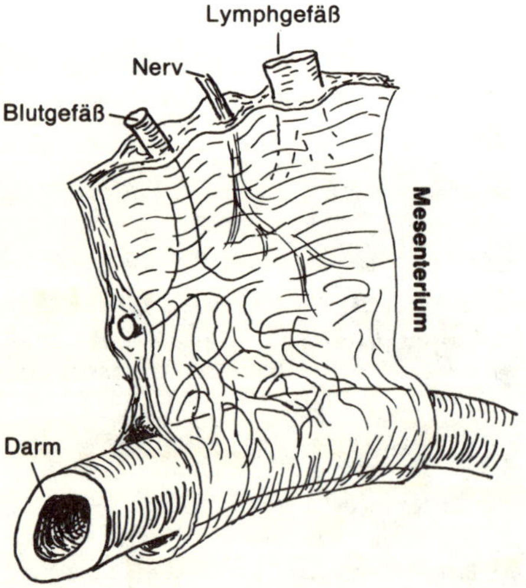

9–9: Mesenterium
kolorieren:
Blutgefäße mit Verzweigungen: rot
Nerven: gelb
Lymphgefäß: weiß belassen
Darm: ockergelb
Mesenterium: hellblau

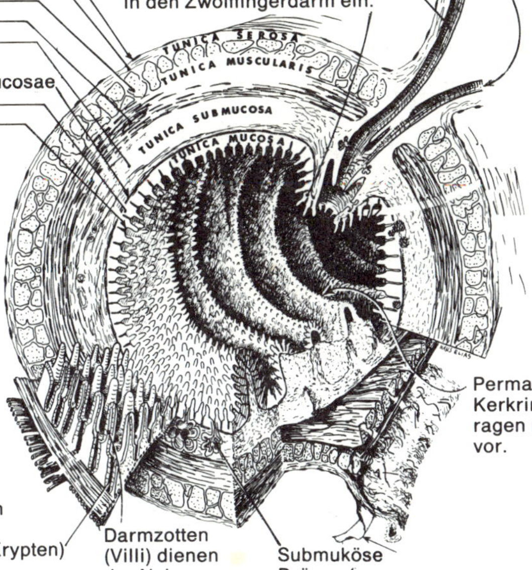

9–10: Blick in den Dünndarm

Paneth-Zellen. Sie produzieren eine Menge von Fermenten, welche die vom Ptyalin des Speichels und dem Pepsin des Magens vorverdauten Kohlehydrate und Eiweißstoffe endgültig zu Ende verdauen. Sie tragen auch zur Fettverdauung bei und aktivieren das von der Bauchspeicheldrüse gelieferte Trypsinogen zu Trypsin.

Die meisten andern Zellen dieser Darmdrüsen, auch Lieberkühn'sche Krypten genannt, befinden sich in dauernder Proliferation und erzeugen durch häufige Teilungen eine Zellströmung, wodurch die Tochterzellen aus den Krypten getrieben werden und die Zotten hinaufgleiten. Dort angelangt, werden sie hochprismatisch und erwerben einen aus Mikrozotten bestehenden Stäbchensaum. Ihre neue Funktion ist Absorption verdauter Nahrung. Dabei diffundieren die nunmehr kleinen Moleküle durch das Epithel und gelangen in den Blutstrom oder in die Lymphe. Durch den dauernden Nachschub von Zellen aus den Krypten werden Zellen an den Spitzen der Zotten abgeworfen. Zwischen den absorbierenden Zellen

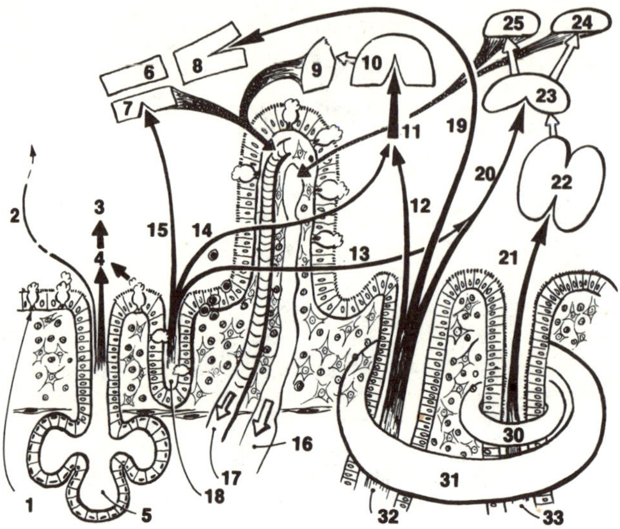

1 Becherzelle
2 Kollagenase
3 Schmiert und schützt vor Selbstverdauung
4 Schleim
5 Brunner'sche Drüse
6 Maltose
7 Glukose
8 Stärke
9 Aminosäure
10 Eiweiß
11 Trypsin
12 Trypsinogen
13 Lipase
14 Enterokinase
15 Maltase
16 Lymphstrom
17 Blutstrom
18 Lieberkühn'sche Krypte
19 Amylase
20 Lipase
21 Gallensalze und -Säuren
22 Fett
23 Emulgiertes Fett
24 Glyzerin
25 Fettsäure
30 Gallengangmuskel
31 Oddi'scher Sphinkte
32 Ductus pankreatikus
33 Ductus choledochus

Abb. 9–11 Einige Funktionen des Dünndarms und seiner Anhangsorgane

der Zotten gibt es auch schleimerzeugende Becherzellen, die die Darmwand vor Selbstverdauung schützen.
Im Zwölffingerdarm birgt die Submukosa die schleimgebenden Brunner'schen Drüsen, deren Ausführungsgänge an der Innenfläche des Darmes münden *(Abb. 9–4, Mitte)*. Die Submukosa des Ileums (Krummdarm) enthält zahlreiche Lymph-Follikel, die zu Peyer'schen Platten vereinigt sind *(Abb. 9–4, rechts)*.

Zwischen Zwölffingerdarm und Krummdarm liegt der weitaus längste Abschnitt des Dünndarms, Jejunum oder Leerdarm genannt. In diesem Darmabschnitt sind die Kerkring'schen Falten am höchsten und die Zotten am längsten. Es liegen keine Sondergebilde in der Submukosa.
Die Ausführungsgänge der Leber und der Bauchspeicheldrüse münden in den Zwölffingerdarm ein *(Abb. 9–10, oben rechts)*. Wir werden beide Drüsen und

ihre Mündungen weiter unten besprechen.

9.3.4. Dickdarm *(Abb. 9–4, rechts)*

Histologisch unterscheidet sich der Dickdarm vom Dünndarm durch Abwesenheit der Kerkring'schen Falten und der Zotten. Die Darmdrüsen *(Krypten)* sind länger und fast ausschließlich mukös (schleimgebend). Im Dickdarm wird der Rest der Nahrung eingedickt und zu Kotklumpen geballt. Dabei helfen die symbiontischen Bazillen der Art Escherichia coli.
Das Ende des Dünndarms *(Ileum)* ist in die Seitenwand des Dickdarms so eingestülpt, daß ein Ventil zustandekommt. Das unterhalb des Ventils liegende Dickdarmstück heißt Blinddarm *(Caecum)*. Daran setzt sich die Appendix vermiformis an. Bei den meisten Pflanzenfressern ist der Blinddarm das Verdauungsorgan für Zellulose. Beim Menschen ist er fast bedeutungslos. Jenseits des Ileo-caecal-Ventils heißt der Dickdarm Colon. Das Colon hat 4 Abschnitte *(Abb. 9–5)*: Das Colon ascendens ist mit der Körperwand verwachsen, also retroperitoneal, wodurch seine Hinterfläche eine Adventitia wird, aber die Vorderfläche bleibt eine Serosa *(Abb. 9–12)*. Es folgt das freihängende Colon transversum, dann das ebenfalls mit dem Peritoneum verwachsene Colon descendens *(Abb. 9–12)*, das sich in das freihängende S-förmige Colon sigmoideum fortsetzt. Ganz am Schluß folgt der Mastdarm (Enddarm = *Rectum*). Am Anus setzt sich das einfache Zylinderepithel des Darms unvermittelt in Epidermis fort.
Die Außenschicht der Muskularis des Dickdarms ist an drei Stellen zu je ei-

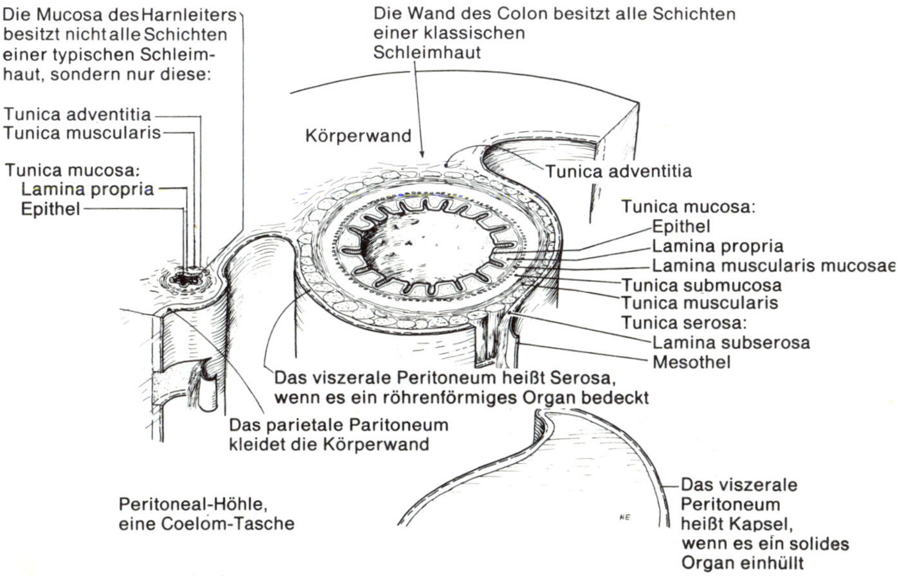

9–12: Beziehungen der Organe zur Körperwand und zum Coelom

nem kräftigen Band *(Taenia)* verdichtet. Kontraktion der Taenien veranlaßt, daß die Schleimhaut nach innen vorspringende Falten *(Plicae semilunaris)* bildet, zwischen welchen die Dickdarmwand sackartige Ausbuchtungen, die Haustren aufweist.
Im Gegensatz zu den Plicae circulares von Kerkring des Dünndarms, sind die Plicae semilunaris und Haustren nicht permanent, sondern schreiten mit den Kontraktionen der Taenien afterwärts fort.

Der letzte Abschnitt des Dickdarms ist der Mastdarm *(Rectum)*. An seinem Ende ist die innere, zirkuläre Schicht der Muskularis zum inneren Sphincter ani (innerer Schließmuskel des Afters) verdickt, welcher unbewußt (er besteht ja aus glatter Muskulatur) den Darminhalt festhält. Wird der Druck aber zu groß, so kann der Darm bewußt noch etwas länger verschlossen bleiben durch Kontraktion des äußeren Afterschließmuskels, eines Teiles des Musculus levator ani.

9.4. Die Leber *(Abb. 9–13)*

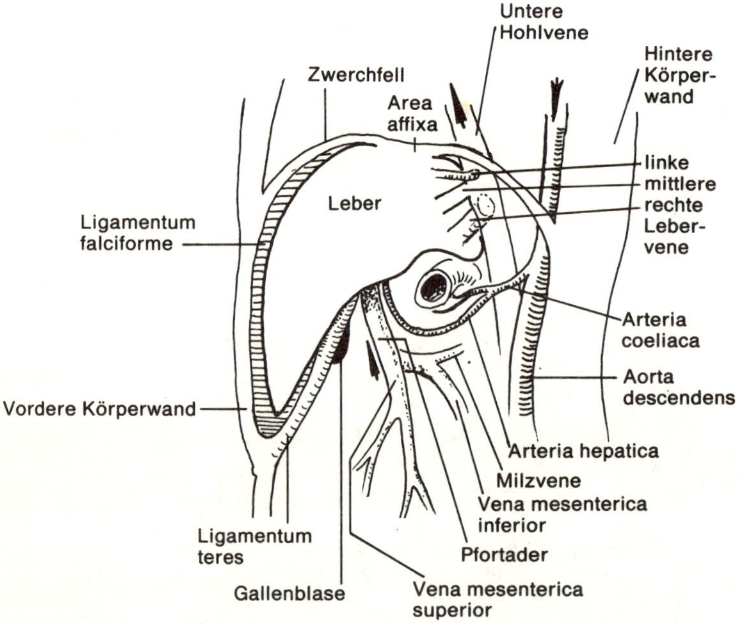

9–13: Befestigung der Leber in der oberen Bauchhöhle (von links gesehen)
kolorieren:
Area affixa: blaugrün
Zwerchfell und Körperwand: ockergelb
Hohlvene und Lebervenen: preußischblau
Aorta und Arterien: zinnoberrot
Pfortader und deren Zuflüsse: violett
Leber: braun
Ligamenta teres und falciforme: blaugrün

ist das größte innere Organ unseres Körpers unmittelbar unter dem Zwerchfell gelegen und bis an die rechte Körperwand reichend *(Abb. 9–7)*. Der linke Lappen reicht auch weit nach links. Durch das runde Ligament *(Ligamentum teres hepatis)* ist sie vorn unten am Nabel befestigt *(Abb. 9–13)*, durch das sichelförmige Ligament *(Ligamentum falciforme)*, eine dünne Haut, (ein Überbleibsel des embryonalen ventralen Mesenteriums), ist die Leber mit der vorderen Bauchwand verbunden. Oben ist sie mit ihrer Area affixa mitten am Zwerchfell angewachsen. Hinten unten besitzt die Leber eine große Vertiefung, die Leberpforte *(Abb. 9–14)*. Durch sie treten die Gallengänge (schwarz in *Abb. 9–14*) aus und die Pfortader *(Vena portae)* sowie die Leberarterie (Arteria hepatica) ein. Die Pfortader bringt venöses Blut vom Darm *(Abb. 9–14* und *9–15*). Durch die Lebervenen, Venae hepaticae, kehrt das Blut in die untere Hohlvene und durch diese zum Herzen zurück.

Dadurch wird die Leber zu einem Filter und damit Reinigungsorgan des Blutes. Sie ist mit einem riesigen Gebäude verglichen worden, welches viele langgestreckte Zimmer und Gänge enthält *(Abb. 9–15)*. Die Wände zwischen ihnen sind eine Zelle dick und haben große Ähnlichkeit mit einem einschichtigen, kubischen Epithel *(Abb. 9–16)*. Diese Wände *(Laminae hepatis)* sind aus Leberzellen *(Hepatozyten)* aufgebaut. Das Mauerwerk *(Muralium)* der Leberplatten *(Laminae hepatis)* wird durch ein Raumnetz spezialisierter Blutgefäße, Sinusoide genannt, durchzogen. Die Leberzellen sind durch Kittleisten

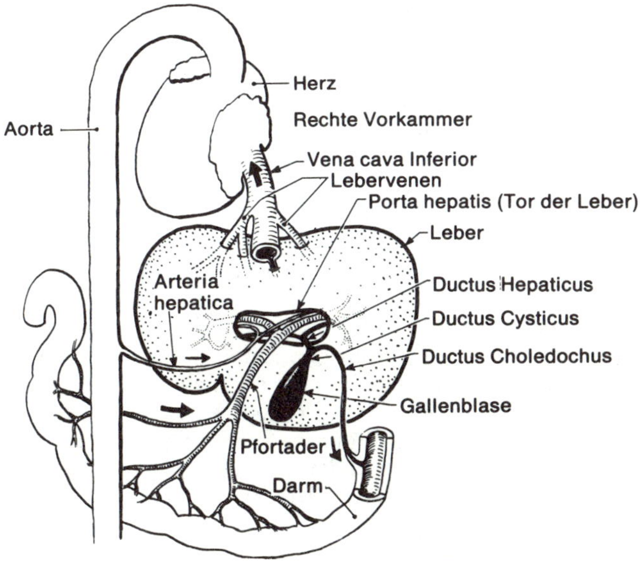

9–14: Zu- u. Abflüsse der Leber
(von hinten gesehen)
kolorieren:
Pfortader: violett
Herz, Aorta und Leberarterie: rot
Lebervenen, Vena cava inferior und rechte Vorkammer: preußischblau
Leber mit Ausnahme der Porta hepatis: hellbraun

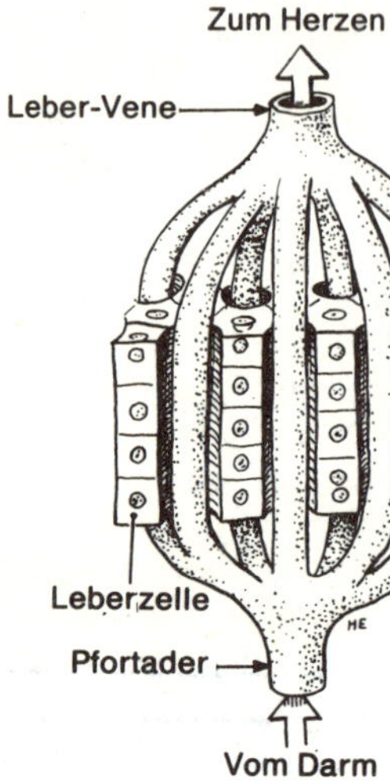

9–15: Blutstrom durch die Leber
kolorieren:
Blutgefäße: unten von violett nach oben allmählich ins Blaue übergehend
Leberzellen: Kerne: hellblau
Zytoplasma: rosa

(Zonulae occludentes) miteinander verklebt. Zwischen je zwei Kittleisten verläuft ein Gallenkanälchen, dessen Wände von Teilen der Leberzell-Oberfläche, gespickt mit kurzen Mikrozotten, gebildet werden.

Auf der Seite nach den Sinusoiden zu, besitzen die Leberzellen größere und oft flache Mikrozotten *(Abb. 9–16 unten)*. Diese erstrecken sich in den Disse'schen Spaltraum, der die Sinusoide umgibt. Diese Blutgefäße werden von Uferzellen (oft Kupfer'sche Sternzellen genannt) begrenzt, welche nicht miteinander verlötet sind, sondern sich frei, dachziegelartig, überlagern. Dazwischen befinden sich Spalten, die es ermöglichen, daß die Leberzellen direkt von Blutplasma umspült werden *(Abb. 9–16, unten)*.

Die Uferzellen der Leber sind zur Phagozytose befähigt. Sie verschlucken Verunreinigungen des Blutes und alte rote Blutkörperchen.

Die Leber hat eine Vielzahl von Funktionen, von denen hier nur ganz wenige angeführt werden können: Sie ist Blutreinigungsfilter, sie zerstört überschüssige Sexualhormone, sie verwandelt das Hämoglobin der toten Blutkörperchen zu Gallen-Farbstoffen: *Bilirubin* (rot) und *Biliverdin* (grün). Diese verleihen dem Kot seine Farbe. Gallensäuren emulgieren Fett im Darm, wodurch es der Verdauung zugänglich gemacht wird. Bei Gallenstauung, wie z. B. bei Gallensteinen, ergießen sich diese Farbstoffe ins Blut und verursachen eine gelbe Hautfarbe (Gelbsucht). Die Gallensäuren führen bei Gelbsucht zum Jucken.

Die Leber ist ein Speicher für Zucker (in Form von Glycogen) und für Vitamine. Außerdem produziert sie mehrere Eiweißstoffe, wie Globuline, aber auch das fettartige Cholesterin.

Viele dieser Stoffe werden in die Gallenkanälchen ausgeschieden, andere zirkulieren im Blut.

Die Gallenkanälchen bilden Netze, welche die Leberzellen umgeben *(Abb. 9–17)*. Durch diese gelangt die Galle in die Gallengänge (zunächst intrahepatische – innerhalb der Leber – dann extrahepatische – außerhalb der Leber –, *(Abb. 9–14)*. Durch den Ductus hepaticus und den Ductus cysticus gelangt die Galle in die Gallenblase. Dort wird sie durch Wasser-Resorption eingedickt. Sobald Fett im Darm erscheint, scheiden die Darmdrüsen (Lieberkühnsche Krypten) das Hormon Cholezystokinin ins Blut aus, welches zur Kontraktion der Gallenblasenmuskulatur und zum Erschlaffen des Schließmuskels der großen Ausführungsgänge führt. Dadurch ergießt sich Galle in den Zwölffingerdarm.

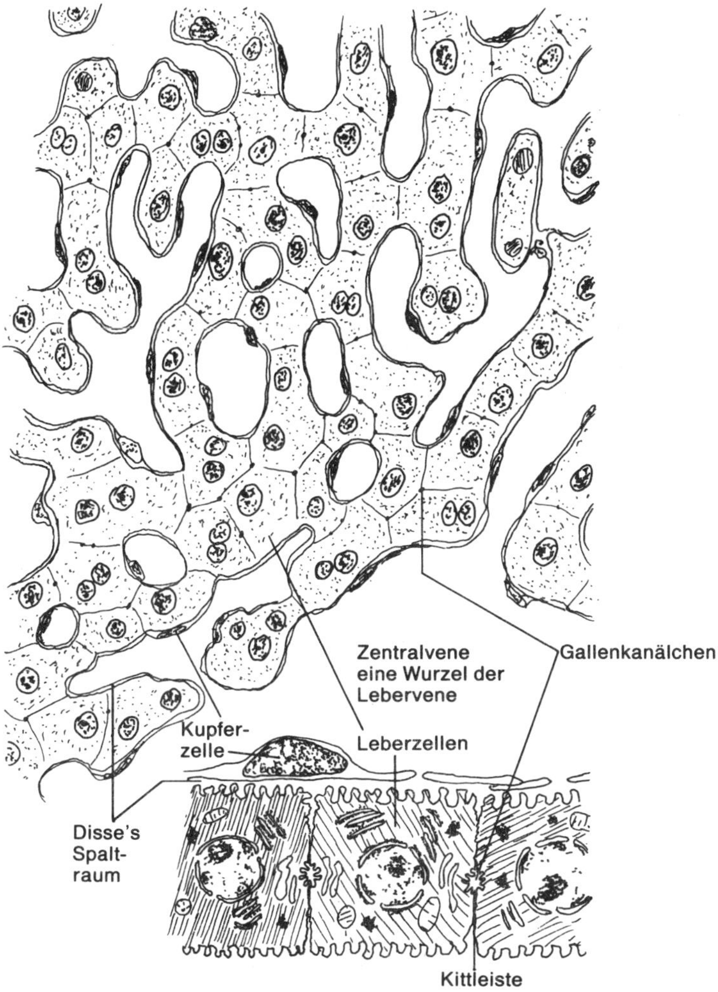

9–16: Schnitt durch die Leber (oben lichtmikroskopisch, unten elektromikroskopisch).
kolorieren:
Leberzellen: Kerne: hellblau
Zytoplasma: rosa
Man beachte, daß die Zellkerne verschieden groß sind und manche Zellen 2 oder 3 Kerne besitzen (polyploid)

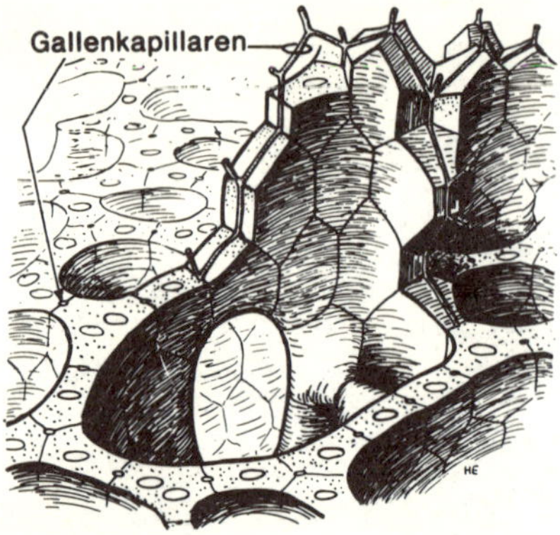

9–17: Das Mauerwerk (Muralium) der Leberplatten
Je nach Lage haben diese Zellen verschiedene Volumen.
Zwischen den Zellen verlaufen die Gallenkanälchen (-kapillaren), die Netze bilden.
kolorieren:
Leberzellen: Kerne: hellblau
Zytoplasma: rosa
Gallenkapillaren: grasgrün

9.5. Vater'sche Papille und Ampulle

Bei den meisten Menschen mündet der Haupt-Gallengang *(Ductus choledochus)* zusammen mit dem *Ductus pancreaticus* in den Zwölffingerdarm ein, und zwar auf einer Erhöhung, der *Vater'schen Papille (Papilla duodenalis),* deren Hohlraum die *Vater'sche Ampulle* genannt wird *(Abb. 9–10).* Diese Ampulle enthält große, flache Schleimhautduplikaturen, die als Ventile Rückfluß verhindern, die aber wegen ihrer Muskulatur auch zur Vermischung der Galle mit dem pankreatischen Saft beitragen. Die Öffnung wird von einem kräftigen glatten Muskel, dem *Sphincter papillae* (von Oddi) geschlossen gehalten, bis der Darminhalt der Sekrete beider Drüsen bedarf. Kontraktion der Gallenblase und Erschlaffung des Oddi'schen Sphincters erfolgen gleichzeitig durch Colecystokinin-Wirkung.

9.6. Bauchspeicheldrüse *(Pankreas)*

Diese retroperitoneale Drüse ist gleichzeitig exokrin (das Produkt in eine Fortsetzung der Außenwelt entleerend) und endokrin (das Produkt in den Blutstrom ergießend).
Die Bauchspeicheldrüse hat auf den ersten Blick große Ähnlichkeit mit der Ohrspeicheldrüse. Die exokrine Portion ist eine seröse Drüse mit basophilen Zellen, welche Verdauungsfermente in den Zwölffingerdarm ausschüttet. Darunter ist Trypsinogen, das aber erst durch die von den Paneth-Zellen erzeugte Enterokinase in Trypsin verwandelt wird, welches kleine Eiweißmoleküle in Aminosäure verwandelt. Deren Moleküle sind endlich klein genug zur Absorption. Ferner verdanken wir dem Pankreas eine Stärke-spaltende Amylase und eine Fett-spaltende Lipase, welche Fetttröpfchen in Glyzerin und Fettsäure spaltet. Aber letzteres kann erst geschehen, nachdem winzige Fetttröpfchen von den Salzen und Säuren der Galle emulgiert sind.
Abb. 9–18 ist ein mikroskopisches Bild der Bauchspeicheldrüse
Außerdem enthält die Bauchspeicheldrüse die *pankreatischen* (Langerhans'-schen) *Inseln.* Deren Beta-Zellen erzeugen das Hormon Insulin. Dieses veran-

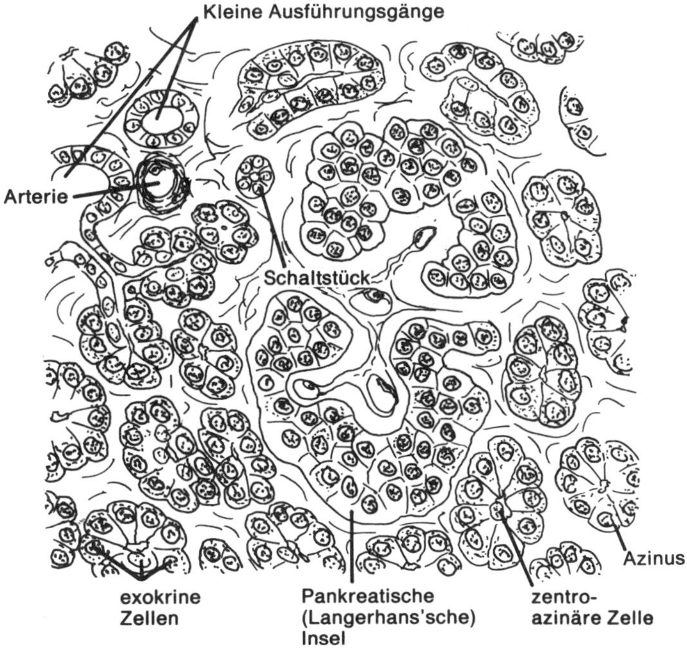

9–18: Mikroskopisches Bild der Bauchspeicheldrüse
kolorieren:
alle Zellkerne: ultramarinblau
Inselzellen: Zytoplasma: blaßrot
exokrine Zellen: Zytoplasma: karminrot nach der Azinusgrenze hin violett
Gänge, Schaltstücke und zentroazinäre Zellen: Zytoplasma: leicht rosa

laßt die Leberzellen, den Traubenzucker aus dem Blut an sich zu reißen und daraus das wasser-unlösliche Glycogen zu erzeugen. Die Alpha-Zellen produzieren Glucagon, welches das Glycogen aus den Leberzellen wieder mobilisiert und es in Traubenzucker rückverwandelt.

Abb. 9–19 schematisiert einige dieser Wechselwirkungen: Die Anwesenheit einer Speise (1) wird von hypothetischen Chemorezeptoren (2) des Meißnerschen Plexus (3) bemerkt. Synapsen von diesen mit motorischen Neuronen des Auerbachschen Plexus (4) veranlassen die argentaffinen Zellen (5), das Hormon Sektretin (weiße Pfeile) ins Blut zu senden. Auf einem Riesenumweg (schwarze Riesenpfeile) gelangen sie zum exokrinen Pankreas (6) und veranlassen es, alle möglichen Fermente (schwarze Quadrate, schwarze Pünktchen und weiße Scheibchen) zu erzeugen, die dann durch den Ductus pancreaticus in den Darm gelangen und auf die Nahrung (1) einwirken. Andere Chemorezeptoren befehlen dem Auerbachschen Plexus (4), die Paneth-Zellen (7) anzustacheln, Fermente (Dreiecke) zu erzeugen, die Fruchtzucker (Doppelrechtecke) in Traubenzucker spalten, der dann durch das Zottenepithel (8) absorbiert wird und ins Blut kommt. Durch die Pfortader (9) gelangt der Traubenzucker zusammen mit Insulinmolekülen (Schiffchen) von Beta-Zellen (10) erzeugt in die Leber und wird dort (11) in Glycogen verwandelt. Wenn Traubenzucker zur Energieerzeugung benötigt wird, setzen Alpha-Zellen (13) Glucagon-Teilchen (eingekerbte Pfeile) frei, die das Glycogen wieder spalten.

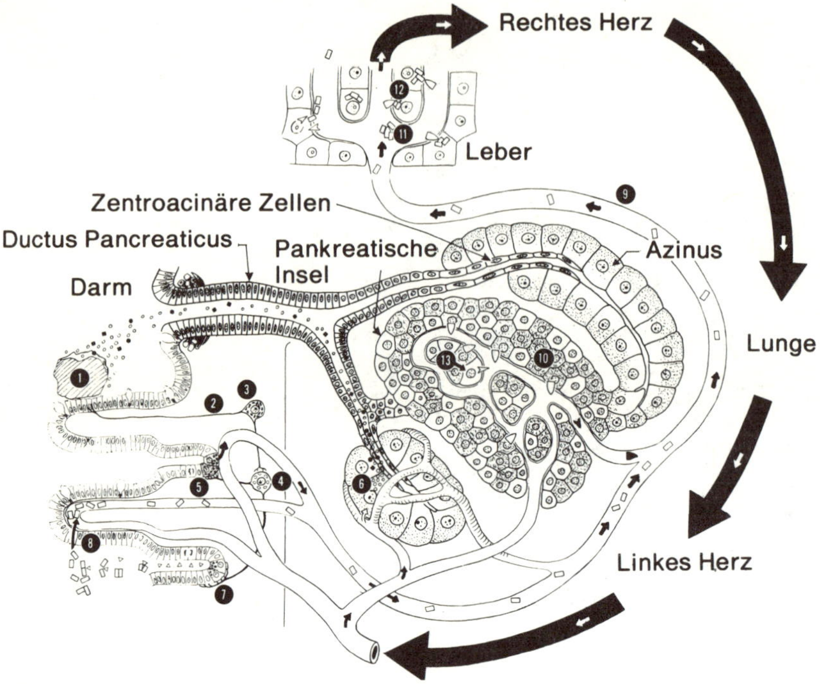

9–19: Schema der Wechselwirkungen zwischen Darm, Pankreas und Leber

9.7. Peritoneum und Gekröse

In der Chirurgie ist die Kenntnis der Aufhängevorrichtungen der Organe von großer Wichtigkeit. Leider ist dieses Kapitel dadurch schwer verständlich, daß während der Embryonalentwicklung Drehungen, Verlängerungen und Verlagerungen vorkommen, die unser Lernen erschweren. Ursprünglich besteht bei *jungen Embryonen* im oberen Teil der Bauchhöhle eine einfache Anordnung *(Abb. 9–20)*. Der Darm hat beim jungen Embryo in dieser Gegend ein dorsales und ein ventrales Mesenterium. Dadurch wird die obere Bauchhöhle in eine linke und eine rechte Abteilung gespalten. Da der Darm auf diesem Niveau zum Magen erweitert ist, sprechen wir von einem dorsalen und ventralen Mesogastrium (von Gaster der Magen). Im ventralen Mesogastrium liegt die Leber. Als Folge des Längenwachstums des ganzen Darmkanals verlagert sich die Leber etwas nach rechts *(Abb. 9–20)*. Das dorsale Mesogastrium setzt sich in das Mesoduodenum fort. Die Bauchspeicheldrüse wächst vom Duodenum aus da hinein; und die Milz bildet sich als lokale Verdickung des Mesogastrium dorsale aus. Das Stück des ventralen Mesogastrium zwischen Magen und Leber heißt nun Ligamentum hepatogastricum oder kleines Netz. In seinem caudalen Rand verläuft der Gallengang. Ein weiteres Stück dorsalen Mesogastriums, und zwar das zwischen Milz und Magen gelegene, erweitert sich zum großen Netz *(Omentum Ma-*

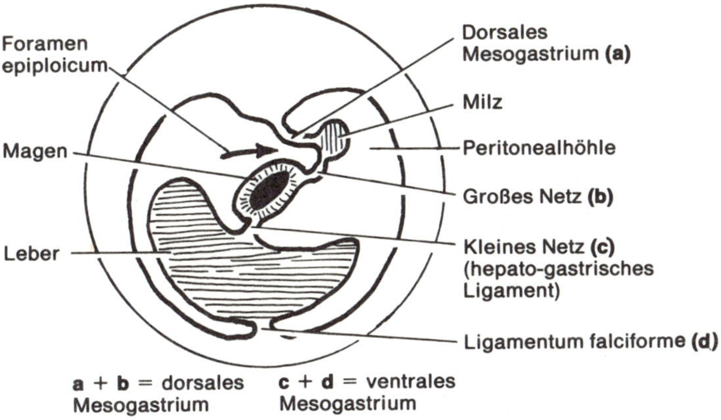

9–20: Schematischer Querschnitt durch die obere Bauchhöhle eines Fötus

jus) und enthält als Blindsack der Peritonealhöhle die Netztasche *(Bursa omentalis, Abb. 9–20)*. Der Magen dreht und biegt sich weiter, so daß die Anhaftestelle des großen Netzes am Magen zur Curvatura major wird. Die Netztasche bleibt aber mit der allgemeinen Bauchhöhle durch das Foramen epiploicum in Verbindung *(Pfeil in Abb. 9–21)*. Diese Abbildung zeigt die Verhältnisse beim Fötus. Das Wachstum der Leber drückt die Bauchspeicheldrüse später so fest an die hintere Körperwand an, daß das hintere Blatt

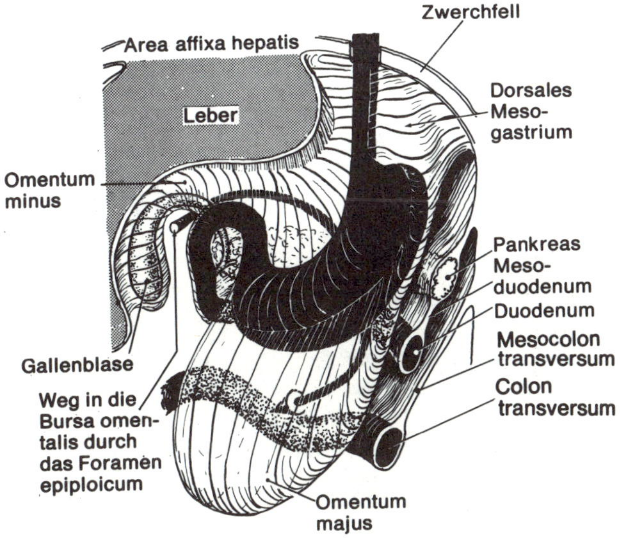

9–21: Beziehungen der Gekröse zu gewissen Eingeweiden beim älteren Fötus. Gewisse Verschmelzungen kommen später vor (im Bild rechts)

des dortigen Mesenteriums mit der Körperwand verwächst. Ebenso werden der Zwölffingerdarm, das Colon ascendens und das Colon descendens durch Druck in die hintere Körperwand einverleibt und werden dadurch retroperitoneal *(siehe auch 9–12)*. Das Colon transversum verwächst mit dem hinteren Blatt des großen Netzes.
Unterhalb der Leber besteht kein ventrales Mesenterium.
Zwischen dem Anfang des Leerdarms und dem Ende des Krummdarms, die zusammen eine respektable Länge besitzen, breitet sich das an einer kurzen Basis sitzende Mesenterium zu einem unübersichtlichen, mächtigen Fächer aus.
Die enge Beckenhöhle, eigentlich der untere Teil der Bauchhöhle, buchtet sich unterhalb des Promontorium weit nach hinten ein und ist dadurch dem Chirurgen nur schwer zugänglich.

10. Die Atmungsorgane

10.1. Nase

Der Kopf enthält 3 mit der Außenwelt in Verbindung stehende große Höhlen: unten die Mundhöhle, oben die beiden Nasenhöhlen, die hinten zum Rachen *(Pharynx)* vereinigt sind. *Abb. 10–1* ist ein Blick vom Rachen nach vorn. *Abb. 10–2* zeigt einen Frontalschnitt durch die Mitte der Nase. Die beiden Abbildungen sollten zusammen betrachtet werden. Die Nasenscheidewand *(Septum nasi)* trennt die rechte von der linken Nasenhöhle. Der *Gaumen,* vorn aus Knochen, hinten aus Muskeln, Bindegewebe und mukösen Speicheldrüsen bestehend, trennt die Mundhöhle von den Nasenhöhlen. Am hinteren Ende des weichen Gaumens hängt das Zäpfchen, das die Aussprache der Guttarallaute R und CH (wie im Wort ach) ermöglicht. Der Gaumen wird auf der Unterseite von typischer Mundschleimhaut, oben mit Nasenschleimhaut bedeckt. Von den Seitenwänden der Nasenhöhlen ragen drei knöcherne Fortsätze des Os ethmoidale hervor; die obere, mittlere und untere Nasenmuschel *(Conchae)*. Unter ihnen verlaufen die Nasengänge *(Meatus)*.

Die Wände der Nasenhöhlen sind mit respiratorischer Schleimhaut bedeckt. Ihre Lamina propria ist mit dem Periost oder dem Perichondrium verwachsen. Sie enthält ein mächtiges Geflecht venöser Räume, welche die eingeatmete Luft vorwärmen. Das Epithel ist ein mehrreihiges, prismatisches Epithel mit Kinozilien und verzweigten Mikrovilli. Dazwischen befinden sich zahlreiche schleimerzeugende Becherzellen *(Abb. 11–3)*. Auch größere, verzweigte, seröse Drüsen kommen dort vor.

Der oberste Teil der Nasenhöhlen *(Carina)* ist von olfaktorischer (Geruchs-) Schleimhaut ausgekleidet. Zwischen den prismatischen Epithelzellen kommen dort zahlreiche Sinneszellen (Geruchszellen) vor. Diese besitzen an der Oberfläche sehr biegsame Zilien, die in der von den serösen Drüsen erzeugten Flüssigkeit gleichsam schwimmen. Sie können funktionell mit Dendriten verglichen werden. Von der Basis jeder Sinneszelle entspringt ein Neurit. Diese Neuriten dringen bündelweise durch die Poren der Siebplatte des Os ethmoidale in die Schädelhöhle ein, wo sie Synapsen mit den Mitralzellen im Bulbus olfactorius eingehen. Sie stellen gemeinsam den ersten Hirnnerven (Nervus olfactorius) dar.

Die Nase besitzt einige Nebenhöhlen, (Sinus ethmoidales = Siebbeinzellen, sinus frontales = Stirnhöhle, sphenoidales = Keilbeinhöhle und sinus maxillaris = Kiefernhöhle, *Abb. 10–2*), die durch enge Kanäle mit den Nasenhöhlen in offener Verbindung stehen. Ihre Schleimhaut ist sehr dünn, besitzt aber ein bewimpertes kubisches Epithel.

Bei Erkältungen und Allergien füllen sich die venösen Sinus der Nasenschleimhaut und verstopfen dadurch die Zugänge zu den Höhlen.

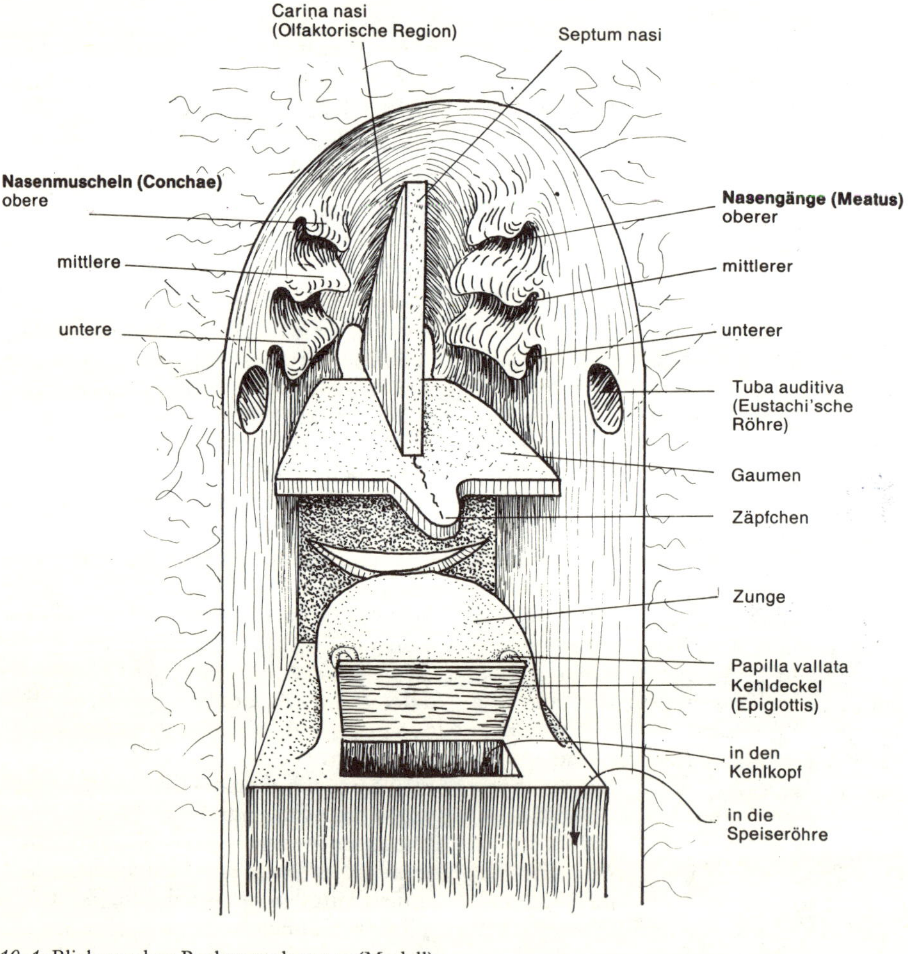

10–1: Blick aus dem Rachen nach vorne (Modell)
Oben befinden sich die beiden Nasenhöhlen, unter dem Gaumen die Mundhöhle

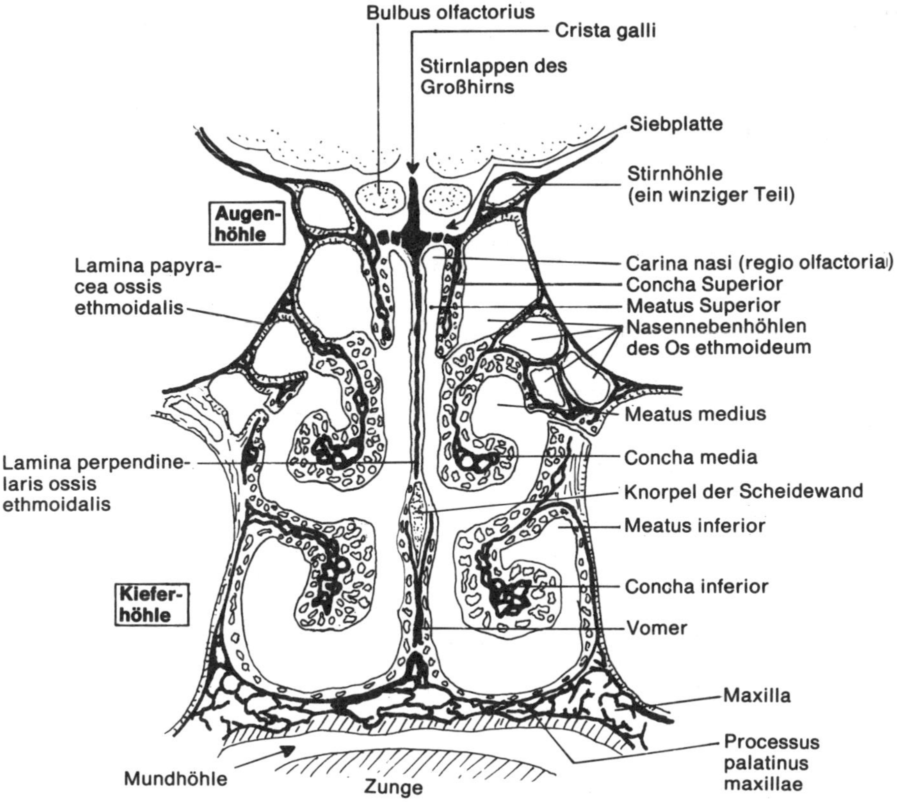

10–2: Frontalschnitt durch Nase und Mundhöhle eines Erwachsenen

10.2. Rachen *(Pharynx)*

Der Rachen besteht aus 2 Teilen: Oben ist der *Nasopharynx* (siehe *Abb. 10–1).* Dieser ist mit bewimpertem, mehrreihigen Zylinderepithel ausgekleidet. Von ihm aus erstreckt sich die Eustachi'sche Röhre *(Tuba auditiva)* nach dem Mittelohr, der Paukenhöhle zu. Weiter unten heißt der Rachen *Oropharynx* und ist dort mit mehrschichtigem Plattenepithel ausgekleidet.

10.3. Mandeln *(Tonsillen)*

Mandeln sind gewaltige Ansammlungen lymphoiden Gewebes unter dem Epithel der hinteren Zunge, Rachendach der Rachenseitenwand und der Hinterwand. Vertiefungen (Krypten) des Epithels tauchen tief in das lymphoide Gewebe. Lymphozyten durchwandern das Epithel, bis sie ins Rachenlumen gelangen. Bei Schwellungen der Mandeln werden die Atemwege verlegt.

10.4. Kehlkopf *(Larynx)*

Im Schlund *(Pharynx)* kreuzen sich Nahrungs- und Luftstrom. Das Hinunterrutschen von Nahrung in den Kehlkopf (die »Sonntagskehle«) wird durch den Kehldeckel *(Epiglottis)* verhindert, welcher normalerweise die unteren Luftwege verschließt, wenn ein Bissen oder ein Getränk geschluckt wird (Schluck-Reflex).

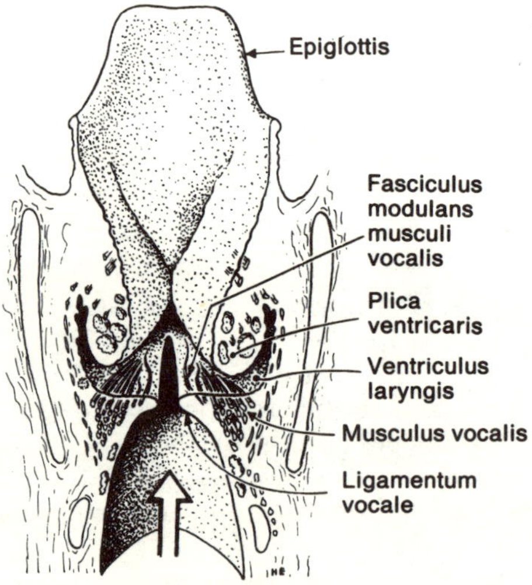

10–3: Kehlkopf, frontal durchschnitten, vordere Hälfte von hinten gesehen

Der Kehlkopf *(Abb. 10–3)* besteht aus einigen Knorpeln, die durch Muskeln miteinander verbunden sind. Er stellt den obersten Teil der Luftröhre dar. Sein wichtigster Teil ist die Stimmritze, ein in der Medianebene liegender Spalt (Glottis). Auf beiden Seiten dieser meist weit offenen Spalte verläuft von hinten nach vorn der Vocalis-Muskel. Bei der Ausatmung kann die Glottis tiefe oder hohe Töne erzeugen, je nach der Anspannung des Musculus vocalis. Während die Ränder der Stimmritze, Stimmbänder (Ligamenta vocalia), Lautstärke und Tonhöhe bestimmen, wird aber die Sprache oder Artikulation von der Muskulatur der Zunge, des Gaumens, der Backen und der Lippen erzeugt. Diese Muskeln verleihen der Mundhöhle gewisse Formen und Festigkeitsgrade, welche die jeweilige »Klangfarbe« wie bei einem Musikinstrument bestimmen. Daß ein so komplizierter Apparat, der Sprache und Gesang produziert, einer äußerst feinen nervösen Steuerung bedarf, drückt sich anatomisch darin aus, daß das Gebiet der Sprach- und Gesangskontrolle in der Großhirnrinde ein ausgedehntes Areal im Dach der Sylvius'schen Spalte, der Operkular-Region einnimmt.

10.5. Luftröhre, Bronchien und Lunge

Unterhalb des Kehlkopfes *(Abb. 10–4)* setzen sich die Atemwege in die Luftröhre *(Trachea)* fort. Diese spaltet sich in zwei Hauptbronchien, einen für jede Lunge. Wie zwei Bäume verzweigen sich diese Atemwege in immer feinere Röhren, erst Bronchien, schließlich Bronchiolen.
Wie die Nase, so sind auch diese unteren Atemwege von typischem respiratorischen Epithel ausgekleidet, d. h. mehrreihigem Flimmerepithel mit vereinzelten Becherzellen. Der wellenförmige Schlag seiner Kinozilien strömt in der Nase und in den unteren Atemwegen dem Schlund zu. Dadurch werden Fremdkörperchen verschluckt, anstatt die Atemwege zu verstopfen. Nur der Kehldeckel und die Stimmbänder sind wegen großer mechanischer Beanspruchung mit mehrschichtigem Plattenepithel bedeckt. Wie der Kehlkopf, so wird auch die Luftröhre durch flache Knorpel offengehalten. In der Luftröhre sind es hufeisenförmige hyaline Knorpelspangen *(Abb. 10–4)*. Auch die Bronchien besitzen Knorpelstücke in ihren Wänden. Die allerkleinsten Atemwege besitzen keine Knorpel mehr und werden Bronchiolen ge-

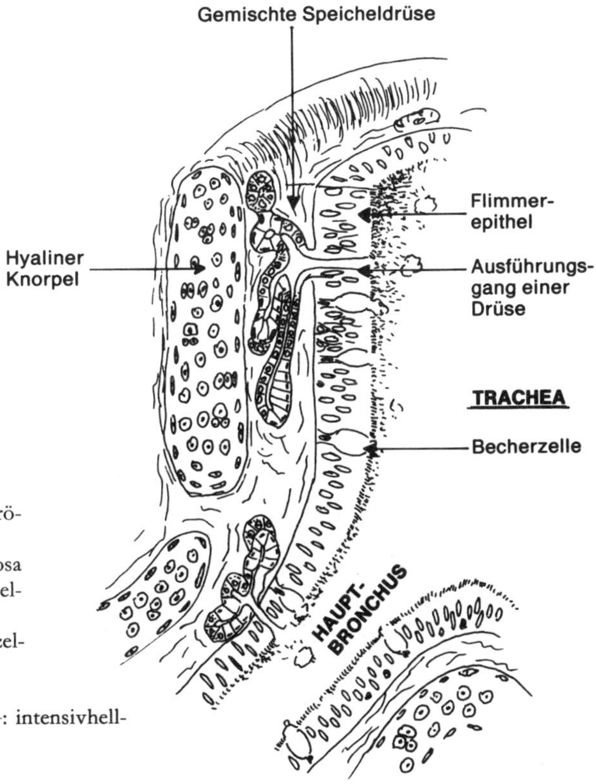

10–4: Wand der Luftröhre
kolorieren:
Kerne der Epithelzellen und der serösen Drüsenzellen: ultramarinblau
Zytoplasma des Flimmerepithels: rosa
Zytoplasma der serösen Drüsenzellen: karminrot
Zytoplasma der mukösen Drüsenzellen: hellblau
Becherzellen: bläulich
Knorpelgrundsubstanz – Matrix –: intensivhellblau
Bindegewebe: blaugrün

nannt. Ohne das knorpelige Gerüst würden die Atemwege bei jeder Ausatmung kollabieren.

Nach innen zu liegt die Schleimhaut, Außer dem bereits erwähnten Flimmerepithel mit Becherzellen ist sie mit zahlreichen winzigen, mukoserösen Speicheldrüsen ausgestattet. Bei Mukoviszidose, einer Erbkrankheit, wird eine Unmenge von Schleim von diesen Drüsen und den Becherzellen abgesondert, woran Säuglinge ersticken können.

Die Luftröhre, die Bronchien und Bronchiolen enthalten auch glatte Muskulatur in ihren Wänden. Normaler Weise besteht wenig Aktivität in diesen glatten Muskelbündeln. Aber bei gewissen Allergien ziehen sie sich zusammen und verursachen Asthma.

Die Atmung selbst geht in jeder Zelle des Organismus von statten, indem dort Traubenzucker mit Sauerstoff zusammengebracht wird. Dies geschieht in den Mitochondrien. Das Resultat ist Energie (z.T. Wärme). Kohlensäure (=Kohlendioxyd plus Wasser) wird dabei freigesetzt. *Siehe Steinhausen, Physiologie S. 20 ff.*

Die Lungen werden als Atmungsorgane bezeichnet, weil dort der Sauerstoff aus der Luft abgeholt wird und Kohlensäure plus Wasserdampf an die Luft abgeliefert werden.

Zu diesem Zweck müssen Luft und Blut ganz nahe aneinandergebracht werden. Und das geschieht in Milliarden feinster Bläschen, den Alveolen, in welche die Bronchiolen allmählich einmünden. Je zwei Alveolen sind von einer Scheidewand, dem Septum interalveolare getrennt. In diesem befindet

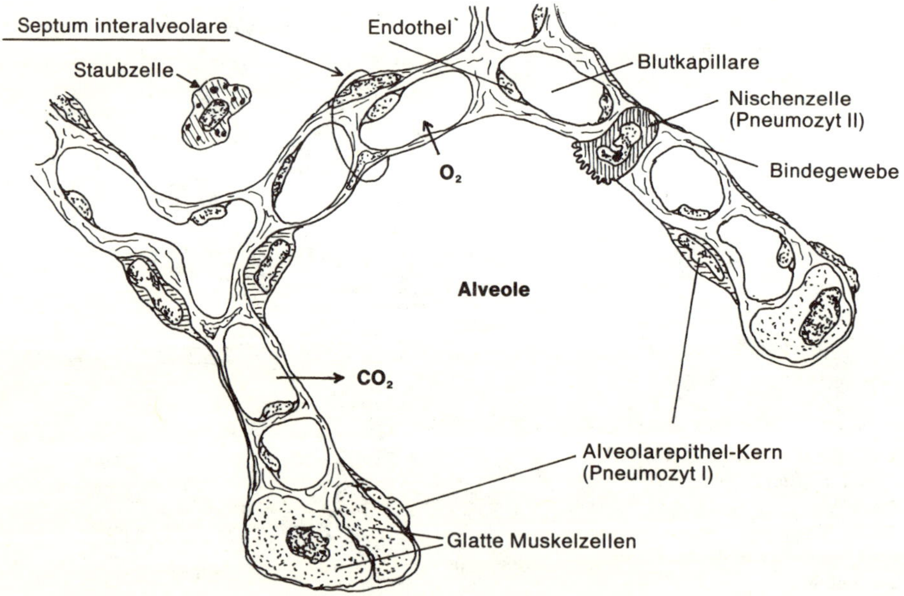

10–5: Lungenalveole und Septa interalveolaria
kolorieren:
Alle Kerne: ultramarinblau
Nischenzelle: dunkelrot
Glatte Muskelzellen: orange
Staubzelle: braun

sich ein engmaschiges Netz von Blutkapillaren, die zwischen einen Ast der Arteria pulmonalis und eine Wurzel der Vena pulmonalis eingeschaltet sind *(Abb. 10–5)*. Zwischen dem Blut und der Luft befindet sich nur ein unglaublich dünnes Plattenepithel, so dünn, daß dessen Existenz vor der Entwicklung des Elektronenmikroskops bestritten wurde. Die nächste Schicht ist eine noch dünnere gelatine-artige Basalmembran (Grundhäutchen). Dann folgt das Endothel der Blutkapillaren, das Blutplasma und die roten Blutkörperchen. Damit der »Gas-Austausch« *(Abb. 10–5)* ordentlich von statten gehen kann, wird eingeatmet und ausgeatmet, also gepumpt. Die Atmungspumpe wird durch Ausdehnung und Zusammendrücken des Brustkorbs in Gang gehalten. Die Knochen und Muskeln, die dabei eine Rolle spielen, werden unter Bewegungsapparat besprochen.

Die pumpenden Atembewegungen gehen ohne Mitwirkung des Bewußtseins von statten. Jedoch können wir den Atem bewußt einhalten oder wir können absichtlich »hyperventilieren«. In beiden Fällen verlieren wir aber in sehr kurzer Zeit die Willenskraft.

Das Einatmen ist ein verhältnismäßig aktiver Vorgang, wobei der Brustkorb fast gewaltsam erweitert wird. Das Ausatmen bedarf nur geringer Muskelbeihilfe. Es wird von den leblosen elastischen Fasern der Interalveolarsepten und durch die Oberflächenspannung der die Alveolarwände benetzenden Flüssigkeit bewerkstelligt. Der Zug dieser Kräfte ist so stark, daß die parietale Pleura und die ganze Körperwand mitgezogen werden.

Die Nischenzellen (in *Abb. 10–5* senkrecht schraffiert) scheiden eine Substanz aus, die die Oberflächenspannung der benetzenden Flüssigkeit herabsetzt. Ohne diese »Surfaktant« wäre Einatmung kaum möglich. Das Surfaktant ist ein lipoidartiger Stoff.

Im Alveolarlumen findet man auch »Staubzellen«, das sind ausgewanderte Histiozyten *(Makrophagen)*, welche Fremdkörper verschlucken und meist unschädlich machen können. Diese werden zum Schluß durch das Flimmerepithel des Bronchialbaumes in den Pharynx gespült und schließlich verschluckt.

11. Die Harnorgane

11.1. Nieren

Abfallprodukte des Stoffwechsels und überflüssiges Wasser werden von den Nieren aus dem Blut entfernt und durch die ableitenden Harnwege ins Äußere geführt.
Die Niere (Ren, Nephros) ist ein bohnenförmiges Organ. Die Nieren liegen retroperitoneal *(Abb. 11–1)*. Sie werden gestützt durch einen zwei-blättrigen Sack, die Fascia renalis. Die beiden Blätter sind die hintere und vordere Abteilung der Nierenfaszie. Zwischen beiden Blättern liegt das perirenale Fett (Nierenfett), welches das Organ stützt und schützt *(Abb. 11–2)*.
Jede der beiden Nieren kann mit einer in die Länge gestreckten, dickwandigen Tasse verglichen werden, deren Ränder nach innen gebogen sind, *(Abb. 11–2)*. Die Höhlung in der Tasse ist der Sinus renalis. Ihre Öffnung heißt Hilus. Durch den Hilus treten Blutgefäße in das Organ ein. Und die Harnröhre tritt durch den Hilus aus. Die Harnröhre erweitert sich innerhalb des Sinus zum Nierenbecken, welches sich in die Kelche erster und zweiter Ordnung teilt. Alle diese Gebilde werden von Nierenfett, das auch den Sinus erfüllt, gestützt. Schneidet man die Niere auf, so sieht man, daß sie aus zweierlei Substanzen besteht: Der gesprenkelten *Rinde* und dem glatten *Mark*. In der Rinde befinden sich die Nephren, siehe Steinhausen, Physiologie S. 65. (Diese langgestreckten aber mikroskopisch feinen Gebilde heißen in der Einzahl Nephron). Jede menschliche Niere besitzt vom Säuglingsalter bis zum Tod etwa 1 Million Nephra. Diejenigen in der Rindenaußenschicht sind bei der Geburt zwar alle vorhanden, befinden sich aber in einem unreifen Zustand. Das Wachstum der Nieren beruht nicht auf Vermehrung der Nephren, sondern

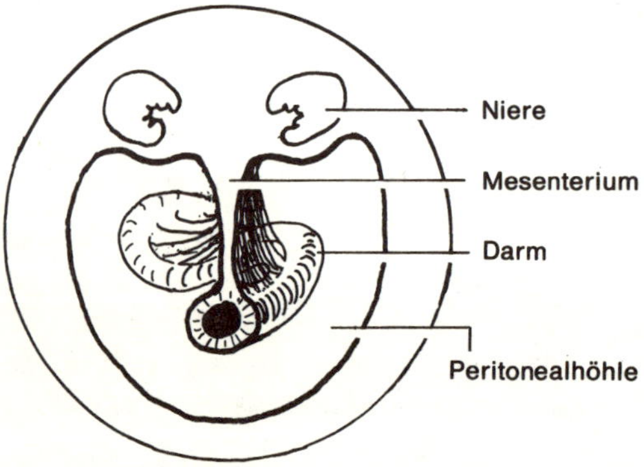

11–1: Schematischer Querschnitt durch den Unterleib eines Fötus.
kolorieren: 9–20 und 9–21
Peritonealhöhle: ultramarinblau
Magen und Darm: ockergelb
Leber: braun
Nieren: rosa
Milz: dunkelrot

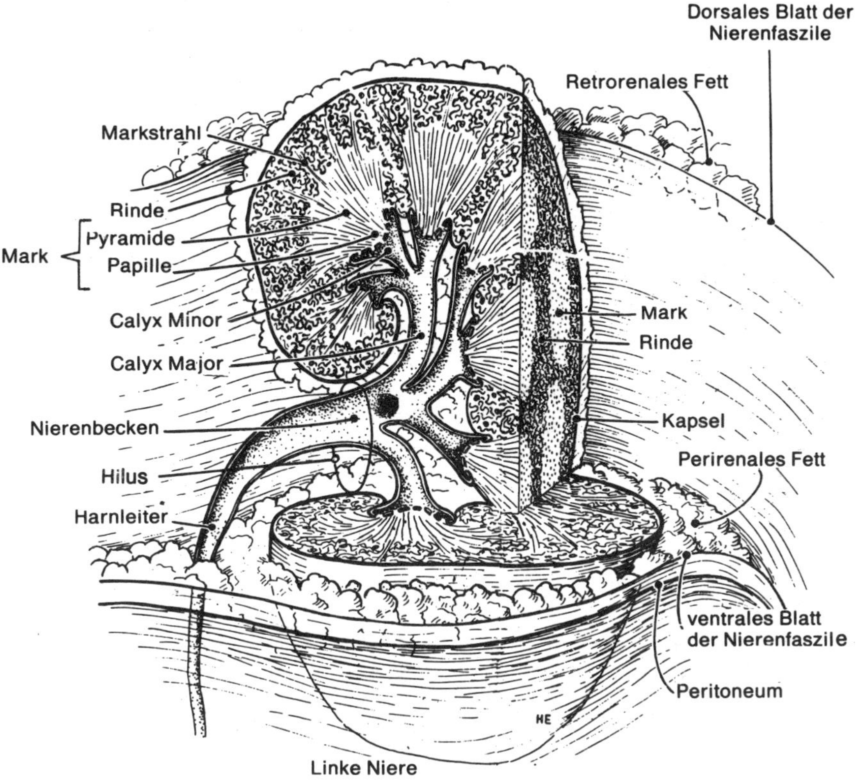

11–2: Die linke Niere
kolorieren:
Rinde: rotbraun
Mark: weiß belassen
Innenraum der ableitenden Harnwege: gelb
Perirenales Fett: zitronengelb
beide Blätter der Fascia realis und Nierenkapsel: blaugrün
Peritoneum: blau
Retrorenales Fett: orange

auf der Vergrößerung ihrer Bestandteile. Die Glomerula und Röhrchen werden größer, dicker und länger. Bei manchen Krankheiten (hohem Blutdruck, Zuckerkrankheit, etc.) werden viele Nephren zerstört. Dann kann aber kompensatorisches Wachstum der heilen Nephren eine gesunde Gesamtfunktion der Niere in Stand halten. Sogar die chirurgische Entfernung einer ganzen Niere wird vom Organismus ertragen, weil die andere Niere kompensatorisch wächst, wobei sich nicht die Zahl aber die Größe der Nephren erhöht. Ein einzelnes Nephron ist in *Abb. 11–3* vereinfacht dargestellt. *Abb. 11–4* zeigt dessen Einbau in die Niere. Das Nephron *(Abb. 11–3)* beginnt mit der blinden, erweiterten, aber eingedellten Bowman'schen Kapsel, in welche ein Knäuel kleinster Blutkanälchen, das Glomerulum eingesenkt ist.
Das Glomerulum *(Abb. 11–5)* wird von der Arteriola afferens (vas affe-

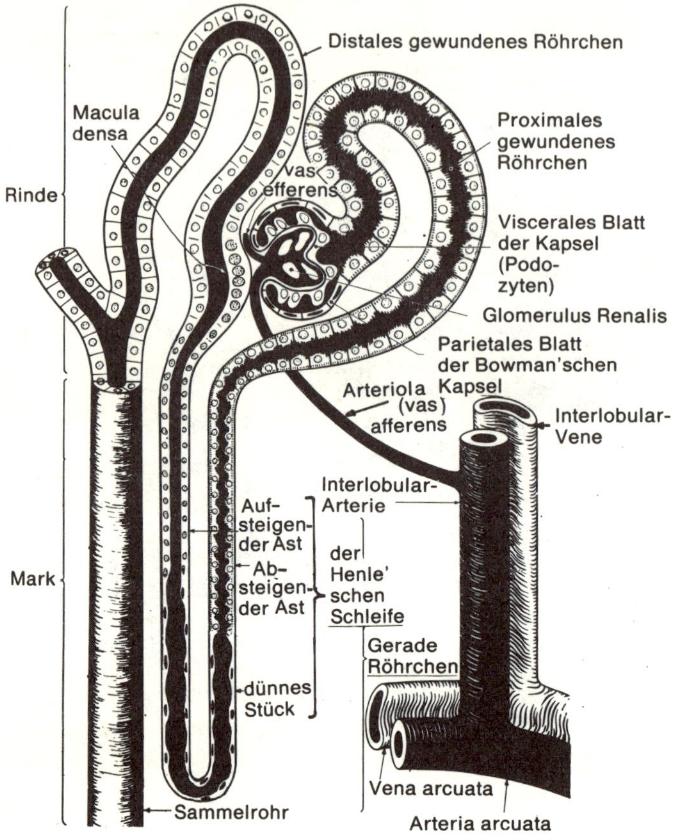

11–3: Nephron

rens), gespeist. Das Blut fließt durch die Arteriola efferens (vas efferens), wieder ab. Da das Vas efferens enger als das Vas afferens ist, entsteht innerhalb des Glomerulum ein hoher Druck, wodurch der Serum-ähnliche Primärharn filtriert wird. Dabei passiert er die Basalmembran. Mit ihr steht das Blut direkt in Berührung, weil das Endothel dort große Löcher besitzt.

Die Kapsel selbst besitzt ein viszerales Epithel, das aus krakenförmigen Zellen, den Podozyten besteht. Das parietale Epithel ist ein einschichtiges Plattenepithel. Die Kombination Glomerulum – Kapsel heißt Nierenkörperchen oder Malpighi'sches Körperchen. Näheres über das Nierenkörperchen kann aus *Abb. 11–5* entnommen werden.

Jedes Nephron entleert seinen Inhalt in ein Sammelrohr; und die Sammelrohre vereinigen sich zu dickeren Rohren, den Ductus papillares *(Abb. 11–4)*. Diese konvergieren auf dem Gipfel der Markpapillen. Das sind die abgerundeten Spitzen der pyramidenförmigen Markteile (siehe *Abb. 11–2*). Aber diese Pyramiden und ihre Papillen enthalten nicht nur Sammelrohre, sondern auch in die Länge gezogene Teile marknaher Nephren, Henle'sche Schleifen. Diese haben die Gestalt von Haarnadeln. 10 bis 25 Ductus papillares entleeren den Harn auf der Spitze einer Papille, die wegen dieser Öffnungen siebartig aussieht und daher Area cribrosa heißt *(Abb. 11–2)*. Jede Papille ist in einen Kelch zweiter Ordnung eingestülpt *(Abb. 11–2)*.

Folgende Epithelien beteiligen sich am Aufbau des Nephrons: An die Kapsel schließt sich das proximale gewundene Röhrchen an. Dessen Wand besteht aus einem großzelligen einfachen, kubischen Epithel mit Bürstensaum *(Mikrovilli)*. Daran schließt sich die Henle'sche Schleife. Deren absteigender Schenkel ist zwar gerade, gleicht aber im Feinbau dem proximalen Konvolut. Daran schließt sich der dünnwandige Abschnitt der Schleife an. Der aufsteigende Schenkel ist wieder gerade; und sein Epithel, obwohl äußerst aktiv, ist ein schlicht aussehendes, niedriges, kubisches Epithel. An den aufsteigenden Schenkel schließt sich das distale gewundene Röhrchen an. Auch dieses besitzt ein klares, einfaches, kubisches Epithel. Das distale gewundene Röhrchen läuft nahe der Eintritts- und Austrittsstelle der Blutgefäße am Glomerulum vorbei. An dieser Stelle finden wir eine Verdichtung der Zellkerne in seiner Wand, die *Macula densa*.

Zusammen mit einigen, hier nicht gezeichneten Zellen des Bindegewebes (die in ihrer Gemeinschaft Polkissen heißen), und der Arteriolenwand bildet sie den juxtaglomerulären Apparat. Dieses unscheinbare Gebilde besitzt viele Funktionen: Die Macula densa soll ein Sensor für die Harnkonzentration im distalen Röhrchen sein und dem

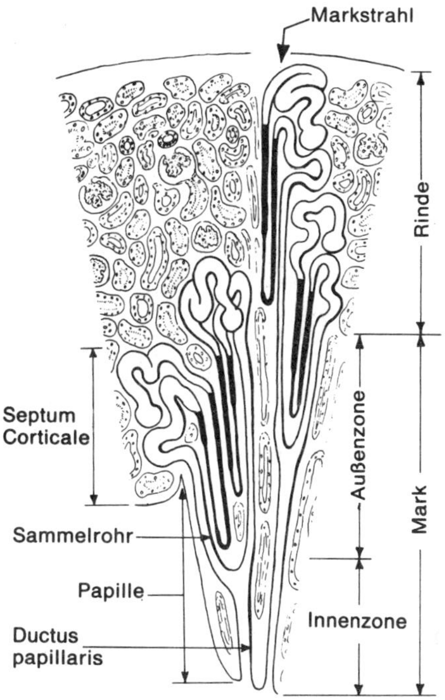

11–4: Einbau der Nephra und ihrer Teile in die verschiedenen Schichten der Niere. Man beachte besonders die Umdrehkurven der Henle'schen Schlingen und die Lage ihrer dünnen Abschnitte

Glomerulum befehlen, wieviel Primär-Harn filtriert werden soll. Das Polkissen reagiert auf niedrigen Blutdruck in der zuführenden Arteriole. Wenn z. B. durch Arteriosklerose die Blutzufuhr zum Glomerulum sinkt, dann reagiert das Polkissen darauf mit Erzeugung von Renin, welches es ins Blut ausschüttet. Dort verbindet sich das Renin mit Angiotensinogen zu Angiotensin. Dieses erhöht den Blutdruck leider im ganzen Körper. Das Herz pumpt zwar jetzt genügend Blut in die Glomerula, aber der Patient leidet an allen Symptomen und Gefahren des erhöhten Blutdrucks *(Hypertension)*. Schließlich ergießt das distale Röhrchen den

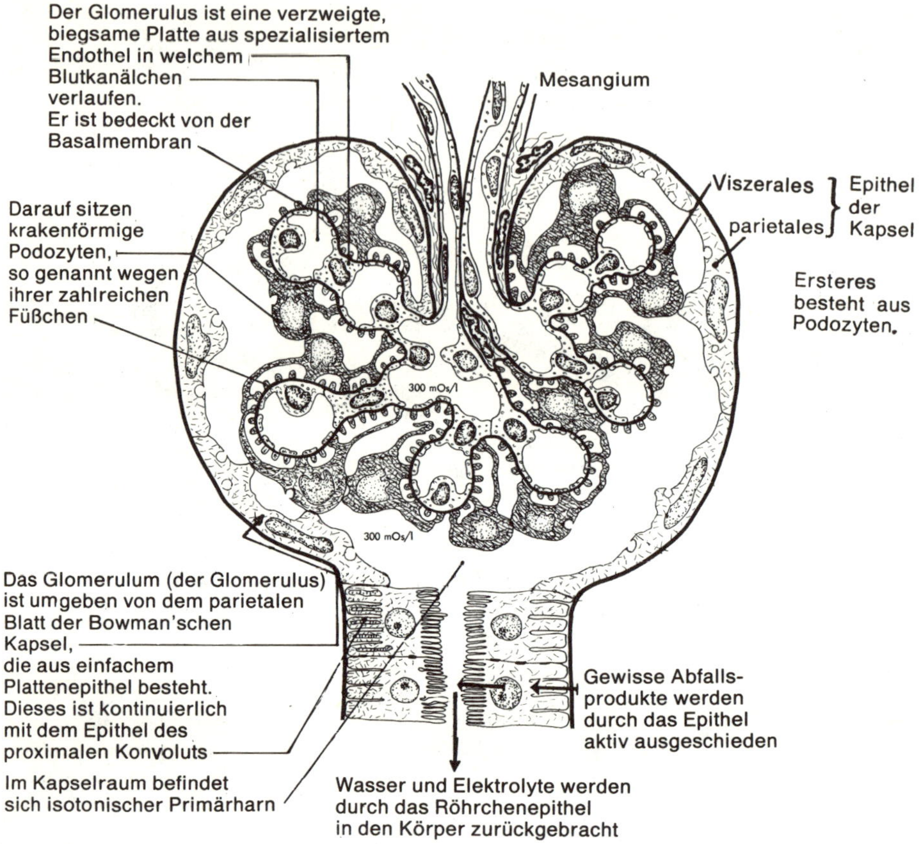

11–5: Schema des Nierenkörperchens
kolorieren:
Endothel: rosa
Podozyten: orange
Parietales Epithel: rötlich-orange
Bindegewebe, Mesangium: blaugrün
Epithel des proximalen gewundenen Röhrchens: rosa, den Bürstensaum dunkelrot
alle Zellkerne: ultramarinblau
Hohlraum in der Baumann'schen Kapsel und im proximalen Rohr: zitronengelb

konzentrierten Harn in ein Sammelrohr. Dort aber geht die Harnkonzentration weiter. Harnkonzentration besteht hauptsächlich aus Rückkehr des Wassers aus dem Harn ins Blut. Das Wasser tritt aus dem Lumen der Röhrchen aus, indem es von ihrem Epithel angezogen und auf der andern Seite ins Bindegewebe ausgestoßen wird. Sodann wird es von den Blutgefäßen aufgenommen. Dabei bleiben Abfallstoffe im Röhrchen. Der osmotische Druck des Harns im Nierenbecken kann dadurch denjenigen des Blutes um ein Mehrfaches übersteigen.
Die Rück-Resorption des Wassers er-

folgt durch Einwirkung des antidiuretischen Hormons (ADH) das vom Hypothalamus erzeugt und durch den Hypophysenhinterlappen ausgeschüttet wird. Bei Trockenheit und Hitze wird viel ADH produziert. Bei Nässe, Kälte und übermäßigem Trinken wird wenig oder kein ADH erzeugt. Versagen des Hypothalamus führt zu übertriebener Ausscheidung eines wäßrigen Harns. Dieser Zustand wird als *Diabetes insipidus* bezeichnet.

Das Epithel der Sammelrohre kann von dem der distalen Röhrchen mikroskopisch kaum unterschieden werden.

11.2. Abführende Harnwege

Diese beginnen mit den Kelchen 2. Ordnung und setzen sich über die Primärkelche (siehe *Abb. 11–2*), das Nierenbecken und den Harnleiter in die Harnblase fort.

Das Epithel des Nierenbeckens und von dessen Kelchen erster und zweiter Ordnung, ist ein Übergangsepithel. Davon sind auch der Harnleiter *(Ureter)*, die Harnblase und Teile der Harnröhre *(Urethra)* ausgekleidet. Alle diese Passagen sind von glatter Muskulatur umgeben. Wir lassen zunächst die männliche Harnröhre aus und besprechen sie weiter unten zusammen mit den Geschlechtsorganen.

Druckrezeptoren befinden sich in der Wand der Harnblase. Diese sprechen auf Füllung an und verursachen Kontraktion der Muskulatur und damit Entleerung der Blase. Glücklicherweise muß aber die Harnröhre unterhalb der Blase noch das Diaphragma urogenitale (welches aus Skelettmuskulatur besteht) passieren. Dadurch kann man den Drang unterdrücken und den Harn zurückhalten.

Die Harnblase liegt unten vorn in der Körperwand, direkt hinter der Symphysis pubis. Oben vorn ist sie mit dem medianen Nabelband an der Bauchwand befestigt. Oben besitzt die Blase eine Tunica serosa, das Peritoneum. Die Harnleiter krümmen sich von retroperitoneal und ziehen unter dem Peritoneum nach vorn zur Blase.

Hinter der Blase liegt bei der Frau die Gebärmutter und Scheide. Beim Mann schließt sich der Enddarm direkt dahinter an. Beim Mann ist die Harnröhre sehr lang und durchzieht den ganzen Penis. Bei der Frau ist sie kurz und mündet in das Vestibül.

12. Endokrine Drüsen

Endokrine Drüsen schütten ihre Produkte nicht in Gänge aus, die direkt oder indirekt mit der Außenwelt in Verbindung stehen *(exokrine Drüsen)*, sondern ihre Produkte, Hormone genannt, werden ins Blut ausgeschieden; aber in winzigen Mengen *(Abb. 12–1)*. Ein Hormon ist ein Wirkstoff, der ein anderes Organ zu einer speziellen Tätigkeit anregt. Das Organ, welches vom Hormon beeinflußt wird, wird als Zielorgan bezeichnet.

So manches Hormon muß unglaubliche Umwege machen, bis es endlich zum Ziel kommt. Zum Beispiel veranlaßt die Anwesenheit von Eiweiß im Magen die Erzeugung des Hormons Gastrin durch die Pylorusdrüsen. Die Moleküle des Gastrins fließen durch die Vena gastroepiploica dextra in die Vena mesenterica superior, von da durch die Pfortader und ihre Zweige, durch die Sinusoide der Leber, dann durch die Venae Hepaticae ins rechte Herz, von da durch die Lungen ins linke Herz, schließlich durch die Aorta, die Arteria coeliaca und die linke Arteria gastrica in das Kapillargeflecht der Magenwand, wo es endlich die Produktion der Verdauungsfermente Pepsinogen und Salzsäure veranlaßt. In Wirklichkeit ist das aber noch viel komplizierter.

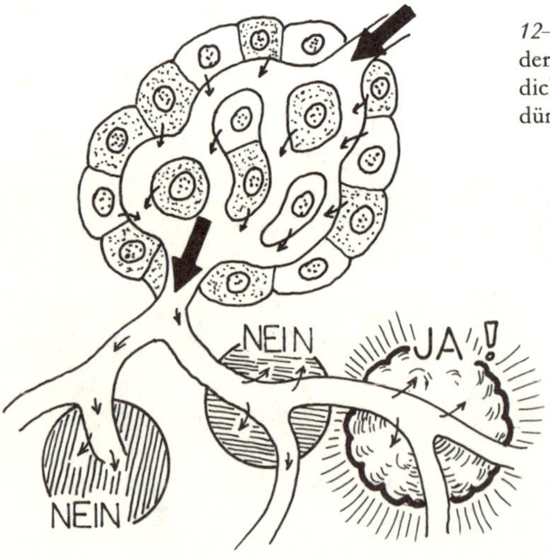

12–1: Grundprinzip der endokrinen Drüsen und der Hormone (nicht kolorieren)
dicke Pfeile: Blutstrom;
dünne Pfeile: Hormone

Die Ankunft von Fett im Zwölffingerdarm regt die Darmkrypten *(Lieberkühn'sche Drüsen)* an, das Hormon Cholecystokinin ins Blut zu ergießen. Auf Riesenumwegen, die der Leser wohl selbst herausknobeln kann, gelangen die Moleküle in die Wand der Gallenblase, deren glatte Muskulatur sich dadurch kontrahiert. Der hydrostatische Druck im Ductus choledochus wird dadurch erhöht; und die Sphinkteren, die Gallengang und Pankreasgang verschließen, erschlaffen, so daß die Galle, welche Fett emulgiert und die Lipase der Bauchspeicheldrüse sich auf den Darminhalt ergießen.
Man erinnere sich auch an die komplizierten Verhältnisse, wobei Hormone vom Darm, und dem Pankreas das Verhalten der Leber steuern *(Abb. 9–18)*. Dies sind nur ein paar Beispiele; und zwei davon handeln von Hormonen, die nicht einmal von den sozusagen hauptamtlichen endokrinen Drüsen erzeugt werden.
Die Funktionen der großen endokrinen Drüsen sind bei *Steinhausen, Physiologie S.* 122 ff. eingehend dargestellt. Wir müssen uns hier nur um ihren Bau und ihre Lage kümmern.

12.1. Drüsenarten

Die **Hirnanhangsdrüse (Hypophyse)** hängt unten am Hypothalamus und liegt im Türkensattel *(Sella turcica)* des Keilbeines. Sie besteht aus einem Vorderlappen und Mittellappen, die beide vom embryonalen Munddach abstammen und einem Hinterlappen, Abstämmling des Gehirns. Der Vorderlappen besteht aus Klumpen, dicken Strängen und Platten, die aus 3 Zellarten aufgebaut sind und von Blutgefäßen umsponnen werden. Der Mittellappen spielt bei uns Säugern eigentlich keine Rolle, ist nur beim Farbwechsel der Reptilien, Lurche und Fische, wichtig. Der Hypophysenvorderlappen erzeugt eine Unmenge verschiedenartiger Hormone unter dem Einfluß des Hypothalamus *(Abb. 12–2)*. Dabei erzeugen gewisse »Kerne« des Hypothalamus freisetzende Stoffe (Releasing factors), die durch das hypophysäre Pfortadersystem den Vorderlappen erreichen und dann erst die Freisetzung der eigentlichen Hormone gestatten. Der »Nucleus tuberalis« ergießt diese releasing factors in das hypophysäre Pfortadersystem, während die Nuclei paraventricularis und supraopticus selbst zwei Hormone produzieren (Vasopressin = ADH = antidiuretisches Hormon und Oxytozin), die den Neuriten entlang fließen bis sie sich in die Blutgefäße des Hinterlappens ergießen.

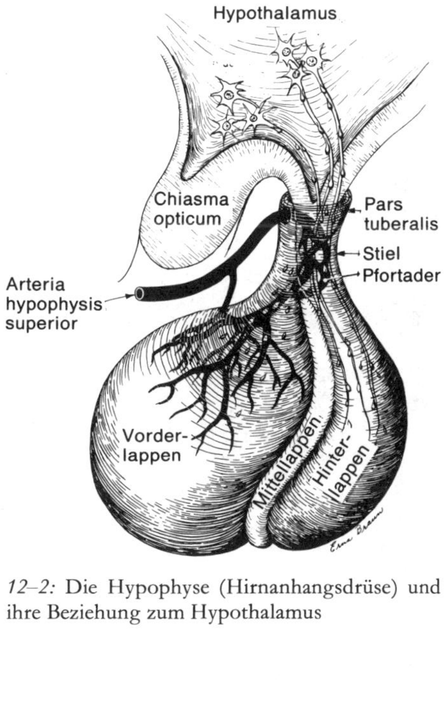

12–2: Die Hypophyse (Hirnanhangsdrüse) und ihre Beziehung zum Hypothalamus

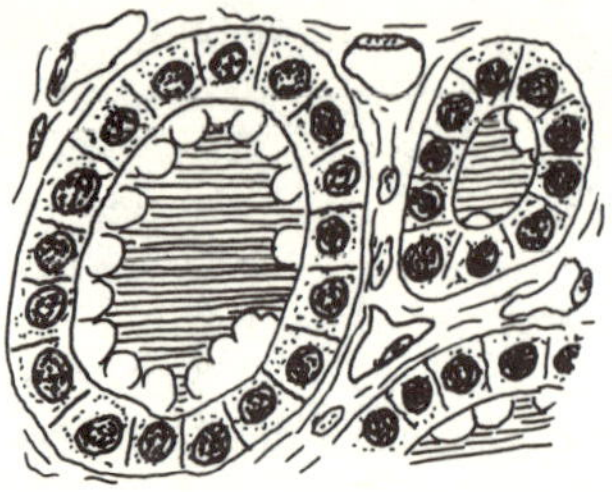

12–3: Schnitt durch die Schilddrüse
kolorieren:
Kerne: ultramarinblau
Zytoplasma: rosa
Kolloid (waagrecht schraffierte Fläche): rot
das Innere der Blutgefäße: zinnoberrot
Bindegewebe: blaugrün

Die **Schilddrüse** *(Thyreoidea)* liegt im Hals vor dem Kehlkopf. Sie besteht aus abgeschlossenen Säckchen *(Follikeln)* von einfachem kubischem Epithel umgeben *(Abb. 12-3)*. Die Hormone werden zunächst ins Säckcheninnere sezerniert. Bei Bedarf im Körper diffundieren sie dann durch das Epithel der Follikel und Endothel der Blutgefäße und erreichen erst dann den Blutstrom.

Die **Langerhans'schen Inseln** im Pancreas erzeugen das zuckerspeichernde Insulin und das zuckerbefreiende Glukagon *(siehe S. 77 und 78)*.

Die **vier Nebenschilddrüsen** *(»Epithelkörperchen« – Parathythyreoideae)* sind winzige, solide Drüsen, der Schilddrüse dicht anliegend. Sie regulieren den Kalkstoffwechsel. Tunnelartig werden sie von Blutgefäßen durchzogen.

Die **Zirbeldrüse** *(Epiphyse)*, ein dorsaler Auswuchs des Zwischenhirns ist ein Abkömmling des »Parietalauges« der Rundmäuler und Kriechtiere. Beim Menschen bewirkt es Hemmung der Geschlechtsreife. Die Struktur dieses Organs unterliegt großen Variationen. Im reiferen Alter lagern sich darin Kalkkörnchen (Hirnsand = Corpora arenacea = Acervuli) ab.

Die **Nebenniere** *(Glandula suprarena-*

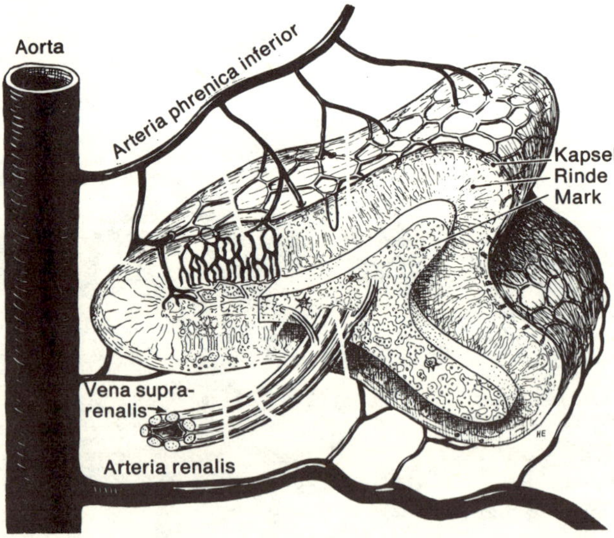

12–4: Die linke Nebenniere

lis), der Niere dicht angelagert und vom peri-renalen Fett umgeben, besteht aus Mark und Rinde *(Abb. 12–4)*. Das Mark, welches von der Neuralleiste abstammt, ist eine Masse von Epithelzellen von Blutgefäßen durchzogen. Darunter befinden sich auch einige sympathische Nervenzellen. Im wesentlichen gehört das Nebennierenmark zu diesem System. Sein Sekret *(Adrenalin – Epinephrin* und *Nor-Adrenalin)* ist sehr ähnlich, wenn nicht identisch mit dem Neurohormon Sympathin und erhöht den Blutdruck. Es macht den Organismus zur raschen Reaktion auf Gefahren bereit (Flight or fight – Flucht oder Kampf).

Die Nebennierenrinde, deren Schichten *(Abb. 12–5)* sich beim Menschen dauernd erneuern, in die Tiefe wandern und schließlich zu Grunde gehen, spielt eine große Rolle im Zucker- und Salz-Haushalt. Auch unterdrücken ihre Hormone die Entfaltung des lymphoiden Systems. Diese Eigenschaft wird zur zeitweisen Bekämpfung von Entzündungen und Allergien ausgenutzt.

Das Rindenwachstum, wie es in *Abb. 12–5* dargestellt wurde, ist typisch für den Menschen und einige größere Haustiere. Leider verhält sich die NNR bei Nagetieren, die meist zu Experimenten benutzt werden, ganz anders. Daher treffen so manche Angaben, die man über die Funktion und Entwicklung dieser Drüse liest, und die durch Tier-Experimente gewonnen wurden, für den Menschen nicht zu. Die NNR geht aus peritonealem Mesothel hervor.

Der **Thymus** (bei Tieren *Milcher* oder *Bries* genannt) entsteht aus dem Schlundepithel und ist hauptsächlich aus retikulären Zellen endodermaler Herkunft aufgebaut. In deren Maschen entwickeln sich T-Lymphozyten, die körperfremde von körpereigenen Zellen unterscheiden können und daher eine verhängnisvolle Rolle bei Organtransplantation spielen können. Als endokrine Drüse erzeugt der Thymus ein Hormon, das Immmunität gegen Infektionen vermittelt, indem es B-lymphozyten und Plasmazellen zur Verteidigung gegen schädliche Eindringlinge anregt. Bei der Geburt ist der Thymus groß und reicht vom Hals bis zum Zwerchfell. Bei fortschreitendem Alter wird diese Drüse immer kleiner. Sie gibt nämlich während der Kindheit fast alle ihre Lymphozyten an die andern lymphoiden Organe ab.

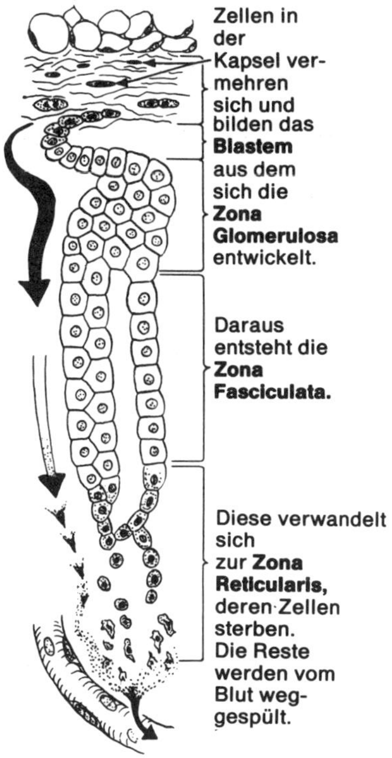

12–5: Lebensgeschichte der Schichten der menschlichen Nebennierenrinde
Bei einigen Säugern (z. B. Ratten und Meerschweinchen verhalten sich die Schichten anders)

Geschlechtsorgane sind auch endokrine Drüsen. Im Hoden sitzen die interstitiellen Zellen von Leydig (Zwischenzellen) und erzeugen männliche, sekundäre Geschlechtscharaktere wie Bartwuchs, tiefe Stimme, Glatze und Geschlechtstrieb. Das Ovar hat viele endokrine Funktionen, wie auch die Plazenta.

Teil III: Der Bewegungsapparat

Der Bewegungsapparat besteht aus Skelett und Muskulatur. Das menschliche Skelett besteht aus Knochen und Knorpeln. Diese Skeletteile werden meist durch Bänder *(Ligamente)* zusammengehalten und durch Muskeln gegeneinander festgestellt oder bewegt.
Beim Kolorieren dieses Teiles, malen Sie alle Knochen sanft-ockergelb, Knorpel (auch Gelenkknorpel) hellblau. Muskeln je nach Belieben. Geben Sie jedem Muskel eine spezielle Farbe unterschieden von denen anderer Muskeln auf demselben Bild. Sehnen, Ligamente, Retinakula weiß lassen.
Unterstreichen Sie die Namen der Muskeln im Text mit denselben Farben.

13. Achsenskelett und Gliedmaßenskelett

Das Achsenskelett besteht aus der **Wirbelsäule** und dem **Schädel**. Manche Autoren schließen auch den Brustkorb und die Hüftknochen in diesen Begriff ein. Der Schädel besteht aus 2 Teilen: Der Gehirnkapsel und dem Gesichtsschädel *(Neurokranium* und *Viszerokranium [Abb. 13–1])*. Das Neurokranium enthält das Gehirn, das Viszerokranium die Anfangsteile zweier viszeraler Systeme (Eingeweide), nämlich die Nase, die zum Atmungsapparat und den Mund, der zum Ernährungsapparat gehört.

Am Hinterhaupt *(Okziput)* besitzt die Gehirnkapsel ein großes Loch *(Foramen magnum)*, durch welches sich das Gehirn ins Rückenmark fortsetzt *(Abb. 13–1)*. Die Höhlung des Neurokraniums setzt sich durch das Foramen magnum auf den Wirbelkanal fort. Dieser Kanal enthält das Rückenmark *(Medulla spinalis)* und besteht aus den Foramina vertebralia der einzelnen Wirbel. Ein typischer Wirbel besteht aus dem Wirbelkörper und dem Neuralbogen *(Abb. 13–2)*. Dieser ist eine Knochenspange, die das Rückenmark schützend umgibt. Die hauptsächlichen Teile dieses Bogens müssen Sie kennen und sind in *Abb. 13–2* genannt. Das Füßchen *(Pediculus)* besitzt unten eine Kerbe, die den Durchtritt eines Spinalnerven gestattet. Zusammen mit einer Lücke im gelben Ligament stellt diese Kerbe ein Foramen intervertebrale dar *(Abb. 13–3)*.

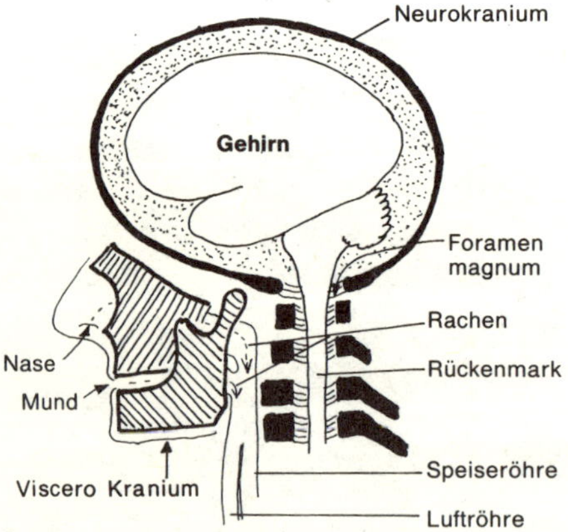

13–1: Neurokranium (Gehirnkapsel) und Viszerokranium (Gesichtsschädel)

Außerdem besitzen die Füßchen auf jeder Seite einen nach unten und vorn gerichteten und einen nach oben und hinten gerichteten von Knorpel bedeckten Gelenkfortsatz *(Abb. 13–3)*.

Die Wirbel sind durch verschiedene Weichteile aneinander befestigt, zwischen je zwei Wirbelkörpern liegt je eine wenig biegsame Intervertebralscheibe (Bandscheibe), schräg schraffiert in *Abb. 13–3*. Vor und hinter den Wirbelkörpern verlaufen die aus leimgebende Fasern bestehenden Ligamenta longitudinalia anterius und posterius (vorderes und hinteres Längsband). Innen wird der Wirbelkanal durch die längsverlaufenden, elastischen gelben Bänder, Ligamenta flava

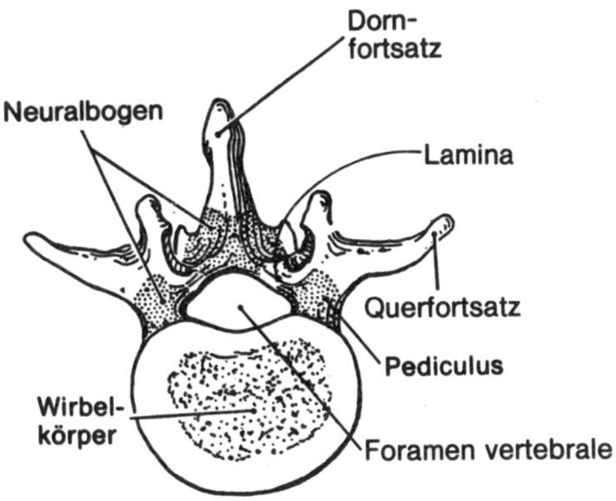

13–2: Ein Brustwirbel von oben gesehen (aus Grant's Method of Anatomy, 5. Aufl.)

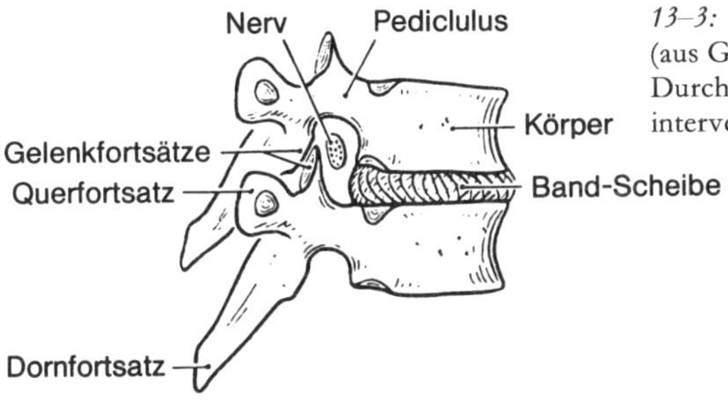

13–3: Zwei Brustwirbel von der Seite gesehen (aus Grant's Method of Anatomy, 5. Aufl.). Der Durchtritt eines Spinalnerven durch das Foramen intervertebrale kann erkannt werden

abgeschlossen. Die seitlichen Lücken in diesen gelben Bändern gehören zu den Foramina intervertebralia.
Die Dornfortsätze verlaufen schief nach unten und sind im Halsgebiet durch ein kräftiges, elastisches Band, das Ligamentum nuchae (Nackenband) miteinander verbunden.

13.1. Wirbel der einzelnen Körperabschnitte *(Abb. 13–4)*

A. Halswirbel. Wir besitzen 7 Halswirbel *(Vertebrae cercivales*, C_1–C_7). Ein typischer Halswirbel *(Abb. 13–4A)* besitzt ein Loch in jedem Querfortsatz, das Foramen transversarium zum Durchtritt der Arteria vertebralis, einem Ast der A. subclavia. (Die beiden Arteriae vertebrales laufen durch das Foramen magnum zur Unterfläche des Hirnstammes und vereinigen sich dort zur A. basilaris). Der Dornfortsatz ist gespalten.
Die *beiden obersten Halswirbel* sind spezialisiert: Der *erste Halswirbel (Atlas, Abb. 13–5,* weiß) artikuliert mit zwei großen »Kondylen« (Gelenkflächen)

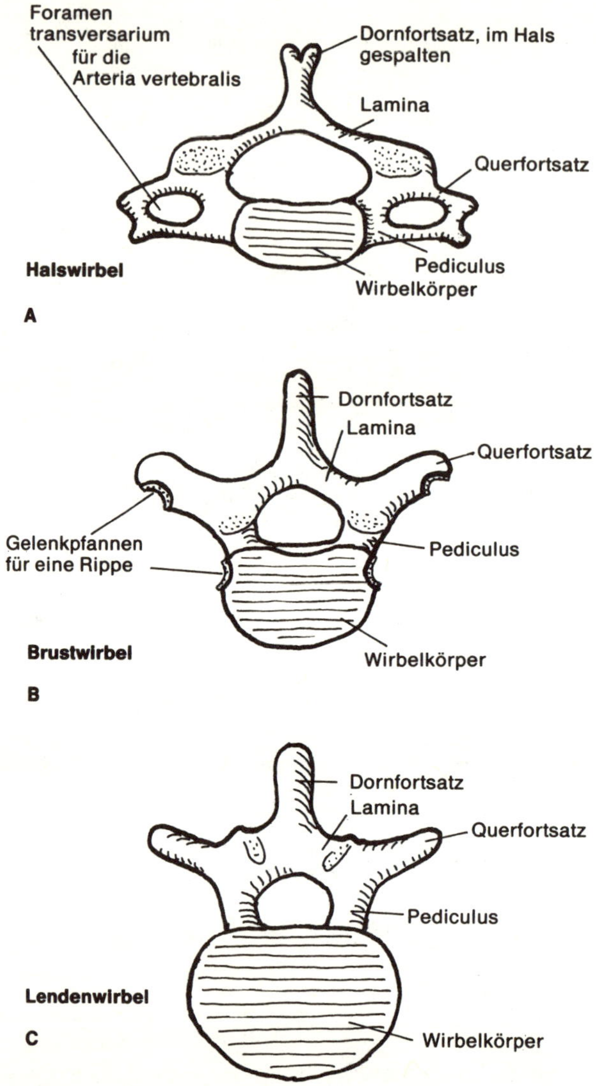

13–4: Verschiedene Wirbel
A: Halswirbel: Dornfortsatz gespalten; Querfortsatz besitzt ein Loch
B: Brustwirbel: Körper und Querfortsatz besitzen Gelenkpfannen zur Artikulation mit den Rippen
C: Lendenwirbel

kolorieren:
A bis C: getüpfelte Flächen: hell preußischblau (Diese Gelenkflächen artikulieren mit den nächsthöheren Wirbeln oder Rippen [B]); die waagrecht schattierten Oberflächen der Wirbelkörper: dunkelgrün
jedoch nicht den Rand der Wirbelkörper; alles übrige mit dem Rand der Wirbelkörper: ockergelb

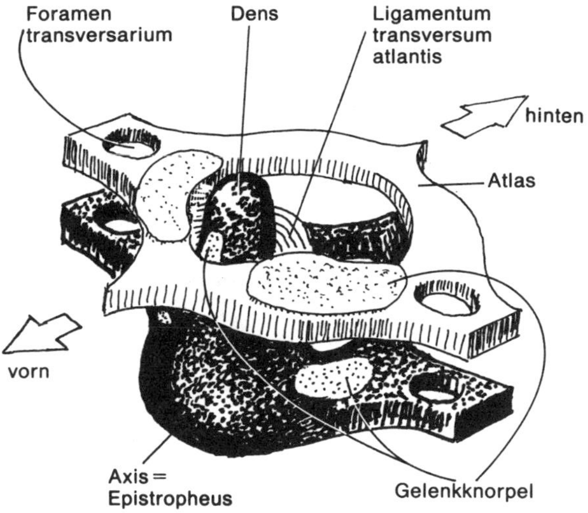

13–5: Die beiden obersten Halswirbel Atlas und Axis
kolorieren: Gelenkflächen (getüpfelt): hellblau
Ligamentum transversum Atlantis (links und rechts vom Dens): orange

des Hinterhauptbeines *(Os occipitale)*, die seitlich vom Foramen magnum liegen. Der Atlas besitzt keinen Wirbelkörper.
Der Wirbelkörper des *zweiten Halswirbels (Axis = Epistropheus, Abb. 13–5,* schwarz) ist nach oben in einen Zapfen, den Zahn *(Dens)* fortgesetzt. Dieser Zahn steckt im Vorderteil des Atlas und wird vom Ligamentum transversum Atlantis vorn gehalten. Der Dens kann sich im Atlas, vor jenem sehr kräftigen Querligament drehen. Also der Atlas gestattet Nicken (Jasagen), der Axis gestattet Kopfdrehen (Neinsagen). Wenn bei einem Autozusammenstoß der Kopf plötzlich nach vorn geschleudert wird, kann es zum Reißen des Atlas-Quer-Ligaments kommen, wobei sich der Dens teilweise ins Rückenmark einbohrt, und zwar in die motorischen Vorderhörner. Dabei kann es zu »Querschnittslähmungen« kommen. Beim Erhängen kann sich der Dens so tief ins Rückenmark bohren, daß es zum schnellen Ersticken wegen Lähmung der Atemmuskulatur kommt.

B. Die **Brustwirbel** *(vertebrae thoracales,* T_1–T_{12}) sind für die gelenkige Verbindung mit den Rippen spezialisiert *(Abb. 13–4,* B und *13–6)*. An den gebogenen Körper der Rippe *(Abb. 13–6 [9]* und *13–7)* setzt sich unter einem Winkel der Hals *[7]* an. Der Rippenhals artikuliert mittels zweier Gelenkflächen mit den Brustwirbeln. Die vordere Gelenkpfanne für das Caput costae ist meist gespalten *(Abb. 13–7)*. Da der Rippenhals schief steht, wird jede Rippe, wenn sie gehoben wird, auch gespreizt. Mit dem Brustbein *[11]* steht die Rippe durch einen hyalinen Rippenknorpel *[10]* in Verbindung. Die Rippenknorpel 6–10 vereinigen sich und sind gemeinsam mit dem Brustbein verbunden. *(Abb. 13–8)*. Die 11. und

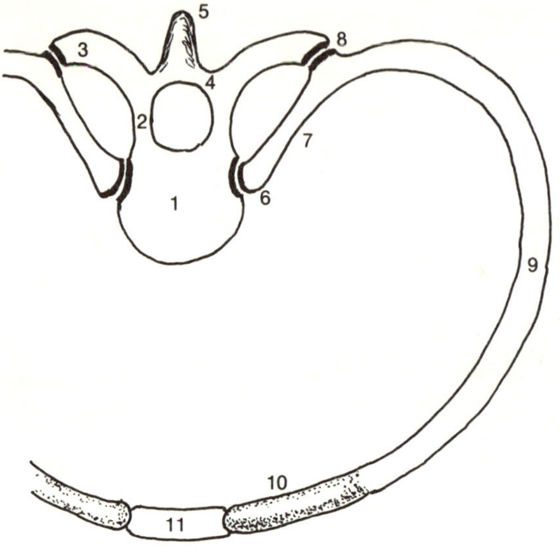

13–6: Gelenkverbindung einer Rippe mit Wirbel und Brustbein
1: Wirbelkörper
2: Pediculus
3: Querfortsatz
4: Lamina (hinter dem Querfortsatz versteckt)
5: Dornfortsatz
6: Caput
7: Collum
8: Tuberculum der Rippe
9: Corpus der Rippe
10: Rippenknorpel
11: Brustbein

kolorieren:
hyaliner Knorpel inklusive Gelenkflächen: hellblau
Knochen: ockergelb
Bandscheiben: grün

13–7: Gelenkverbindung einer Rippe
1: Wirbelkörper
2: Pediculum
3: Querfortsatz
4: Lamina
5: Dornfortsatz
6: Caput
7: Collum
8: Tuberculum der Rippe
9: Corpus der Rippe
10: Rippenknorpel
11: Brustbein
12: Bandscheibe

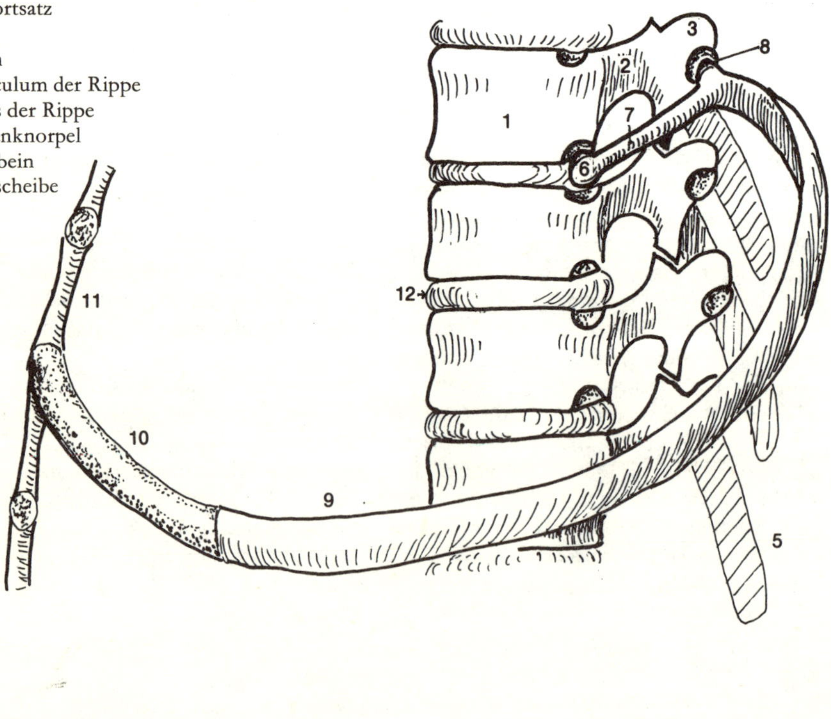

12. Rippe finden keinen (nicht einmal knorpeligen) Anschluß ans Brustbein mehr und heißen »fliegende Rippen«. Die aufeinanderfolgenden Rippen werden durch äußere und innere Zwischenrippenmuskeln (Mm. intercostales) aneinander zusammengehalten *(Abb. 13–8)*.

C. Lendenwirbel *(Vertebrae lumbales* L_1–L_5) folgen den 12 Brustwirbeln. Sie sind im Bau die einfachsten Wirbel *(Abb. 13–4,* C). (Nur selten trifft man ganz kurze, rudimentäre Rippen als Verlängerungen der Querfortsätze an).

13–8: Einige Details vom Skelett und der Muskulatur des Halses, des Brustkorbes und des Schultergürtels
kolorieren:
Knochen: ockergelb
Knorpel: hellblau
Muskeln: rot in verschiedenen Tönen

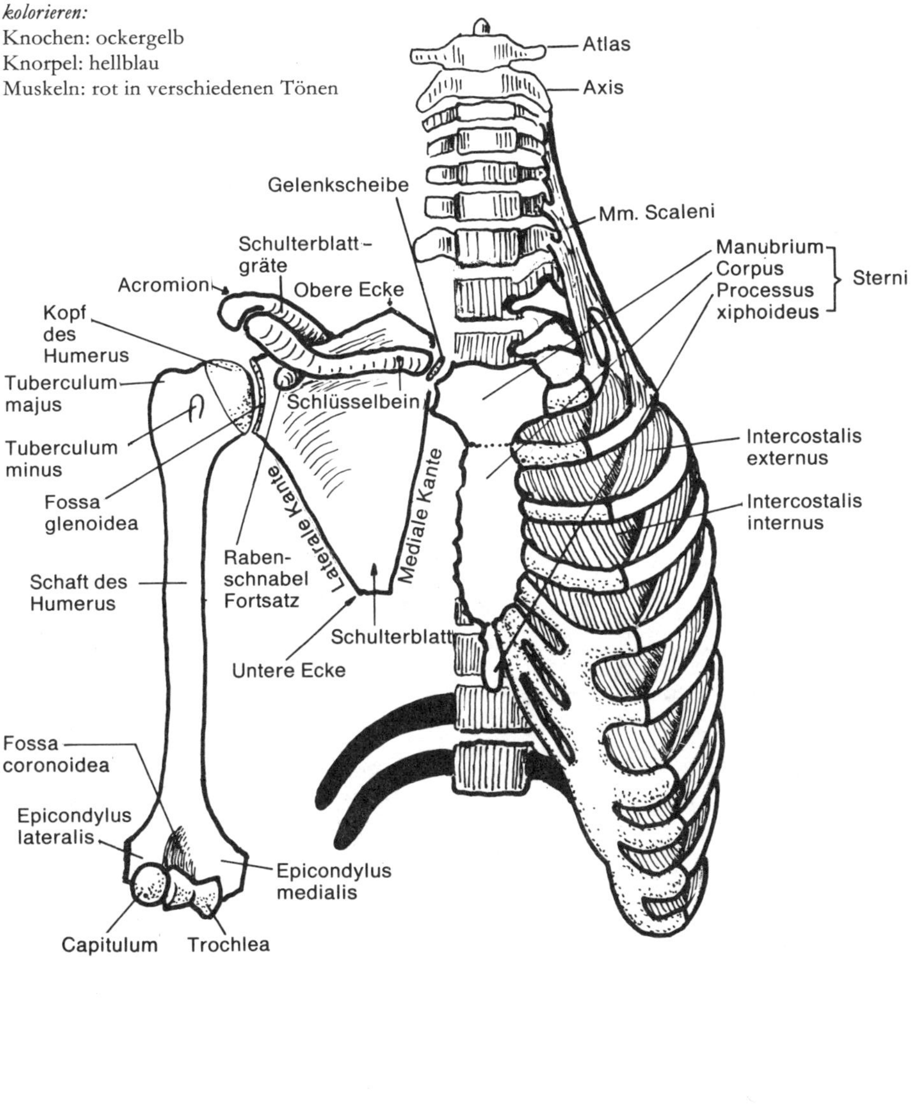

D. Vier bis sechs, aber meist fünf **Kreuzwirbel** *(vertebrae sacrales*, S_1–S_5) sind als unterer Teil der Wirbelsäule zu einem großen Knochen, dem Kreuzbein (os sacrum *[Abb. 13–9])* verwachsen. Das Kreuzbein (in *Abb. 13–9* kräftig gezeichnet) ist der Mittelteil des Beckens. Die Foramina intervertebralia sind nach vorn und hinten offen und gestatten durch den Austritt der Vorder- und Hinteräste der Spinalnerven.

E. Steißbein *(Os coccygis,* das Skelett des beim Menschen rudimentären Schwanzes hängt unten am Kreuzbein (in *Abb. 13–10,* ganz unten). Es besteht aus 3–5 winzigen Wirbelchen.

13.2. Krümmung der Wirbelsäule

Von unsern Vorfahren, den Vierfüßlern, haben wir merkwürdiger- und bedauerlicherweise die Stellung des Beckens geerbt. Daher ist es stark nach vorn geneigt *(Abb. 13–10)*. Als unsere Vorfahren allmählich den aufrechten Gang erwarben, nach einem Millionen-Jahre-langen Dasein als Baumkletterer, richtete sich allmählich die Wirbelsäule auf. Das wurde durch Krümmung nach oben erreicht. Dabei ist die Lendenwirbelsäule nach vorn ge-

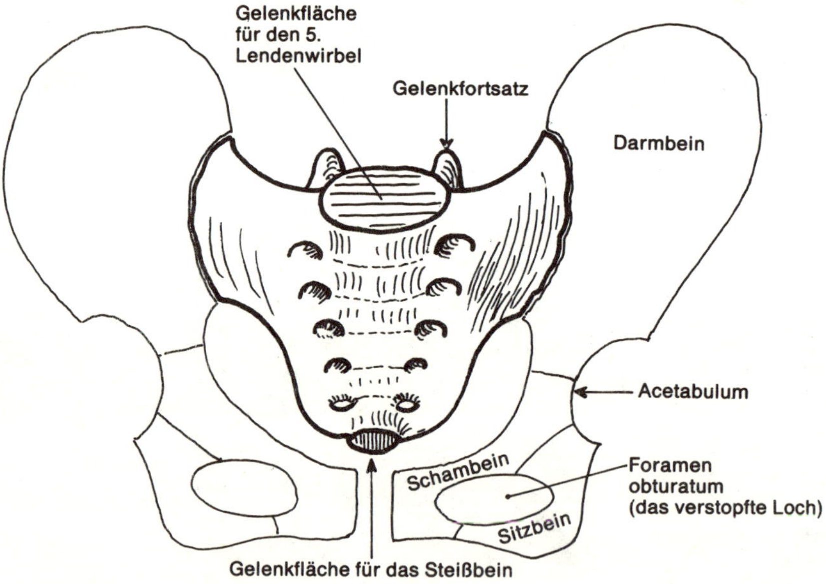

13–9: Kreuzbein (os sacrum) (dunkel umrissen) und die beiden Hüftbeine (ossa coarum; singular: os coxae) (dünne Linien). Jedes Hüftbein besteht aus Darmbein, Schambein und Sitzbein. Das Kreuzbein und die beiden Hüftbeine zusammen bilden das Becken krümmt (Lumbal-Lordose), die Brustwirbelsäule nach hinten (Thorakal-Kyphose) die Halswirbelsäule wieder nach vorn (Zervikal-Lordose) *(Abb. 13–10)*. Der vorderste Punkt der Wirbelsäule (Pfeil in *Abb. 13–10*) heißt Vorgebirge *(Promontorium)*. Durch diese Krümmungen wurde eine gute Balance und eine gewisse Grazie erreicht.

Die Schiefstellung der Wirbel aber bedeutet eine große Belastung der Bandscheiben, deren Biegsamkeit durch den halbflüssigen Nucleus pulposus erhöht wird. Bei Überbelastung kann es zu Bandscheibenschaden und sogar zum Bandscheibenvorfall *(Nucleus-pulposus-Prolaps)* kommen. Man vergegenwärtige sich, daß die Bandscheibe zwischen dem 5. Lendenwirbel L_5 und dem Kreuzbein das gesamte Gewicht des Oberkörpers und obendrein alle Lasten, die wir tragen, halten muß. Am schlimmsten wird es, wenn wir, uns bückend, eine Last anheben. Dann kann der Nucleus pulposus hinten hinausrutschen und durch Druck auf Nervenwurzeln der *Cauda equina* (siehe unter Nervensystem) Schmerzen, Anästhesie und Lähmungen verursachen. Als Therapie wird für solche Schäden die Lendenstreckung mit großem Erfolg benutzt. Im wesentlichen besteht sie aus Zug eines Gewichtes hinten an einem Gürtel. Dabei wird die Lumballordose am Promontorium gemildert und die Bandscheiben auseinandergezogen.

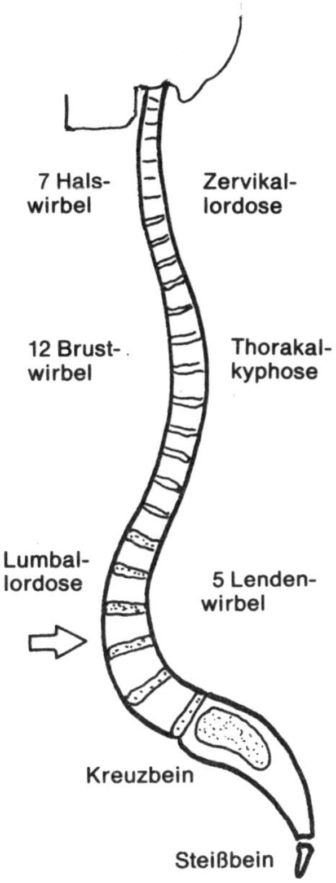

13–10: Krümmungen der Wirbelsäule
kolorieren:
Gelenkflächen zwischen Kreuz- und Darmbein: blau
Zwischenwirbelscheiben: hellblau
Knochen: ockergelb

14. Der Schädel

14.1. Aufbau des Schädels

Wir haben den Schädel in die Hirnkapsel *(Neurokranium)* und den Gesichtsschädel *(Viszerocranium)* eingeteilt *(Abb. 13–1)*.

Das **Neurocranium** wird oben, vorn, seitlich und hinten von den flachen, wenn auch gebogenen Belegknochen, dem Stirnbein *(Os frontale)*, von zwei

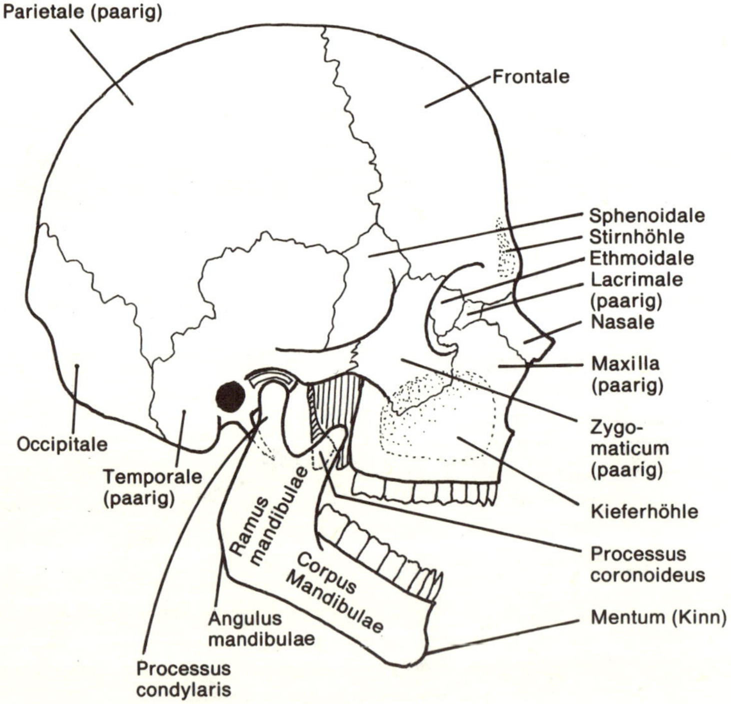

14–1: Schädel von der Seite gesehen
senkrecht schraffiert: Lamina pterygoidea lateralis; schräg schraffiert: Lamina pterygoidea medialis; schwarzer Punkt: Äußerer Gehörgang

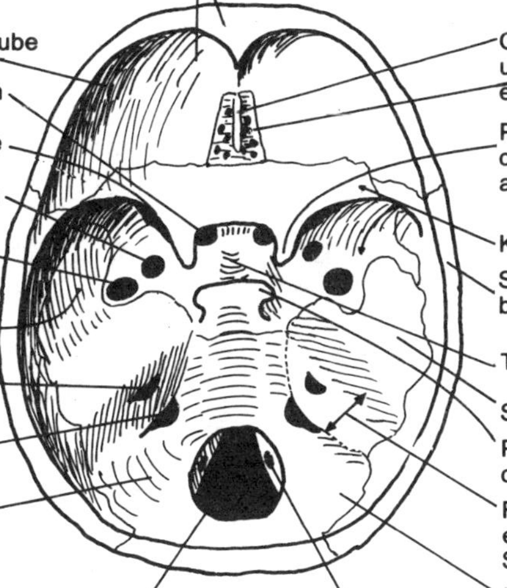

14–2: Schädelbasis von innen gesehen – vereinfacht dargestellt. Nur solche Spalten und Foramine sind eingezeichnet, durch welche Nervenstämme treten

kolorieren:
Neurocranium: Os frontale: rosa
Os sphenoidale: hellblau
Os temporale: ockergelb
Os parietale: gelb
Os occipitale: hellgrün

Scheitelbeinen *(Ossa parietalia)* und dem Hinterhauptsbein *(Os occipitale)* begrenzt. Letzteres besitzt das große Loch, *Foramen magnum* zum Durchtritt des Rückenmarks, der Arteriae vertebrales, etc.

Abb. 14–2 gestattet einen Blick ins Schädelinnere von oben, nachdem das Schädeldach durch einen Horizontalschnitt abgesägt worden ist. Man sieht die Schädelbasis, die schon nicht mehr so glatt und einförmig ist wie das Schädeldach. Nur diejenigen Löcher, durch welche Hirnnerven ein- und austreten sind eingezeichnet. Man sieht zunächst oben die vordere Schädelgrube, *Fossa frontalis.* Die Stirnlappen des Großhirns passen hier hinein. Dann kommen beiderseits zwei mittlere Schädelgruben, *Fossae temporales,* wohinein die Schläfenlappen des Großhirns passen. Hinter den Felsenbeinen liegt dann die hintere Schädelgrube *(Fossa occipitalis)* für das Kleinhirn.

Jetzt wird aber gleich klar, daß es mit strikter Einteilung hie Neurocranium, hie Viszerocranium nicht so streng gemeint ist; denn es gibt Knochen, die bei der unteren Begrenzung der Hirnkapsel wie auch beim Aufbau des Viszerocranium beteiligt sind.

Innerhalb der Schädelbasis *(Abb. 14–2)* bemerken wir zunächst 4 Auswüchse des **Keilbeins** *(Os sphenoidale).* Die *Processus clinoidales, anteriores* und *posteriores.* Sie erhielten ihre Namen nach den 4 Pfosten eines Himmelbettes (Klinä = Ruhebett, Sänfte). In dem »Bett« dazwischen, der *Fossa hypophysea,* ruht der Hirnanhang *(Hypophyse).* Das ganze Gebilde wird auch Türkensattel *(Sella turcica)* genannt; denn vom Hypophysenbett geht es rechts und links hinunter, so daß ein Türke seine Beine hinunter hängen könnte. Die Processus clinoidales wären am Sattel angebrachte Haken zum Aufhängen des Gepäcks. Das Keilbein ist nun keineswegs keilförmig (sphän – der Keil). Der Name also unverständlich. Es besitzt einen vorderen, kleinen und einen hinteren, großen Flügel. Dazwischen liegt die obere Augenspalte *(Fissura orbitalis superior).* Sonst besitzt der Knochen noch einige paarige Löcher, z. B. das *Foramen opticum*, durch welches der Sehnerv eintritt, einen unter dem vorderen Processus clinoideus versteckten Kanal zum Durchtritt der Arteria carotica interna, das runde Loch *(Foramen rotundum)* zum Durchtritt des mittleren (maxillaren) Astes des Drillingsnerven (N. trigeminus) und das ovale Loch (Foramen ovale) für den Unterkieferast (mandibularis) des gleichen Nerven. Auf *Abb. 14–3* sehen wir ein verdrehtes Bild des Keilbeins. Bei dieser schematischen Ansicht sieht man in der Mitte den *Sinus sphenoidalis*, einen mit der Nasenhöhle verbundenen Luftraum und jederzeit die beiden flachen, aber kräftigen Flügelfortsätze *(Processus pterygoidei, medialis und lateralis*, oder internus und externus, die zum Ansatz von Kaumuskeln dienen, also dem Ernährungssystem helfen. Auf diesem Bild ist das Keilbein von hinten gesehen, aber teils von oben, teils von unten wie auf manchen Picasso-Bildern.

Vom **Siebbein** *(Os ethmoidale) (Abb. 14–4)* kommt nur der oberste Teil mit der Schädelhöhle in Berührung: die Sieb-Platte, *Lamina cribrosa*, wodurch die Bündel des Geruchsnerven das Gehirn erreichen. Dazwischen erhebt sich der Hahnenkamm *(Crista galli).* Der größte Teil des Ethmoid aber beherbergt die innere Nase (siehe Kapitel 10: Atmungsorgane). Daneben umschließt das Siebbein, die ethmoidalen Luftzel-

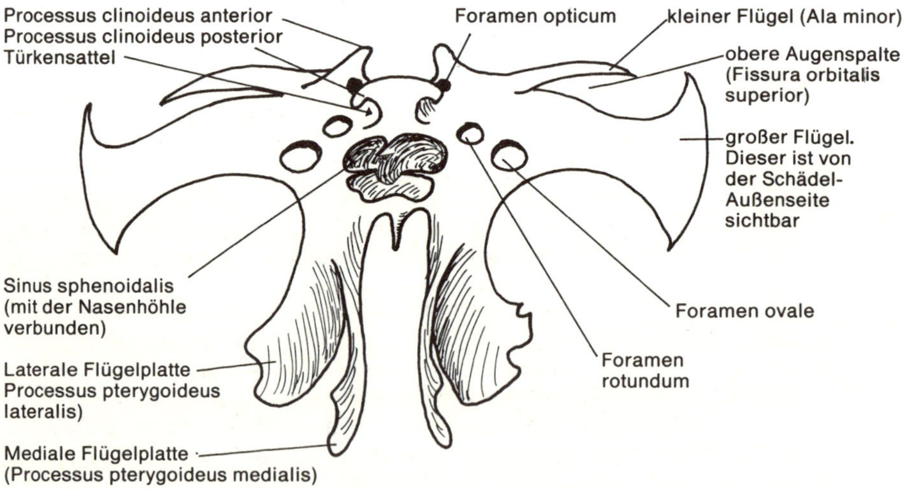

14–3: Das Keilbein teils von oben, teils von hinten gesehen (os sphenoidale)

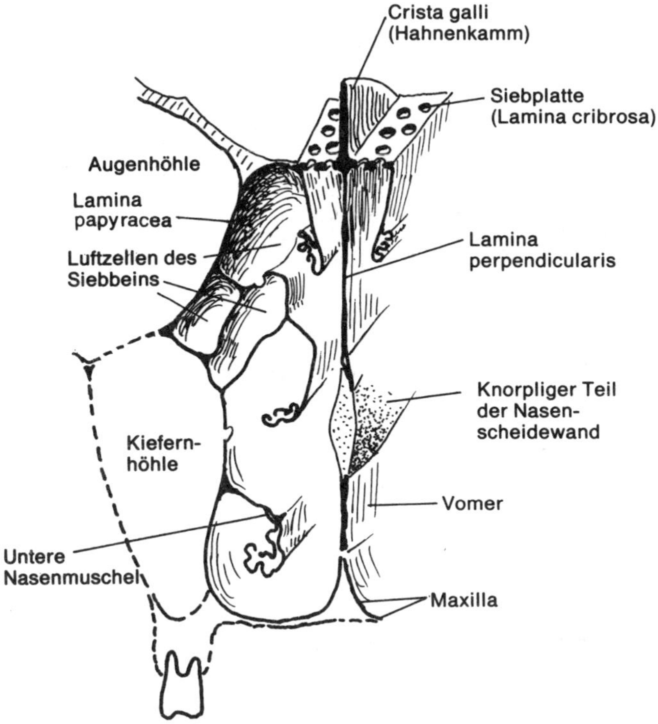

14–4: Blick in das Siebbein (Os ethmoidale)

len. Die Nasenhöhle steht auch in Verbindung mit dem Sinus maxillaris, dem Luftraum im Oberkieferknochen, den Sinus frontalis und sphenoidalis. Dieses System von Lufträumen, zu dem noch die mastoidalen Luftzellen kommen, dienten ursprünglich zur Gewichtsherabsetzung des Schädels und sekundär als Resonanzkammern für die Schallempfindung. Das ganze Siebbein ist, wie man sieht, aus papierdünnen Knochenlamellen aufgebaut. Z. B. heißt sogar die Wand nach der Augenhöhle zu Lamina papyracea. Diese Lamellen werden aber von einer dicken Schleimhaut bedeckt; und die ganze Nase wird noch von dem kleinen, aber kräftigen Nasenbein *(Os nasale)* wie von einem Panzer an der Nasenwurzel beschützt.

Das **Schläfenbein** *(Temporale, Abb.14–5)* ist auch höchst kompliziert. Sein oberer Teil, die Schuppe *(Squama temporalis)* gehört zur Gehirnkapsel. Daran schließt sich das Felsenbein *(Pars petrosa ossis temporalis)* an, welches ins Schädelinnere keilförmig vorspringt *(Abb. 14–2)*. Sein Kamm dient zur Befestigung des Tentorium cerebelli. Es stellt somit die Grenze zwischen Großhirn und Kleinhirn dar. In der Außenfläche des Schläfenbeins *(Abb. 14–5)* befindet sich ein großes Loch, der äußere Gehörgang. Innerhalb des Felsenbeins liegt das Mittelohr (die *Paukenhöhle*) und weiter innen das

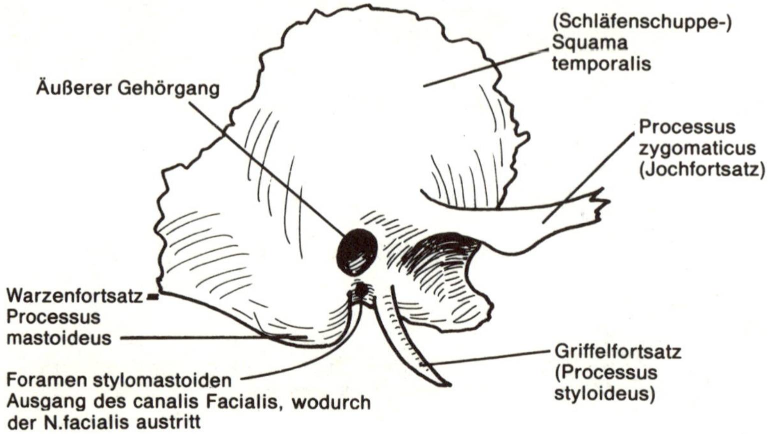

14–5: Das rechte Schläfenbein von außen gesehen. Einen seiner wichtigsten Teile (die Pars Petrosa = Felsenbein) sieht man von außen nicht, wohl aber von innen (s. Abb. 14–2)

innere Ohr. Von diesem zieht der Gehörnerv parallel mit dem Gesichtsnerven durch den inneren Gehörgang, der im Schädelinnern *(Abb. 14–2)* gesehen werden kann. Weiter unten am Schläfenbein ist ein Löchlein, der *Canalis stylomastoideus* aus dem der Gesichtsnerv *(N. Facialis)* hervortritt.

Der Kanal heißt so, weil er zwischen dem Griffelfortsatz *(Processus styloideus)* und dem Warzenfortsatz *(Processus mastoideus)* mündet.

Dieser Fortsatz besteht beim Neugeborenen nicht. Der Zug des Musculus sternocleidomastoideus zieht ihn während der Kindheit langsam heraus, ein Beispiel dafür, daß Weichteile die Skelettentwicklung beeinflussen können. Der Prozessus mastoideus enthält mehrere Luftkammern, die mit der Paukenhöhle in Verbindung stehen. Bei Mittelohrentzündung können sich die Luftkammern im Warzenfortsatz mit Eiter füllen und große Schmerzen verursachen.

Die Augenhöhle wird vom Stirnbein, Keilbein, Siebbein, Jochbein, dem Oberkieferknochen und dem Tränenbein begrenzt *(Abb. 14–1)*.

Das **Viszerocranium** *(Abb. 14–1)* kann nicht scharf von der Gehirnkapsel getrennt werden, denn manche Knochen gehören gleichzeitig zu beiden Schädelpartien, wie z. B. der *Jochbogen*, aus dem *Processus zygomaticus* des Schläfenbeines und dem Hinterteil des *Jochbeines (Os zygomaticum)* bestehend zum Gesichtsschädel gehört. Das Siebbein wurde in diesem Zusammenhang bereits erwähnt.

Der riesige **Oberkieferknochen** *(Maxilla)* schließt sich dem Siebbein und dem Keilbein vorne an. Er trägt die oberen Zähne und trennt die Nasenhöhle von der Mundhöhle mittels einer waagerechten Platte, dem harten Gaumen *(Processus palatinus maxillae)*. Daran schließt sich hinten die waagerechte Platte des *Os palatinum* an.

Am **Unterkiefer** *(Mandibula, Abb. 14–1, unten)* finden wir ein waagerechtes, nach median gebogenes corpus, das mit dem gegenüberliegenden in der Mittellinie fest verwachsen ist *(Symphysis man-*

dibulae). Diese ragt nach vorne als Kinn *(Mentum)* vor. Hinten biegt der Unterkiefer am Unterkieferwinkel *(Angulus mandibulae)* nach oben ab, wo es den Ast *(Ramus mandibulae)* formt. Wie so mancher Ast spaltet sich auch dieser, und zwar nach hinten in den Gelenkfortsatz *(Processus condylaris)* und nach vorne in den flachen Kronenfortsatz *(Processus coronoideus)*. Der Gelenkfortsatz endigt mit einer quergestellten, knorpelüberzogenen Rolle, die durch Vermittlung einer intra-synovialen Faserknorpelscheibe mit der hinteren, unteren Ausbuchtung des Processus Zygomaticus des Schläfenbeines artikuliert, direkt vor dem äußeren Gehörgang. Oberhalb und unterhalb der Faserknorpelscheibe (in *Abb. 14–1* als ein gebogenes Rechteck schematisch dargestellt) liegt je eine synoviale Gelenkhöhle.

Dieses Temporomandibulargelenk besitzt eine große, vielseitige Beweglichkeit, erstens durch die große Ausdehnung der beiden Synovialhöhlen und zweitens wegen der zylindrischen Form des Kondyls der Mandibula. Dadurch kann man in diesem Gelenk den Mund aufsperren und zuklappen, das Kinn trotzig nach vorne oder schüchtern nach hinten ziehen. Man kann den Unterkiefer nach rechts und links schieben, sogar auf einer Seite vor, auf der anderen zurück. Dadurch wird eine effektive Mahlbewegung der Zähne gegeneinander ermöglicht, sowie auch das Schneiden komischer Grimassen.

15. Skelett der Gliedmaßen und Verbindungen mit dem Rumpf

Das Achsenskelett der Vierfüßler wird von den vorderen *(kranialen)* und hinteren *(kaudalen)* Gliedmaßen getragen. Beim Menschen spricht man von unteren und oberen Gliedmaßen. In der Umgangssprache nennt man sie Beine und Arme mit Füßen und Händen. Aber unser Achsenskelett wird nur von den unteren *(kaudalen)* Gliedmaßen getragen, während die *kranialen* Gliedmaßen frei beweglich sind.
Anatomisch ist der Mensch gerade wegen seiner Gliedmaßen ein primitives Lebewesen. Wir besitzen nämlich, wie der Urtyp der Landwirbeltiere, 5-strahlige *(pentadaktyle)* Füße und Hände.
Die typischen Gliedmaßen eines Landwirbeltieres bestehen aus folgenden Abschnitten *(Abb. 15–1)*:
Vorne
1 **Oberarmknochen** = *Humerus*
1 **Vorderarmknochen:**
Elle *(Ulna)* und **Speichc** *(Radius)*

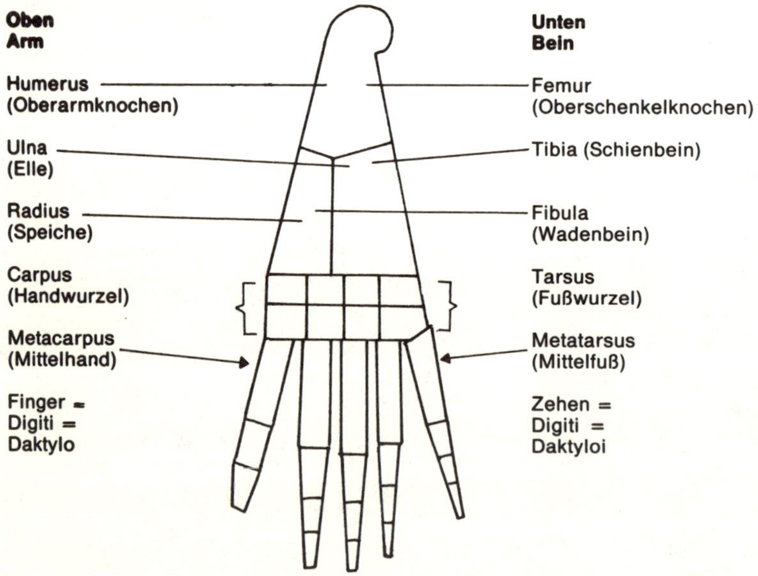

15–1: Schema der Gliederung einer Gliedmaße beim Wirbeltier

Handwurzel = *Carpus* (aus 8 kleinen Knochen bestehend)
Mittelhand = *Metacarpus* (aus 5 langen Mittelhandknochen bestehend *[Metacarpalia]*)
5 **Finger** = *Daktyloi*
Hinten
1 **Oberschenkelknochen** = *Femur*
2 **Unterschenkelknochen:**
Schienbein *(Tibia)* und **Wadenbein** *(Fibula)*
Fußwurzel = *Tarsus* (aus 7 kurzen Knochen bestehend)
Mittelfuß = *Metatarsus* (aus 5 langen Mittelfußknochen bestehend *[Metatarsalia]*)
5 **Zehen** (aus je 2–3 Gliedern *[Phalangen]* bestehend)

Die Endglieder sind in der Fünferzahl vorhanden. Dies ist die ursprüngliche Zahl, auf griechisch *pente.* Man spricht daher von den *pentadaktylen Gliedmaßen.* Bei den niedrigsten, jetzt ausgestorbenen, Lurchen war das schon so. Frösche und Molche verloren den Daumen, aber die Eidechsen besitzen ihn wieder. Das allerniedrigste Säugetier, das amerikanische Opossum, ein Beuteltier, besitzt 5 Finger und 5 Zehen *(Abb. 15–2).* Hand und Fuß sind Greiforgane, den menschlichen sehr ähnlich.

Bei sehr vielen Säugetieren fielen 1–4 Daktyloi der Spezialisierung zum Opfer. Bei einem höchstspezialisierten Tier, dem Pferd, dessen wesentlichste Fähigkeit das Rennen ist, blieb eine einzige Zehe und ein einziger Finger, dessen Nagel Huf heißt, bestehen. Sollte man nicht lieber »eng-spezialisiert« sagen?

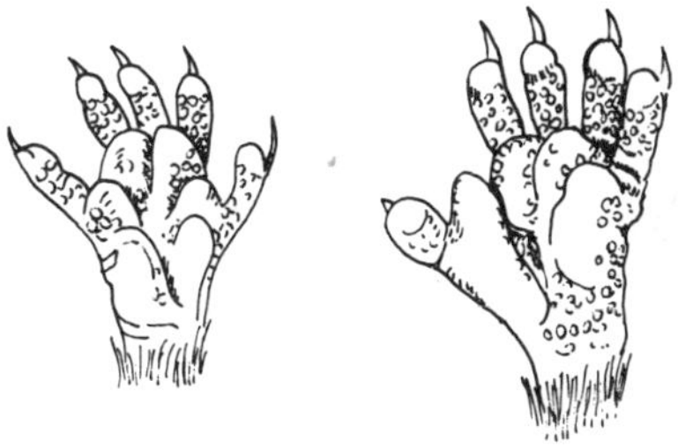

15–2: Vorderfuß (Hand) und Hinterfuß (Fuß) einer nordamerikanischen Beutelratte, Opossum (Didelphis virginiana)

Wir Menschen aber, haben oben und unten je 5 bewegliche Finger, bzw. Zehen. D. h. wir sind primitiv. Dazu besitzen wir ein großes Gehirn, das nur zum Teil ausgelastet ist und uns deshalb anpassungsfähig gemacht hat. Das große Gehirn verdanken wir dem aufrechten Gang und der Größenreduktion der Kiefer, zwei Faktoren, die ein leichtes Balancieren des Kopfes gestatten und damit die gewaltige Gehirnvergrößerung ermöglichten. Es sind die pentadaktyle Hand und das Gehirn, welche die Entfaltung der menschlichen Kultur ermöglichten. Und, damit wir nicht vor Eikelkeit überschnappen, schließen wir diese Betrachtung mit der Information ab, daß die großen Meeressäugetiere (Wale, Delphine, Manateen, usw.) wie auch der Elefant noch viel größere und kompliziertere Gehirne haben als wir.

15.1. Schultergürtel

Die Verbindung des Rumpfes mit den Armen wird durch den Schultergürtel hergestellt. Bei verschiedenen Organismen ist der Bau dieser großen Knochenspange sehr verschieden. Der Mensch (zusammen mit den menschenähnlichen Affen) nimmt eine Sonderstellung ein.

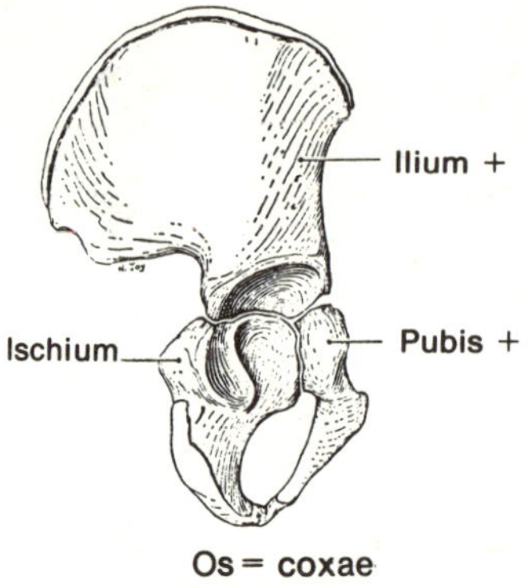

15–3: Hüftbein beim Fötus
(aus Grant's Method of Anatomy, 5. Aufl., mit freundlicher Erlaubnis des Verlages Williams & Wilkins)

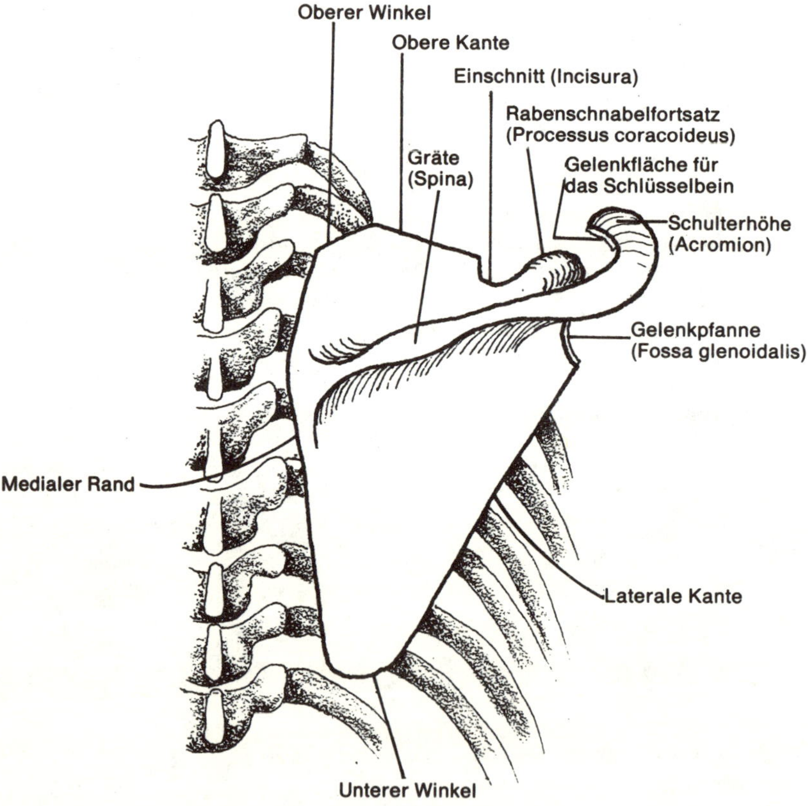

15–4: Rechtes Schulterblatt von hinten gesehen

Das **Schlüsselbein (Clavicula)**, waagerecht orientiert, ist ein leicht S-förmig gebogener, langer Knochen, der mit dem oberen, seitlichen Ende des *Manubrium sterni* (»Griff« des Brustbeins) gelenkig verbunden ist *(Abb. 13–8)*. Das Sterno-Klavikular-Gelenk ist eine ganz besondere Diarthrose, die durch eine Scheibe aus Faserknorpel in zwei Kammern geteilt ist. Dadurch wird eine besonders große Beweglichkeit, die viel zur Zirkumduktion der Schulter beiträgt, erreicht.

Das **Schulterblatt** *(Scapula)* ist seinerseits mit dem Ende des Schlüsselbeins verbunden. Es ist ein großer, flacher, dreieckiger Knochen *(Abb. 15–4)*. Hinten erhebt sich die Schulterbeingräte, ein von medial nach lateral sanft ansteigender Knochengrat *(Spina scapulae)*. Seitlich ragt die Spina lateralwärts und nach vorn über und endigt mit einem breiten, waagerechten Fortsatz, dem *Akromion* (Schulterhöhe), die durch eine medialwärts gerichtete, mit Knorpel ausgekleidete Delle mit dem distalen Ende des Schlüsselbeins artikuliert (siehe *Abb. 13–8*). Nach vorn ragt vom oberen Rand des Schulterblattes der Rabenschnabelfortsatz (Processus coracoidalis) vor. Der seitliche Winkel des Schulterblattes ist zur Gelenkpfanne *(Fossa glenoideus)* erweitert und eingedellt. Hier artikuliert der Oberarmknochen, *Humerus*. Alle diese Knochen und deren Teile sind durch starke Bänder (Ligamente) aneinander befestigt.

15.2. Beckengürtel

Beim Menschen wird der Rumpf durch Vermittlung des Beckens von den Beinen getragen. Das Becken besteht aus dem *Kreuzbein* und jederseits einem *Hüftbein (Os coxae)*. Jedes Hüftbein *(Abb. 13–9)* besteht aus drei flachen, aber gebogenen Knochen, dem *Darmbein (Os Ilium)*, dem *Sitzbein (Os Ischium)* und dem *Schambein (Os pubis)* Diese Knochen, beim Fötus noch getrennt *(Abb. 15–3)*, verschmelzen während der Kindheit zum Hüftbein. Zwischen Kreuzbein und Darmbein (dem obersten Element des Hüftbeins) befindet sich jederseits ein synoviales Gelenk, bei dem aber wegen Enge, Bewegung so gut wie unmöglich ist *(Abb. 13–9)*. Beide Hüftknochen sind in der Mitte (da wo in *Abb. 13–9* und *15–5* eine Lücke ist) im Leben durch eine

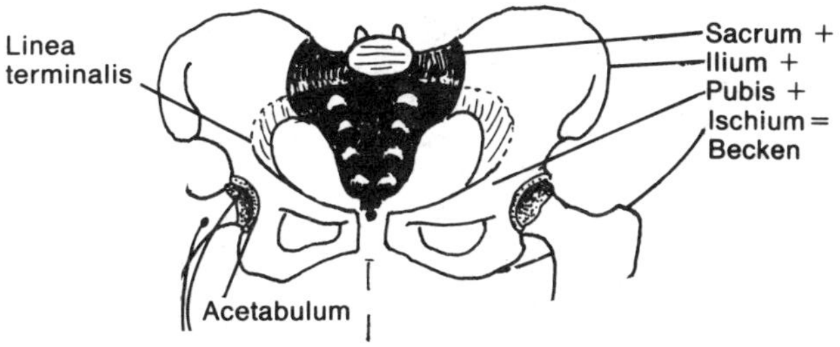

15–5: Das Becken von vorn gesehen

Scheibe aus Faserknorpel, die *Symphysis pubis* miteinander vereinigt. Jedes Hüftbein besitzt seitlich eine mit Knorpel ausgekleidete, pfannenartige Vertiefung, das *Acetabulum,* an dessen Bildung sich alle drei Knochen beteiligen. Darin sitzt das obere Ende des Oberschenkelknochens. Man unterscheidet ein »großes« von einem »kleinen« Becken. Ersteres umfaßt den ganzen, unterhalb des Oberrandes des Darmbeins, der Crista iliaca gelegenen Raum. Das »kleine« Becken liegt unterhalb und hinter dem Promontorium. Es wird von einer fast kreisförmigen Kante, der Linea terminalis begrenzt *(Abb. 15–5)*. Im kleinen Becken liegen die Harnblase, die Prostata, die Scheide und Gebärmutter, wie auch der Enddarm. Sitzbein und Schambein bestehen z. T. aus Balken. Diese schließen zwischen sich das „verschlossene Loch", *Foramen obturatum* ein. Diese große Öffnung wird im Leben durch eine kräftige Bindegewebsmembran verschlossen, die Membrana obturatoria.

15.3. Obere Extremität

Die oberen Gliedmaßen werden konventionellerweise fast immer so dargestellt, als ob der Handteller nach vorn gerichtet wäre. Diese unnatürliche Stellung heißt »die anatomische Stellung« des Armes und entspricht der Supination. Der Grund dafür ist, daß die zwei Knochen des Unterarmes sich in der natürlichen, erschlafften Haltung *(Pronation)* überqueren, aber bei der Supination in der Vorderansicht parallel zueinander verlaufen *(Abb. 15–7)*. Auch die Hand bietet dann dem Beschauer ihre flache Seite. Das erleichtert das Lernen.

Oberarm. *(Abb. 13–8)* Der Oberarm besitzt nur einen, aber kräftigen Knochen, den *Humerus.* Er besitzt einen zylindrischen Schaft, einen mit Knorpel überzogenen »Kopf« *(Caput)*, Teil einer Kugelfläche, welche in die Gelenkpfanne *(Fossa glenoidalis)* des Schulterblattes paßt. Diese Pfanne, Teil einer Hohlkugel, ist recht flach, so daß dieses sehr bewegliche Kugelgelenk der Verstärkung durch kräftige Bänder *(Ligamente)* bedarf. Diese bilden eine Kapsel, deren Zerreißen zur Luxation führt (siehe Orthopädie). Seitlich und etwas

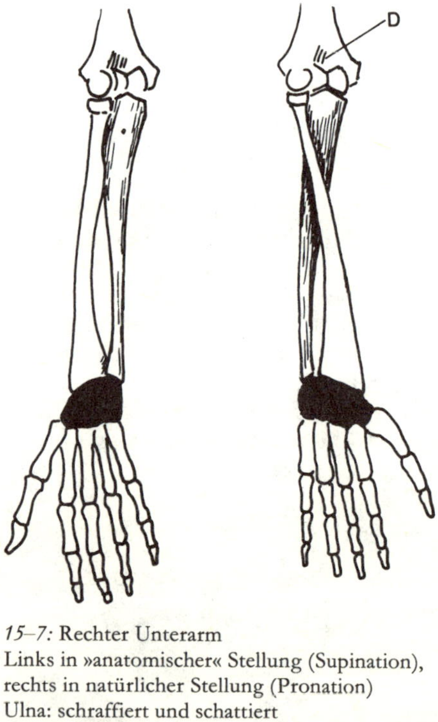

15–7: Rechter Unterarm
Links in »anatomischer« Stellung (Supination), rechts in natürlicher Stellung (Pronation)
Ulna: schraffiert und schattiert
Radius: weiß
Handwurzel: schwarz
kolorieren:
Radius: ockergelb
Ulna: nicht bemalen

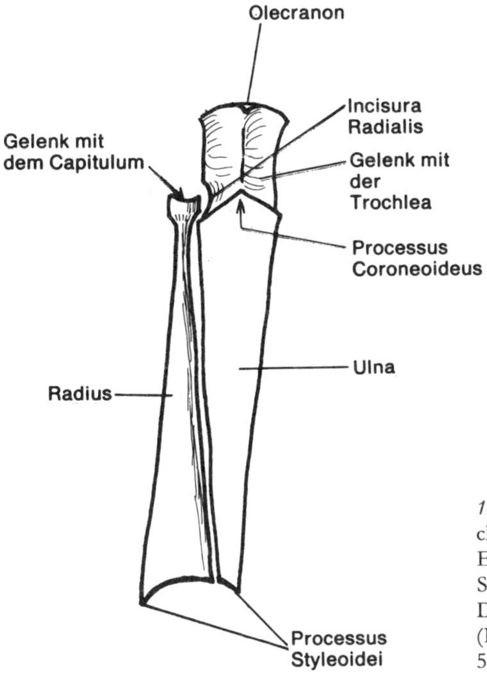

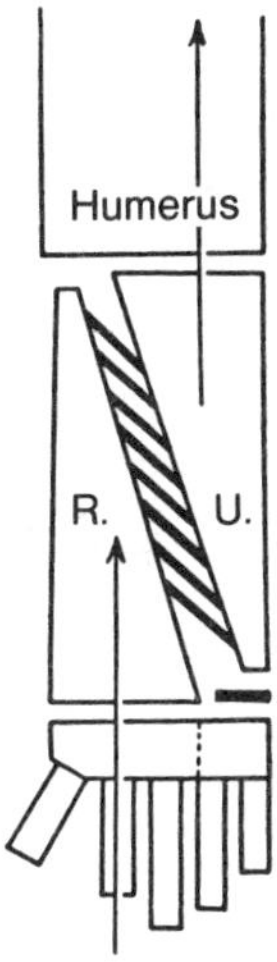

15–8: Schema der beiden rechten Unterarmknochen
Elle = Ulna, unten dünn und oben breit
Speiche = Radius, oben dünn und unten breit
Dazwischen liegt die Membrana interossea
(Rechts: Aus Grant's Method of Anatomy, 5. Aufl., mit freundl. Erlaubnis des Verlages Williams & Wilkins)

nach hinten vom Kopf befindet sich eine Knolle *(Tuberculum majus)* und nach vorn ein kleines Knöllchen *(Tuberculum minus)*. Das untere Ende des Humerus ist verbreitert und weist einige Besonderheiten auf. Es besitzt zwei Kondylen besonderer Form. Der auf der »medialen« Seite liegende Kondyl ähnelt einer schief liegenden Zwirnsrolle und heißt *Trochlea* (= Rolle). Sie dient der gelenkigen Verbindung mit der Elle. Lateral davon befindet sich eine kleine Halbkugel, das Capitulum (Köpfchen), das die Rotation der Speiche gestattet. Neben und etwas über diesen Kondylen gibt es zwei seitliche Knochenauswüchse, die Epikondylen, Ansatz gewisser Muskeln. Direkt oberhalb der Kondylen ist der Oberarmknochen ganz dünn, weil er vorn und hinten je eine tiefe Grube besitzt: hinten die Olekranon-Fossa, vorn die Coronoid-Fossa, die wir alsbald besprechen werden.

Wenn wir bei der Besprechung des Armes »vorn« und »hinten«, »ventral« und »dorsal«, »medial« und »lateral« sagen, denken wir uns die Gliedmaße als in der anatomischen Stellung befindlich (siehe oben). Bei der Hand unterscheiden wir »palmar« (von palma = der Handteller) von »dorsal«.

Unterarm: Die Unterarm-Knochen sind *Elle (Ulna)* und *Speiche (Radius)*. Die schematische Darstellung *(Abb. 15–8)* soll verdeutlichen, daß die Speiche nach oben dünn und unten breit ist, während die Elle, umgekehrt, unten dünn und oben breit ist. Beide Knochen werden, wie Schienbein und Wadenbein, durch eine Membrana interossea zusammengehalten.

Die **Elle,** nach oben viel länger als die Speiche, besitzt eine halbmondförmige

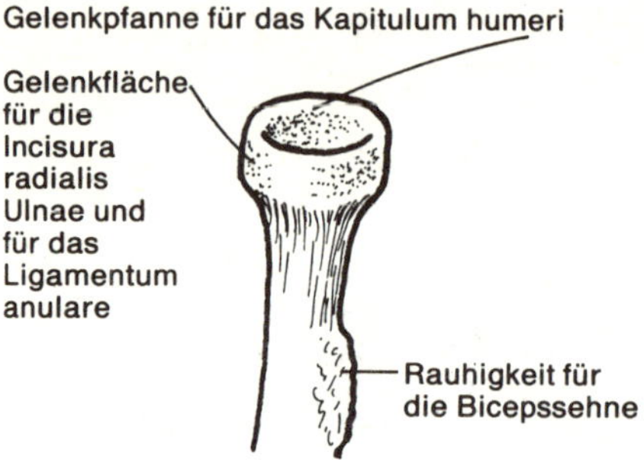

15–9: Kopf der Elle

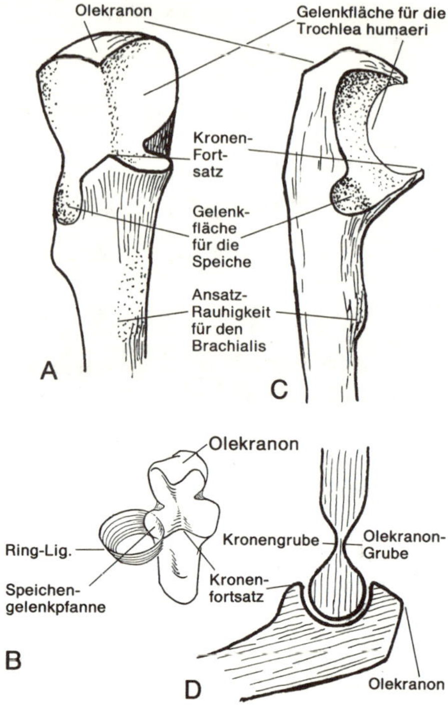

15–10: Gelenke zur Rotation der Speiche an der Elle (aus Grant's »Method of Anatomy«, 5. Aufl.)
kolorieren:
Knochen: ockergelb
Gelenkflächen: hellblau
Ligament: hellblau

Vertiefung die *Incisura trochlearis = Incisura semilunaris*. Dadurch, daß diese Vertiefung durch eine Kante in eine laterale und mediale Hälfte geteilt ist, paßt sie genau in die Trochlea hinein. Das Humerus-Ulna-Gelenk ist daher ein richtiges Scharniergelenk. Oben wird die Incisura von einem Vorsprung namens *Olekranon* und unten von einem ähnlichen Vorsprung, dem Kronenfortsatz *(Processus coronoideus)* begrenzt. Bei gestrecktem Arm paßt das Olekranon in die Olekranon-Fossa, bei gebeugtem Arm paßt der Kronenfortsatz in die Koronoid-Fossa *(Abb. 15–7, D)*.

Die meisten Männer können den Ellenbogen soweit strecken, daß der ganze Arm genau gerade ist. Viele Frauen können das Ellenbogengelenk hyper-extendieren (überstrecken), so daß der Unterarm etwas nach hinten gebogen werden kann.

Die **Speiche** besitzt an ihrem oberen, dünnen Ende einen scheibenförmigen »Kopf«, der von Knorpel überzogen ist. Ganz oben ist dieser Kopf eingedellt und paßt auf das halbkugelige Kapitulum humeri drauf, so daß sie um dieses Halbkügelchen rotieren kann *(Abb. 15–9 und 10)*. An der Elle wird die Speiche durch das Ring-Ligament *(Lig. anulare radii)* festgehalten. Dabei schleift der Speichenkopf im Ringligament auch gegen die Elle, die an dieser Stelle eine Erweiterung des Halbmondlagers, die *Incisura radialis ulnae* (natürlich mit Knorpel ausgekleidet) aufweist. Da nun die Speiche ihrer ganzen Länge nach durch die Membrana interossea an der Elle befestigt ist, wird die Rotation der Hand stabilisiert *(siehe auch Abb. 15–8, rechts)*.

Jeder der beiden Vorderarmknochen besitzt einen Griffelfortsatz *(Processus styloideus)*, welche, zusammen mit gewissen Ligamenten, das Gleiten von Sehnen sichern.

Das **Handgelenk** *(Carpus, Abb. 15–11)* besteht aus 8 Knöchelchen, die wir

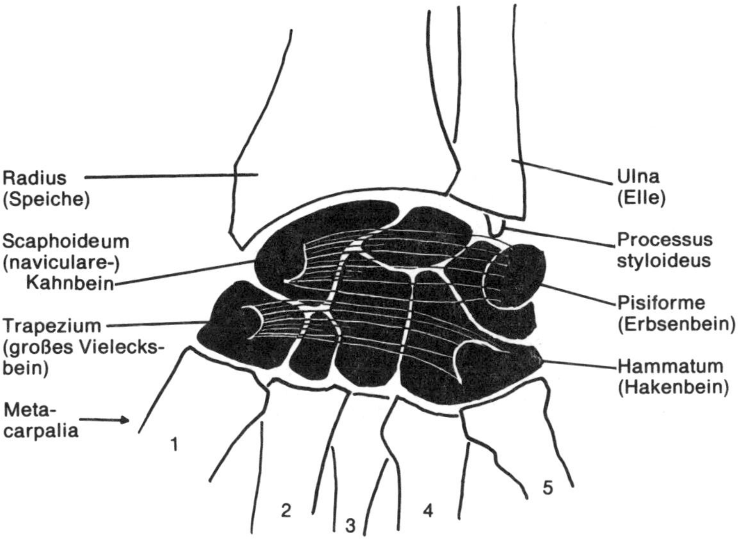

15–11: Die Handwurzelknochen (schwarz) und das Beugerretinaculum (weiße Striche), von palmar gesehen

als eine Einheit behandeln wollen. Sie sind gering gegeneinander beweglich und tragen dadurch zur Biegsamkeit der Hand bei. Nur von vieren dieser Knöchelchen wollen wir die Namen behalten: Das *Hakenbein (Os hamatum)*, das mit einem Haken *(Hamulus)* versehen ist, das *Erbsenbein (Os pisiforme)*, das *Kahnbein (Os scaphoideum = naviculare)* und das große *Vielecksbein (Os trapezium)*, weil man sie durch die Haut fühlen kann und weil an ihnen Ligamente, besonders aber das Flexoren-Retinaculum, befestigt sind und Muskeln von ihnen entspringen.

Durch die knorpligen und konvexen Gelenkflächen der beiden proximalen Handwurzelknochen *Kahnbein* (*Os scaphoideum* oder *Os naviculare*) und *Mondbein (Os lunatum)* kann die Handwurzel wunderbar in den unteren Konkavitäten der Speiche und der Elle seitlich, wie auch von vorn nach hinten hin- und hergeschwenkt werden.

Supination und Pronation. Es ist besonders das Humerus-Radius-Gelenk, das die Drehung der Hand (*Supination:* Handteller nach vorn und oben und *Pronation:* Handteller nach hinten und unten) gestattet *(Abb. 15–7)*. Diese Bewegung kann sowohl bei gebeugtem wie gestrecktem Ellenbogengelenk ausgeführt werden.

Mittelhandknochen *(Os metacarpalia)*, wie der Fuß 5 Metatarsalia hat, so besitzt auch die Hand 5 Metakarpalia. Daran schließen sich die

Finger. Der Daumen *(Pollex)* besitzt 2 Glieder *(Phalangen)*, die übrigen 4 Finger je 3 Phalangen.

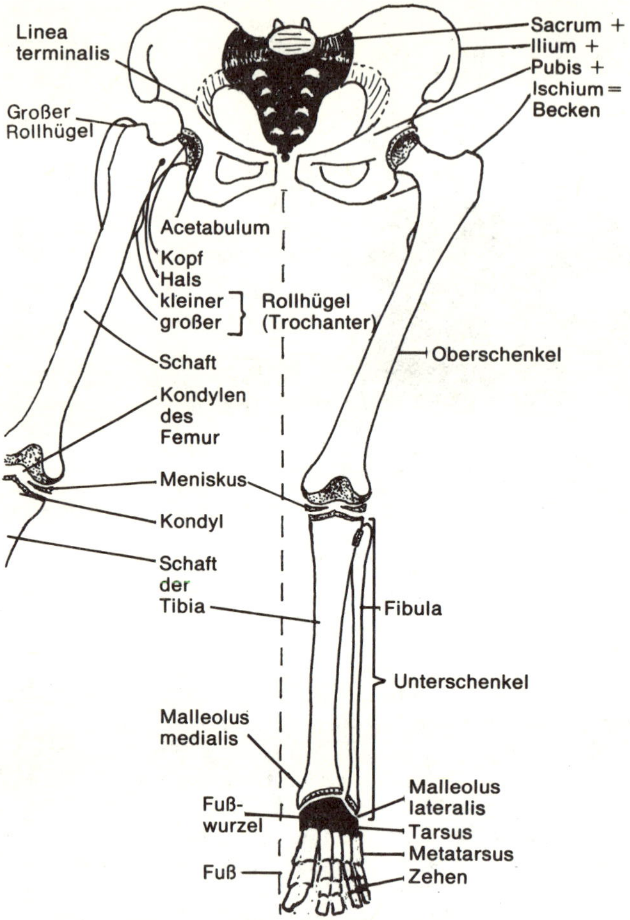

15–12: Becken und untere Gliedmaßen
kolorieren: Alle Gelenkknorpel (punktiert): hellblau
Knochen: ockergelb, Befestigungsstelle der letzten Bandscheibe: dunkelgrün
Das linke Bein (vom Beschauer aus rechts) ist in Adduktion. Das rechte Bein (vom Beschauer links) ist abduziert

15.4. Untere Extremität

Sie hat drei Hauptteile: Oberschenkel, Unterschenkel und Fuß.
Der **Oberschenkelknochen,** *(Femur)* sitzt mit seinem Kugelgelenk im Acetabulum. Er hat einen schiefstehenden Schaft, einen scharf abgebogenen Hals und den »Kopf«, d. h. das Kugelgelenk *(Abb. 15–12)*. Unten besitzt der Femur zwei Gelenkflächen *(Kondylen)*, die vorn miteinander in Verbindung ste-

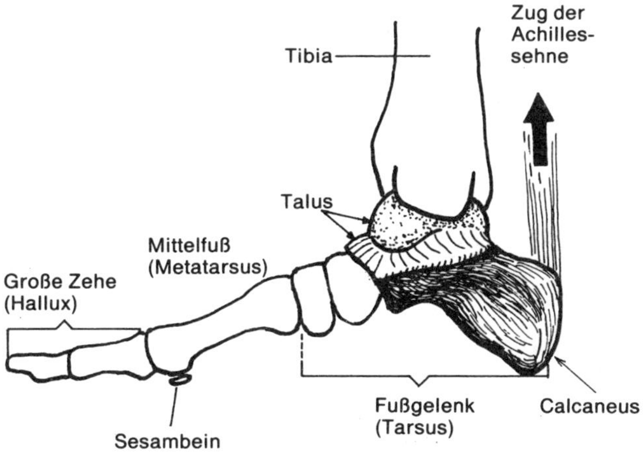

15–13: Rechter Fuß, medial gesehen

hen. Von unten sieht die ganze Gelenkfläche wie ein umgedrehtes U aus. Ihr Vorderteil gestattet Gleiten der Kniescheibe *(Patella)*. Die beiden Kondylen artikulieren, durch Vermittlung faserknorpliger Zwischenscheiben *(Menisken)* mit den beiden konkaven Kondylen des Schienbeins. Vor dem Knie befindet sich die Kniescheibe, in die Sehne des großen, vierköpfigen Kniestreckers eingebaut.

Nach oben und zur Seite setzt sich der Schaft des Femur in einen hohen Höcker, den großen Rollhügel *(Trochanter major)* fort *(Abb. 15–9)*. Dieser ist durch einen Grat *(Crista intertrochanterica)* mit dem unterhalb des Halses, medial und hinten gelegenen kleinen Rollhügel *(Trochanter minor)* verbunden. Da die Crista intertrochanterica hinten liegt, ist sie in *Abb. 15–9* nicht zu sehen. Hinten, unter dem großen Rollhügel verläuft längsweise eine rauhe Kante, die *Tuberositas glutea*.

Der **Unterschenkel** *(Abb. 15–12)* besteht aus dem dicken *Schienbein (Tibia)* und dem lateral davon gelegenen, dünnen *Wadenbein (Fibula)*. Das Kniegelenk, wie alle Gelenke, wird durch gewisse Ligamente verstärkt. Das dünne Wadenbein beginnt etwas unterhalb des Kniegelenkes, reicht aber tiefer nach unten als das Schienbein. Beide Knochen endigen in einem hakenartigen Knöchel (*Malleolus lateralis* bzw. *medialis*). Beide Knochen sind durch eine kräftige *Membrana interossea* aneinander befestigt. Ihr gemeinsames Unterende bildet eine mit Knorpel ausgekleidete Höhlung zur Artikulation mit dem *Talus* der Fußwurzel und zum Festhalten der Sehnen des hinteren Schienbeinmuskels und des langen und kurzen Wadenmuskels.

Das **Fußgelenk** *(Tarsus, Abb. 15–13)* besteht aus 7 Knochen, wovon wir nur die beiden größten auswendig lernen müssen: Das *Sprungbein (Talus)* artikuliert mit den beiden Unterschenkelknochen. Hinten hinaus ragt das *Fersenbein (Calcaneus)* zum Ansatz der Achillessehne. Ähnlich wie bei der Hand folgen die Metatarsalia, darauf die Phalangen der Zehen, wobei die *große Zehe (Hallux)* nur 2 Phalangen besitzt.

16. Muskeln des Rumpfes und der Schulter

16.1. Musculus erector spinae

Schon beim Vierfüßler muß es Muskeln geben, die ein Durchsacken der Wirbelsäule zwischen dem Beckengürtel und dem Schultergürtel verhindern *(Abb. 16–1)*. Beim Menschen wird diese Muskulatur wegen der aufrechten Körperhaltung noch viel wichtiger. Solche Muskeln verlaufen von Wirbel zu Wirbel, teils gerade und teils schräg. In den der Wirbelsäule nächsten dieser Muskeln, ist die Wirbeltiermetamerie noch sehr gut erhalten. Dieses sind die kurzen Rückenmuskeln, die von den *Querfortsätzen (Processus transversi)* zu höher gelegenen *Dornfortsätzen (Processus spinosi)* ziehen *(Abb. 16–2)*. Manche dieser kurzen Muskeln inserieren am nächsthöheren Wirbel, andere können mehrere Wirbel überspringen. Wieder andere dieser Gruppe reichen von Querfortsatz zu Querfortsatz. Außerdem gibt es ganz lange Muskeln, die vom Kreuzbein bis zum Thorax und gar bis zum Hals reichen, und wieder andere, lange, die vom Thorax bis zum Hals und solche, die von den Halswirbeln bis zur oberen Nackenlinie *(linea nuchae superior)* des Hinterhauptbeines ziehen, sowie Muskeln, die von den Halswirbeln bis zum Warzenfortsatz *(Processus mastoideus)* laufen. Alle die kurzen und langen, dünnen und dicken

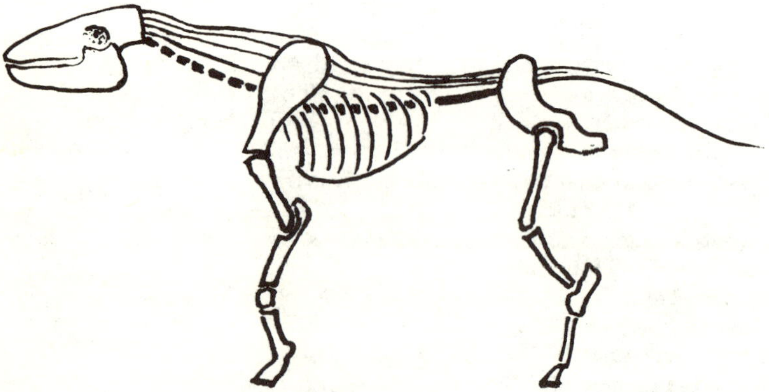

16–1: Rücken- und Halsmuskulatur beim Vierfüßler, Muskeln rot anmalen

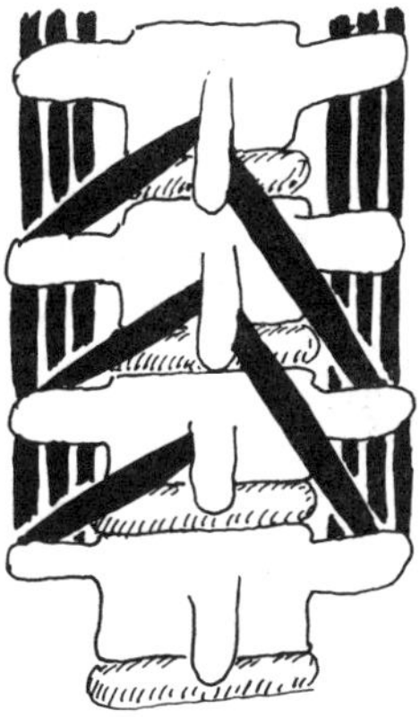

16–2: Bestandteile des M. erector spinae (Ausschnitt)

Muskeln sind zu einer großen Gruppe, die Musculus erector spinae heißt, zusammengefaßt *(Abb. 16–3)*. Und während jeder Teil einen Namen hat, begnügen wir uns mit dem einen Namen, Musculus erector spinae. Sogar die großen hinteren Hals-Kopfmuskeln (Musculus semispinalis capitis und Musculus splenius capitis), die am Hinterhauptsbein und am Schläfenbein ansetzen, gehören zum M. erector spinae-System. Während es dem Vierfüßler obliegt, einen schweren Kopf ganz weit vor dem Körper in der Schwebe zu erhalten, und er deshalb riesenhafte Halsmuskeln benötigt *(Abb. 16–1)*, braucht der Mensch seinen verhältnismäßig kleinen Kopf nur sachte auf der senkrechten Wirbelsäule zu balancieren. Deshalb sind bei uns auch die zervikalen Teile des M. erector spinae verhältnismäßig schwach entwickelt. Andererseits aber muß bei uns der M. erector spinae wegen unseres aufrechten Ganges in der Kreuz-, Lenden- und Thorakal-Region besonders stark sein, so daß er beiderseits der Dornfortsätze mächtig vorspringt.

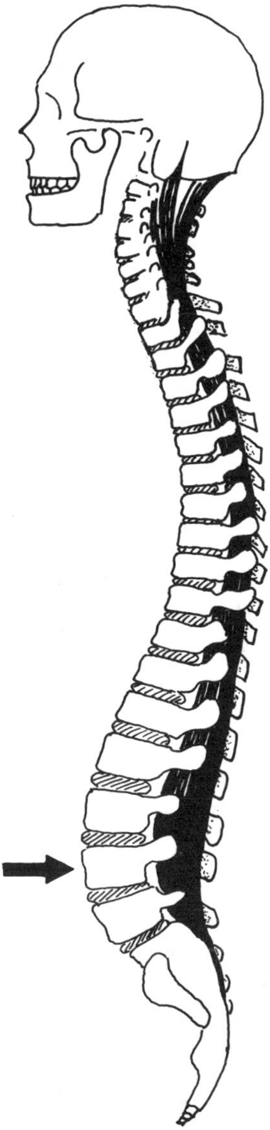

16–3: M. erector spinae: schwarz
Diese Muskelgruppe reicht vom Becken bis zum Kopf und ist beim gesunden Menschen stärker ausgeprägt, als auf diesem Bild dargestellt

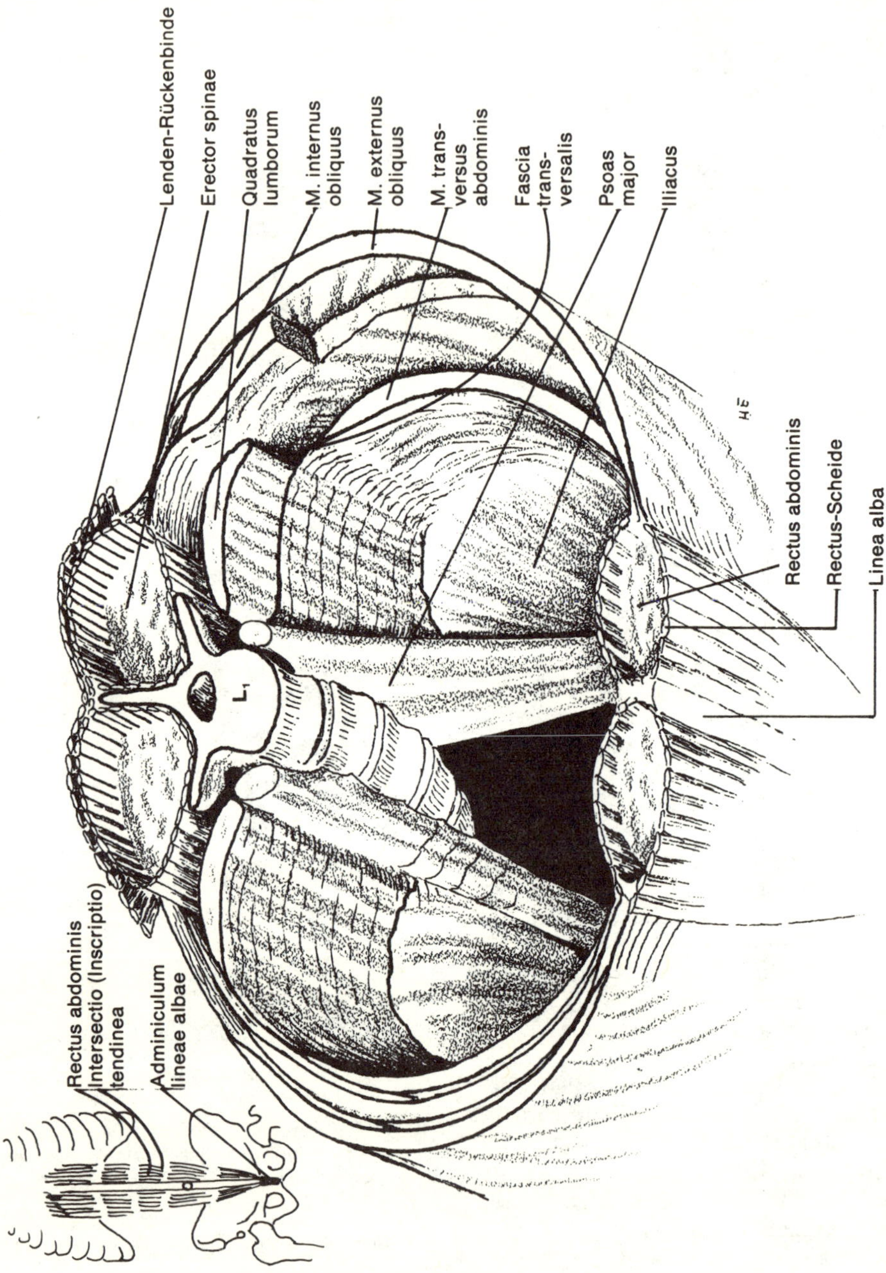

16–4: Die Unterleibsmuskeln

In *Abb. 16–3* aber ist der M. erector spinae viel dünner gezeichnet als es bei normalen Menschen ist, um seine Lage zwischen Quer- und Dornfortsätzen zu veranschaulichen. In *Abb. 16–4* ist der M. erector spinae realistischer dargestellt.
Die über dem *M. erector spinae* liegenden Muskeln *M. latissimus dorsi (breiter Rückenmuskel)* und *M. trapezius (Kapuzenmuskel)*, obwohl außerordentlich wichtig, sind von der Oberfläche kaum wahrnehmbar, weil sie, obwohl sehr breit, dünn sind. Im Querschnitt durch die Lendenregion prägt sich dieser Sachverhalt gut ein.

16.2. Bauchmuskeln

Der M. erector spinae liegt zwischen Querfortsätzen und Dornfortsätzen der Wirbel. Er wird von dem vorderen und hinteren Blatt der »Fascia« dorsolumbalis (Lenden-Rückenbinde), die eigentlich eine Aponeurose ist, eingeschlossen. Diese ist ein mächtiges breites Tuch aus weißen, leimgebenden Fasern. Seitlich entspringt von ihr nicht nur der *M. latissimus dorsi,* sondern die drei seitlichen *Unterleibsmuskeln.* Diese sind von innen nach außen der *M. transversus abdominis* (querer Bauchmuskel), der *M. interus* und *M. externus obliquus abdominis* (innerer und äußerer schiefer Bauchmuskel). Diese 3 flachen Muskeln kommen mit ihren Faszien ventral wieder zusammen und vereinigen sich seitlich etwa 3 Finger breit von der Mittellinie zur Rectusscheide. Diese spaltet sich wieder und schließt jederseits eine Hälfte des M. rectus abdominis in sich ein.
Der *M. rectus abdominis* (gerader Bauchmuskel) entspringt von dem 5.–7. Rippenknorpel (*Abb. 16–4,* Teilabb.). Er schließt die Bauchwand vorne ab. Dieser zweiteilige Muskel verbindet den Brustkasten mit der Symphysis pubis und den beiden vorderen Rami des Schambeins. Die beiden Hälften des Rectus abdominis stecken, längs verlaufend, in den Rectus-Scheiden. Diese vereinigen sich in der Mittellinie zu einem kräftigen weißen Band, der Linea alba, die in ihrem unteren Drittel vom Nabel unterbrochen ist. Das kaudale Ende der Linea alba stellt die Sehne zu den Schambeinen her: das Befestigungsband (*Adminiculum lineae albae*).
Der gerade Bauchmuskel besteht jederseits aus 3–5 Abteilungen längsverlaufender Muskelfasern, zwischen denen »sehnige Inscriptionen« waagerecht verlaufen. Bei mageren Athleten kommen diese Inscriptionen als Vertiefungen besonders zur Geltung. Die Linea alba kann durch den *M. pyramidalis* (nicht eingezeichnet) gestrafft werden. Auch der quadratische *Lendenmuskel (M. Quadratus lumborum)* trägt zur Verstärkung der Unterleibswand bei. Er entspringt von der zwölften Rippe und von den Querfortsätzen der Lendenwirbel 1–3. Er setzt am Innenrand der *Crista iliaca (Darmbeinkamm)* an *(Abb. 16–4)*.
Alle die genannten Muskeln der Bauchwand tragen dazu bei, daß die Unterleibseingeweide innen gehalten werden, sie unterstützen ferner die Atmung. Erschlaffung steigert (bei Zwerchfellkontraktion s. u.) die Einatmung, während Kontraktion die Ausatmung fördert (Bauchatmung).
Ihre kräftige Kontraktion hilft auch bei

der Darmentleerung und bei der Geburt eines Kindes. Mit diesen «freiwilligen Muskeln» kann eine Mutter der Hebamme helfen. Außerdem tragen alle diese Muskeln zur Rumpfbeuge in jeder gewünschten Richtung bei.

16.3. Die Zwischenrippenmuskeln *(Abb. 13–8)*

verbinden aufeinanderfolgende Rippen, und zwar ziehen die Fasern der *Musculi intercostales externi* von hinten oben nach vorne unten und helfen beim Heben der Rippen (Einatmung). Darunter liegen die *Mm. intercostales interni,* deren Fasern von hinten unten nach vorne oben ziehen. Diese Muskeln helfen bei der Ausatmung. Innerhalb des Brustkorbs liegen noch die *Mm. subcostales* und die *Mm. transversi thoracis.* Zu den wichtigsten Erweiterern des Brustkastens (Einatmung) gehört die *Skalenus-Gruppe* (*M. scalenus posterior, medius* und *anterior*). Diese »Treppenmuskeln« entspringen von den Querfortsätzen aller Halswirbel (manchmal nicht vom Atlas) und setzen an den beiden obersten Rippen an *(Abb. 13–8)*. Bei ihrer Kontraktion heben sie alle Rippen an; denn die Zwischenrippenmuskeln ziehen die anderen Rippen nach.

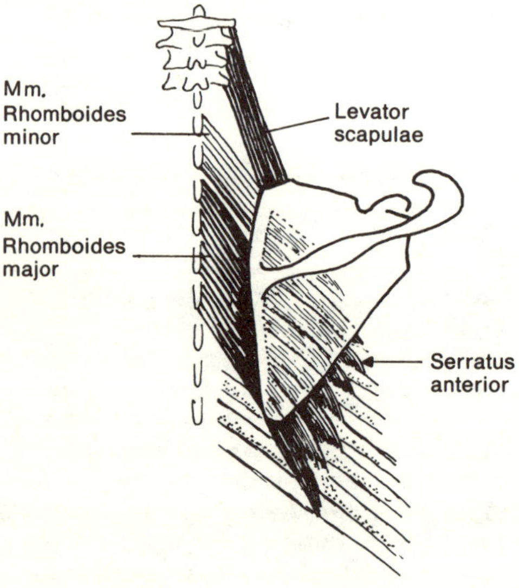

16–5: Muskeln, die auf den Schultergürtel als Ganzes wirken

Sehr wichtig für die Einatmung ist auch das *Zwerchfell (Diaphragma)* (*Abb. E–6* und *E–8*), ein flacher Muskel, der den Brustkorb nach unten abschließt. Bei seiner Kontraktion wird das in der Ruhestellung nach oben kuppelförmig gewölbte Zwerchfell flacher. Dabei wird der Raum im Brustkasten erweitert.

Muskeln, die den Schultergürtel verstellen

entspringen vom Rumpf, Hals und Kopf. Das Schulterblatt wird von folgenden Muskeln gehoben:

1. *Schulterblattheber (M. levator scapulae).* Dieser entspringt von den Querfortsätzen der ersten vier Halswirbel und setzt am oberen Winkel des Schulterblatts an *(Abb. 16–5).*

2. *Kleiner* und *großer Rautenmuskel* (*Mm. rhomboideus minor* und *major*) von den Dornfortsätzen der zwei untersten Halswirbel, bzw. der vier obersten Brustwirbel entspringend, setzen übereinander am medialen Rand des Schulterblattes an *(Abb. 16–5).*

3. Der *Kapuzen- oder Kappenmuskel (M. trapezius, Abb. 16–6)* entspringt von der oberen Nackenlinie *(Linea nuchae*

superior) dem Hinterhauptsstachel *(Protuberantia occipitalis externa)*, dem gelben Nackenband und allen Dornfortsätzen von C_1 bis T_{12} und setzt am seitlichen Drittel der Schulterblattgräte und am Schlüsselbein an. Wenn der ganze Muskel tätig ist, rotiert er das Schulterblatt nach der Mitte zu (Pfeil in *Abb. 16–6*). Der obere Teil allein hebt die Schulter.

4. Nach vorne kann die Schulter durch den vorderen *Sägemuskel (Abb. 16–5 und 16–7, M. serratus anterior)* gezogen werden. Von den ersten 9 Rippen entspringend, setzt er am medialen Rand der Scapula an. Er wird besonders beim Vorwärtsschieben schwerer Gegenstände, beim Liegestütz und ähnlichen Handlungen beansprucht. Wenn es einen *M. serratus anterior* gibt, so muß es auch mindestens einen *M. serratus posterior* geben. Es gibt sogar deren zwei: *M. seratus posterior superior,* der die Rippen hebt, und *M. serratus posterior inferior,* der sie senkt. Sie gehören zur Atemmuskulatur.

5. Der *kleine Brustmuskel (M. pectoralis minor, Abb. 16–8)* zieht von der 3., 4. und 5. Rippe zum Rabenschnabelfortsatz und zieht die Schulter nach vorne und unten. Alle diese Muskeln zusammen können die Schultern zirkumduzieren, auch wenn der Arm dabei schlaff hinunterhängt. Dabei kommen als Gelenke das Sterno-klavikular- und das Klavikulo-akromial-Gelenk ins Spiel.

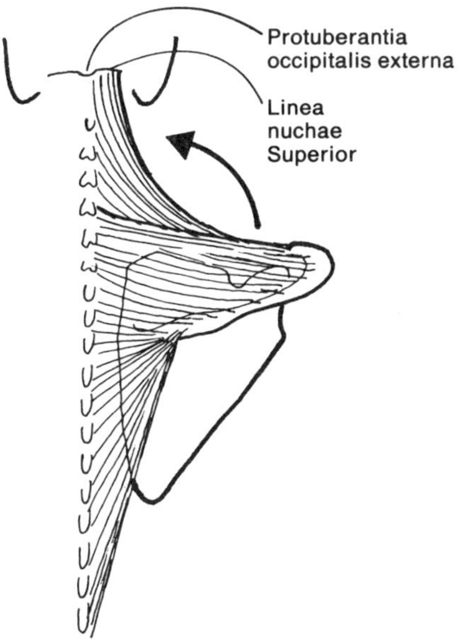

16–6: Der Kapuzenmuskel (Trapezius)

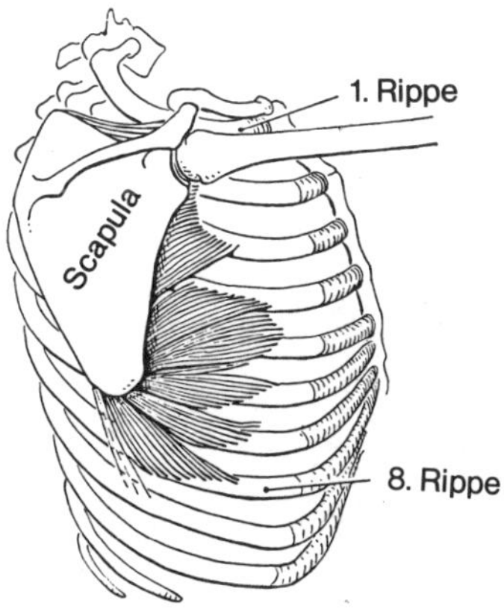

16–7: M. serratus anterior
(Aus Grant's Method of Anatomy, 5. Aufl., mit freundlicher Genehmigung des Verlages Williams & Wilkins)

Muskeln, die vom Rumpf aus den Oberarm drehen

1. Der *große Brustmuskel (M. pectoralis major, Abb. 16–9)* hat drei Teile, die vom Schlüsselbein, dem Brustbein und von der vorderen Lage der Rectus-Scheide entspringen. Alle diese Fasern laufen nach der Vorderfläche des Humerus zu und setzten dort an.

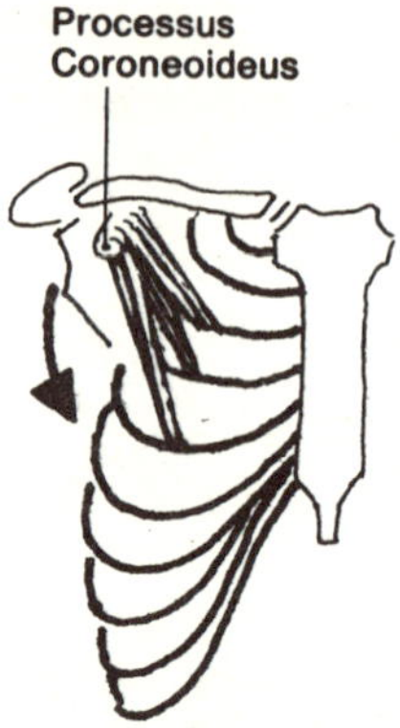

16–8: Der kleine Brustmuskel (M. pectoralis minor)

2. Der *breite Rückenmuskel (M. Latissimus dorsi [Abb. 16–10])*, entspringt durch Vermittlung des Hinterblattes der Lenden-Rücken-Aponeurose (lumbodorsale Faszie) von den Dornfortsätzen der Wirbel T_7 bis S_5 sowie der Crista iliaca. Alle Fasern dieses großen, flachen Muskels setzen an der Vorderfläche des Humerus an, direkt medial vom Ansatz des großen Brustmuskels.

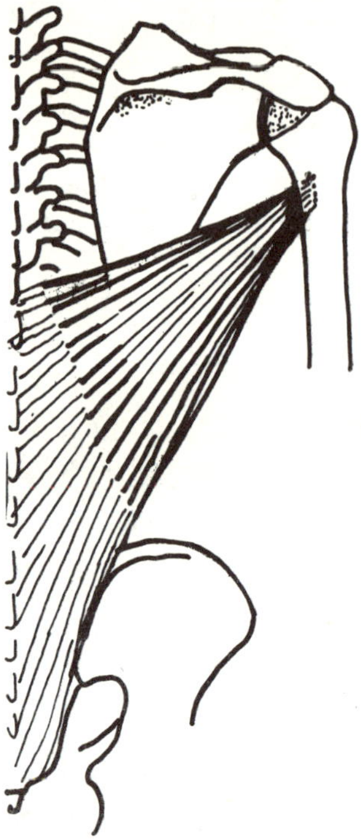

16–10: Der breite Rückenmuskel (M. latissimus dorsi)

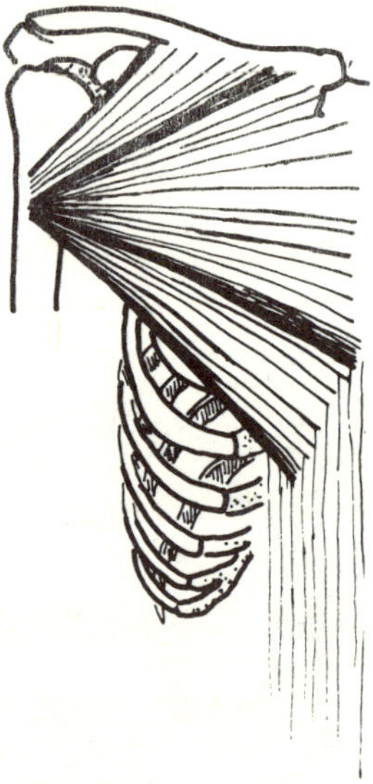

16–9: Der große Brustmuskel (M. pectoralis major)

Zusammen bilden diese beiden Riesenmuskeln die vordere und hintere Begrenzung der Achselhöhle *(Axilla)*, sie ziehen den Arm an (adduzieren ihn) und rotieren ihn nach innen und vorn.

Muskeln, die vom Schultergürtel aus den Oberarm bewegen:

1. Der *Unterschulterblattmuskel (M. subscapularis (Abb. 16–11)*, der von fast der ganzen Innenfläche des Schulter-

blatts entspringt, läuft zum Tuberculum minus des Humerus und nimmt an der Innenrotation teil.
2. Der *kleine Rundmuskel (M. teres minor)* entspringt von der Mitte des lateralen Schulterblattrandes *(Abb. 16–12, oben)* und setzt hinten unten am Tuberculum majus des Humerus an. Er nimmt an der Auswärtsdrehung des Oberarms teil.
3. Fast am unteren Winkel des Schulterblatts, auf der Hinterseite, entspringt der *große Rundmuskel (M. teres major – Abb. 16–12, unten)*, der an der Vorderseite des Humerus ansetzt. Er beteiligt sich an der Innenrotation und Retroversion (nach hinten Wenden), eine Bewegung wie sie z. B. beim Paddeln eines Kanus vorkommt.
[Das Wort *teres* heißt drehrund = zylindrisch und kommt in der Anatomie manchmal vor. Drehrund sind diese Muskeln allerdings nur bei besonders kräftigen Athleten. Meist sind sie ziemlich flach.]
4. Der *Obergrätenmuskel (M. supraspinatus – Abb. 16–13, oben)* läuft von der Grube oberhalb der Schulterblattgräte nach dem obersten Rand des Tuberculum majus des Humerus. Er zieht den Arm ab (abduziert ihn).
5. Der *Untergrätenmuskel (M. infraspinatus – Abb. 16–13, unten)*, von der Grube unterhalb der Schulterblattgräte nach dem Tuberculum majus humeri verlaufend, dient hauptsächlich der Außenrotation des Armes.
6. Der *Rabenschnabel-* oder *Haken-Armmuskel (M. coracobrachialis) [Abb. 16–14]* zieht vom Rabenschnabelfortsatz zum Schaft des Humerus und bewirkt Vorwärtsstrecken des Armes.
7. Der *Deltamuskel (M. deltoideus) [Abb. 16–15]*, einer der eindruckvollsten Muskeln unseres Körpers, ist auch sein vielseitigster. Sein Ursprung ist ein großer Bogen, der sich von der Mitte

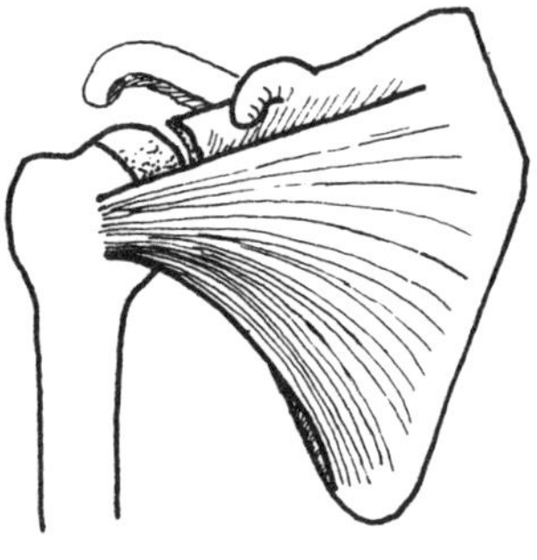

16–11: Der Unterschulterblattmuskel (M. subscapularis)

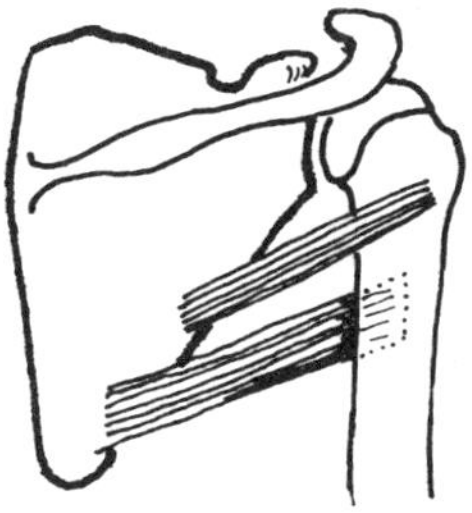

16–12: Kleiner und großer Rundmuskel (M. teres minor, major)

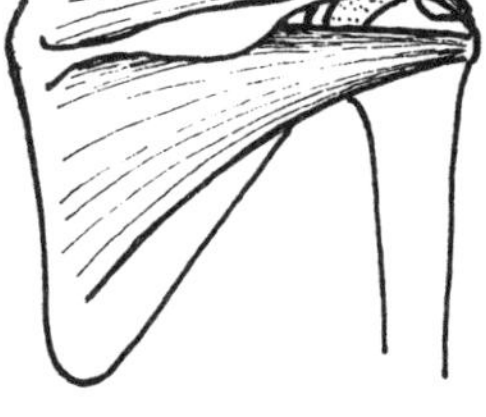

16–13: Der Obergrätenmuskel (M. supraspinatus) oben
der Untergrätenmuskel (M. infraspinatus) unten

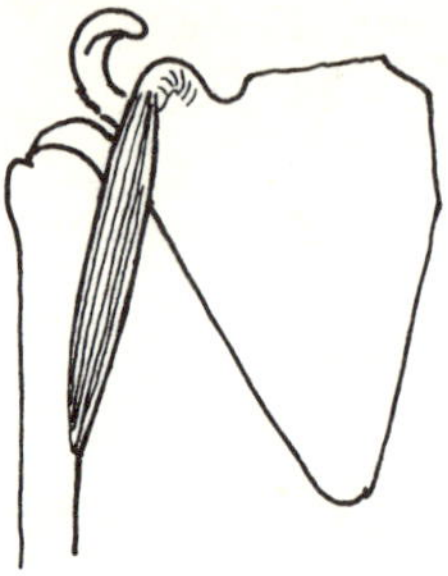

16–14: Der Hakenarmmuskel (M. coracobrachialis)

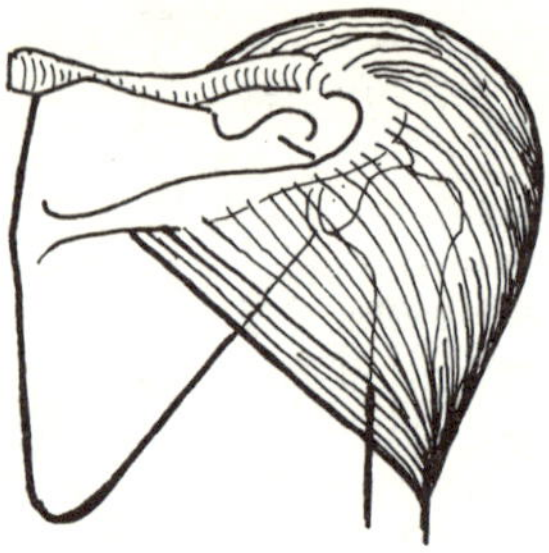

16–15: Der Deltamuskel (M. deltoideus)

des Schlüsselbeines über das Akromion und über drei Viertel der Schulterblattgräte erstreckt.

Von diesem großen Bogen, der teils nach vorne, teils zur Seite, teils nach hinten gewandt ist, entspringen alle seine Fasern und setzen an einer kleinen, länglichen Knolle lateral etwa in der Mitte des Humerus an. Je nachdem, welche Fasergruppe sich kontrahiert, zieht der Deltamuskel den Arm nach vorn *(Anteversion)*, nach der Seite *(Abduktion* und Heben), oder nach hinten *(Retroversion)*. Dieser Muskel, wenn individuelle Faserbündel nacheinander kontrahieren, kann ein fast vollständiges Herumschwingen *(Zirkumduktion)* des Armes erzeugen. Natürlich wirken andere Muskeln dabei auch mit.

Der Deltamuskel allein kann den Arm bis zur Horizontalen abziehen. Wenn er über den Kopf hochgehoben werden soll, ist das nur möglich, wenn auch der *Kapuzenmuskel (M. trapezius)* durch Nachinnendrehen des Schulterblattes mitwirkt.

Im Grund wirkt fast kein Muskel jemals allein, sondern immer im Verein mit andern. Diese Koordination wird durch das »extrapyramidale System« des Gehirns bewirkt (siehe unten unter Nervensystem).

17. Muskeln der oberen Extremität

Muskeln, die den Ellenbogen beugen oder strecken

Bisher haben wir nur solche Muskeln besprochen, die über ein einziges Gelenk wirken, mit Ausnahme des großen Brustmuskels und des breiten Rückenmuskels. Nun kommen wir aber zu Muskeln, von denen manche mehr als ein Gelenk überbrücken.

Der *dreiköpfige Armmuskel* oder *Armstrecker (M. triceps brachii [Abb. 17–1])* liegt hinten am Oberarm und hat, wie der Name sagt, drei »Köpfe«, d. h. Ursprungsorte. Der lange Kopf entspringt unterhalb der *Fossa glenoidalis (dunkel in Abb. 17–1)* und trägt durch seine Schiefstellung etwas zur Adduktion des Armes bei. Der mediale Kopf und der laterale Kopf entspringen beide

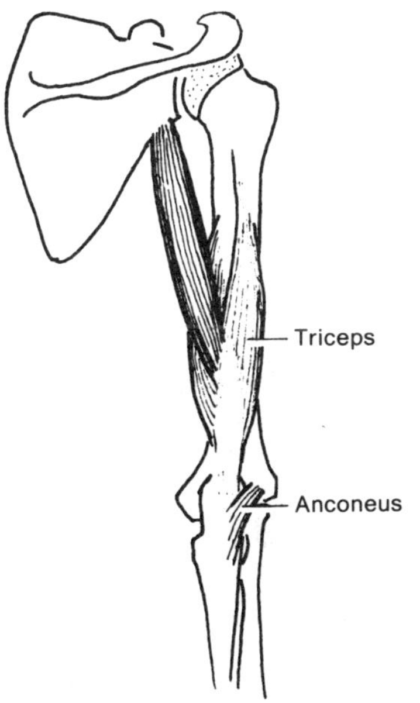

17–1: Der dreiköpfige Armmuskel, Armstrecker (M. triceps brachii) und der Knorrenmuskel (M. anconeus)

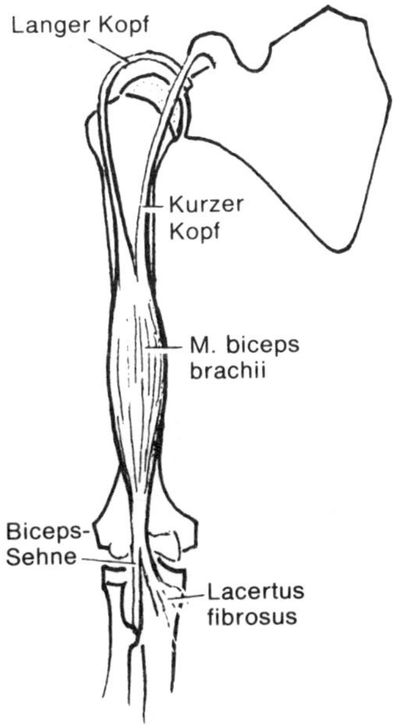

17–2: Der zweiköpfige Armmuskel (M. biceps brachii)

vom Schaft des Humerus. Alle drei »Köpfe« setzen durch Vermittlung einer mächtigen Sehne am Olekranon an und strecken den Ellenbogen. Der kurze *Anconeus* unterstützt den Triceps *(Abb. 17–1, unten)*.

Der *zweiköpfige Armmuskel (M. biceps brachii) [Abb. 17–2]* überspringt zwei Gelenke. Seine beiden »Köpfe« entspringen vom Schulterblatt und besitzen den Bau von Sehnen. Der lange »Kopf« entspringt oberhalb der *Fossa glenoidalis* und durchzieht das Schultergelenk, während der kurze »Kopf« vom Rabenschnabelfortsatz entspringt. Beide Teile vereinigen sich vor dem Humerus zu einem dicken, spindelförmigen Bauch. Dieser endigt in einer kräftigen Sehne, die an der Knolle *(Tuberositas)* der Speiche ansetzt. Von der Sehne zweigt nach der Elle zu eine zweite, flächenhafte Sehne, der *Lacertus fibrosus* ab, die an der Unterarm-Faszie ansetzt, also nicht an einem Knochen.

Im wesentlichen ist der M. biceps brachii ein Beuger des Ellenbogens. Er wirkt aber auch bei der Supination mit.

Der *tiefe Armmuskel* oder *Armbeuger (M. brachialis)* und der *Oberarmspeichenmuskel (M. brachioradialis) [Abb. 17–3]* sind Beuger des Ellenbogengelenkes, die nur dieses eine Gelenk überqueren. Beide entspringen vom Humerus. Ersterer setzt an der Knolle *(Tuberositas)* der Elle an, letzterer am Ende der Speiche.

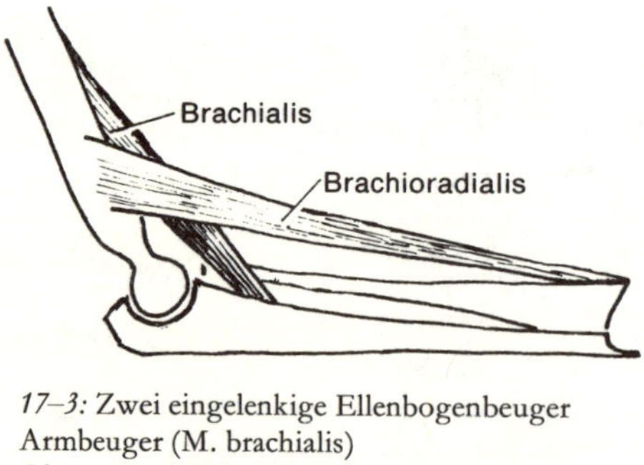

17–3: Zwei eingelenkige Ellenbogenbeuger
Armbeuger (M. brachialis)
Oberarmspeichenmuskel (M. brachioradialis)

Muskeln, die den Unterarm und dadurch auch die Hand drehen

Der Handteller wird indirekt nach oben oder vorn gedreht *(Supination)* durch den *M. biceps brachii* und durch den *Auswärtsdreher (M. supinator) (Abb. 17–4)*. Dieser entspringt vom lateralen Epikondylus des Humerus und setzt am oberen Teil des Schafts der Speiche an. Nach unten und hinten wird der Unterarm mit der Hand durch zwei Muskeln gedreht *(Pronation)*: den *M. pronator teres* und den *M. pronator quadratus* (in *Abb. 17–4* dargestellt). Ersterer entspringt vom medialen Epikondyl des Oberarmbeines und vom Kronenfortsatz der Elle. Er inseriert seitlich an der Speiche, etwa in deren Mitte. Er trägt auch zur Beugung des Ellenbogengelenks bei.

Der *M. pronator quadratus* verbindet die Außenränder von Elle und Speiche, tief am Unterarm. Bei seiner Kontraktion rotiert er die Speiche nach innen.

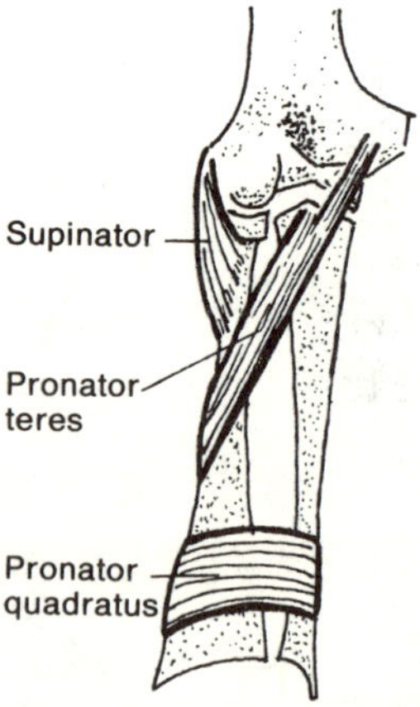

17–4: Der Supinator und die Pronatoren

Muskeln, welche die ganze Hand beugen *(Abb. 17–5)*

Der *radiale Handgelenksbeuger (M. flexor carpi radialis)* vom medialen Epikondylus des Oberarmknochens entspringend, setzt am Grund des 2. und 3. Mittelhandknochens an; er beugt und proniert die Hand und trägt zu ihrer Abduktion nach der Daumenseite bei *(Abb. 17–5)*. Der *ulnare Handgelenksbeuger (M. flexor carpi ulnaris)* entspringt näher der Kante des medialen Epikondylus und vom Olekranon, er inseriert am Erbsenbein, dem Hakenbein und dem 5. Mittelhandknochen. Er beugt das Handgelenk und abduziert ulnarwärts. Dazwischen liegt der bei nicht allen Menschen vorkommenden *lange Hohlhandmuskel (M. palmaris longus)*, in Abb. 17–5 nur teilweise eingezeichnet, da er fehlen kann.

Muskeln, welche die ganze Hand strecken oder dorsalwärts abbiegen

Sie entspringen, alle drei, vom lateralen Epikondyl *(Abb. 17–6)*. *Langer* und *kurzer Speichen-Handstrecker* (*Mm. extensor carpi radialis longus* und *brevis*) ziehen an den Basen des 2. bzw. 3. Metacarpale, während der *ulnare Handstrecker (M. extensor carpi ulnaris)*, der noch einen 2. Kopf an der Elle hat, am 5. Metakarpalknochen ansetzt. Dabei überspringen alle drei Handstrecker das Handgelenk.

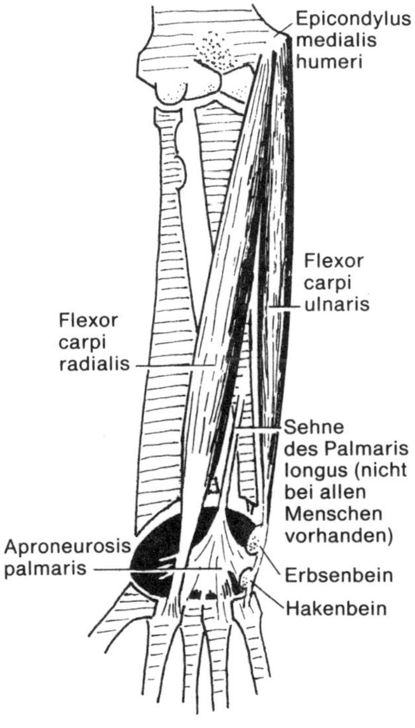

17–5: Beuger des Handgelenkes (Mm. flexores carpi)

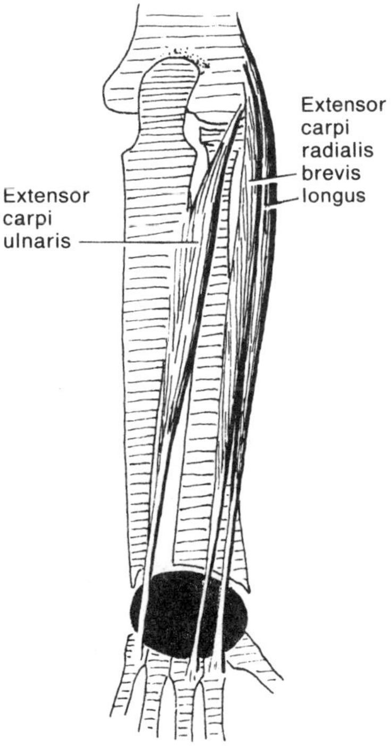

17–6: Dorsale Beweger, hauptsächlich Strecker

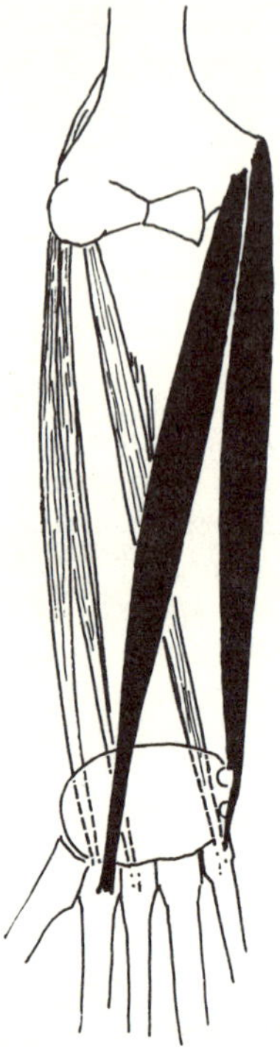

17–7: Beuger (schwarz) und Strecker (längs gestreift) des Handgelenkes

Handbeuger und Handstrecker überqueren sich *(Abb. 17–7)*. Wenn ulnarer Strecker und Beuger gleichzeitig wirken, wird die ganze Hand ulnarwärts abgebogen. Das Entsprechende trifft zu bei der radialwärts-Abbiegung.

Muskeln, welche die Finger bewegen

Wir müssen vorübergehend zum Skelett zurückkehren. Der *Handwurzel (carpus)* folgt die *Mittelhand (Metacarpus)*. Darauf die 5 Finger, wovon der 2.–5. je 3 Glieder *(Phalangen)* besitzen. Der 1. Finger *(Daumen = Pollex)* besitzt nur 2 Phalangen. Die Knochen der Handwurzel, obwohl synoviale Gelenke zwischen ihnen bestehen, werden durch Ligamente so fest aneinander gehalten, daß das Handgelenk fast eine Einheit darstellt. Auch die Metacarpalia 2–5 sind fest an der Handwurzel befestigt. Geringe Bewegungen des Handtellers, besonders Aushöhlung werden durch die *Mm. interossei* (sie liegen zwischen den Mittelhandknochen) ermöglicht. Zum *Spreizen (Abduktion)* und zum *Zusammenziehen* der Finger dienen die vier *Mm. lumbricales (Regenwurm- oder Spulwurmmuskeln)*.

Der Daumen stellt eine Ausnahme dar. Das Gelenk zwischen dem *äußersten Handwurzelknochen (Os trapezium = Multangulum Majus)* und dem ersten Mittelhandknochen ist ein Sattelgelenk (das einzige im Körper), wo zwei Sattelflächen miteinander artikulieren *(Abb. 17–8)*, wodurch eine Bewegungsfreiheit Zirkumduktion) ermöglicht wird, die der eines Kugelgelenks nahekommt. Die Zirkumduktion kommt durch Nacheinanderwirken

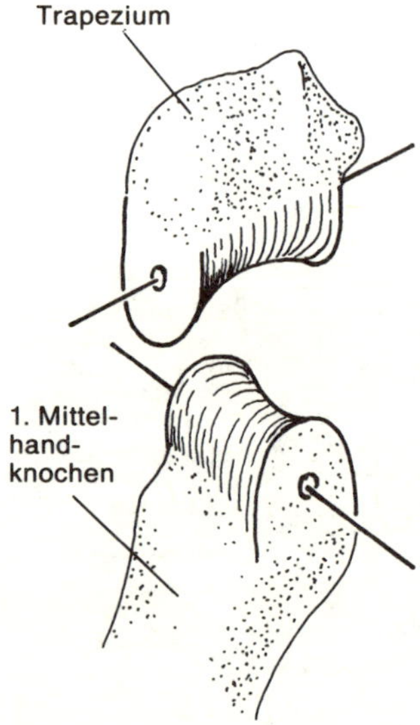

17–8: Das Sattelgelenk des Daumens

vieler Muskeln zustande; aber Rotation ist unmöglich.

Muskeln, die den Daumen bewegen

Vier kräftige Muskeln bilden den *Daumenballen (Thenar)*. Sie sind von unten (tief) nach der Oberfläche zu: der *Daumenanzieher (M. adductor pollicis)*, *kurzer Daumenbeuger (M. flexor pollicis brevis)*, *(M. opponeus pollicis)* (der den Daumen jedem anderen Finger gegenüberstellen kann, also besonders wichtig zum Greifen) und der *kurze Daumenabzieher (M. abduktor pollicis brevis)*. Ursprung und Ansatz dieser Muskeln sind aus *Abb. 17–9* ersichtlich. Die drei letztgenannten entspringen vom Flexor-Retinakulum und den Handwurzelknochen. Von der Elle, dem Ligamentum interosseum und der Speiche entspringt der lange Daumenabzieher (M. *abductor pollicis longus*), von dem nur die Sehne in *Abb. 17–9* zu sehen ist. Dieser Muskel ist aber seiner ganzen Länge nach in *Abb. 17–10* dargestellt.
Gestreckt wird der Daumen von zwei langen Muskeln: Dem *M. extensor pol-*

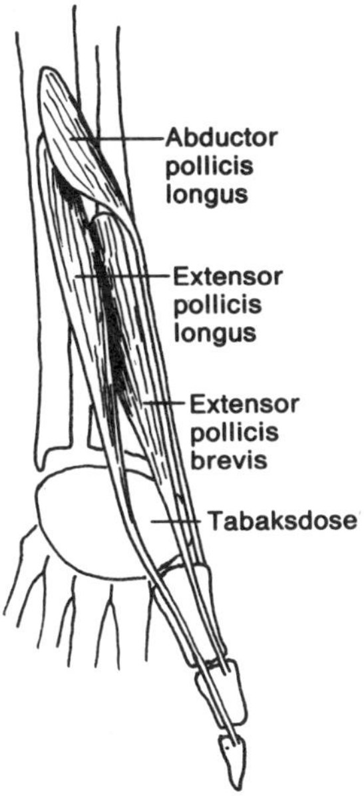

17–10: Daumenstrecker (M. extenor pollicis) dorsal gesehen

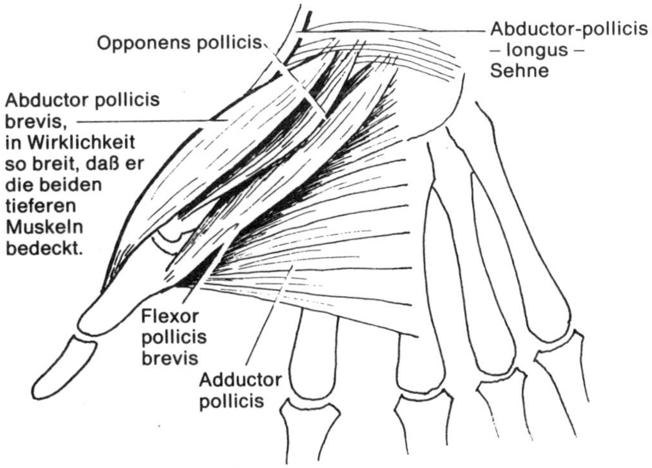

17–9: Daumenstrecker und Daumenbeuger aus der Thenar-Region (Daumenballen)

licis brevis (dem kürzeren dieser beiden langen Muskeln: dem *kurzen Daumenstrecker*), von der Speiche zum Grund der ersten Daumenphalanx ziehend und vom *langen Daumenstrecker (M. Extensor pollicis longus)*, der von der Elle zum Endglied des Daumens zieht. *Abb. 17–10* demonstriert, daß ein Abduktor (Abzieher) den ganzen Daumen seitlich bewegt und deshalb am 1. Mittelhandknochen ansetzen muß, während Extensoren (Strecker) den Daumen selbst gerade machen, also an den Phalangen ansetzen.

Bei gestrecktem und abgezogenem Daumen springen die Sehnen dieser 3 Muskeln vor; und zwischen ihnen sieht man eine Vertiefung, welche die »anatomische Schnupftabaksdose« heißt. Denn in diese Grube wird tatsächlieh eine Prise Tabak gelegt und von da eingeschnuffelt.

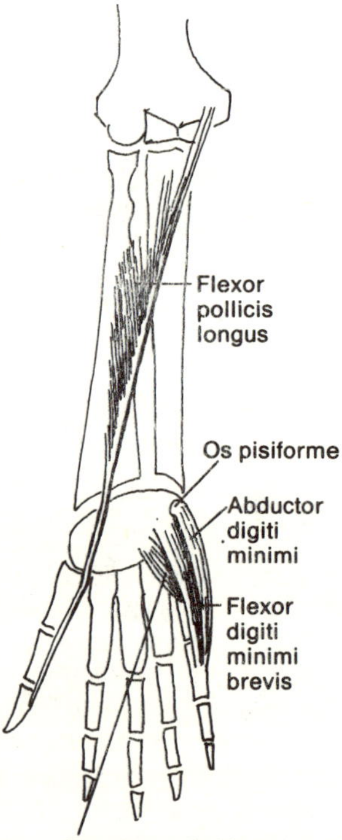

17–11: Beugermuskeln des Daumens und Muskeln des Kleinfingers

Schließlich gibt es noch den *M. flexor pollicis longus,* der hauptsächlich vom Radius, z. T. auch von der Membrana interossea, von der Ulna und in manchen Fällen vom medialen Humerusepikondyl entspringt. Es ist der tiefste der langen Unterarmmuskeln. Er setzt an der Endphalanx des Daumens an *(Abb. 17–11)*.

Muskeln, die den kleinen (fünften) Finger bewegen

Zum kleinen Handballen *(Hypothenar)* vereinigen sich der *M. opponeus digiti quinti [= minimi] (Kleinfingergegensteller)*, der *M. flexor brevis digiti quinti (kurzer Kleinfingerbeuger)* und der *M. abductor digiti quinti (Kleinfingerabzieher) (Abb. 17–11)*. Alle drei entspringen von der Handwurzel. Der erstgenannte inseriert am 5. Mittelhandknochen, die beiden andern an der Grund-Phalanx des kleinen Fingers. Ihre Namen geben zugleich ihre Aktionen an.

Der *M. extensor digiti minimi* (oder *quinti*) *(Kleinfingerstrecker)* ist eigentlich ein Teil des *M. extensor digitorum,* er entspringt hauptsächlich von dessen Sehne und setzt an der ersten Phalanx des kleinen Fingers an. Man kann damit den kleinen Finger strecken *(Abb. 17–12)* z. B. wenn man sagt: »Mm, wie lecker!«.

Muskeln, welche die Finger 2–5 strecken

Da ist zunächst der *M. extensor digitorum (Abb. 17–12)*. Er entspringt vom lateralen Epikondyl des Humerus. Er spaltet sich in 4 Sehnen auf, die der Dorsalseite der Finger entlanglaufen und an jedem Glied ansetzen. Auch der *Zeigefinger* hat einen besonderen Strecker,

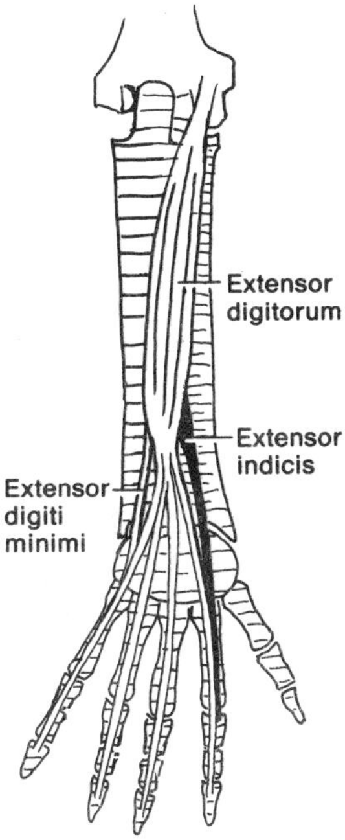

17–12: Strecker der Finger 2 bis 5

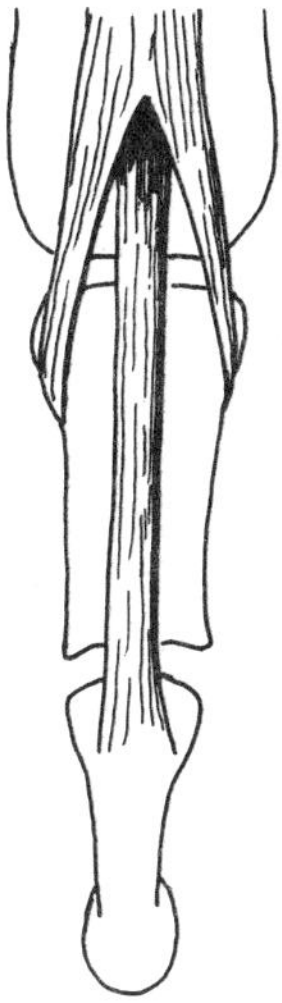

17–13: Sehnenansatz des M. flexor digitorum superticalis (oben)
und des M. flexor digitorum profundus (unten)

den *M. extensor indicis (Zeigefingerstrecker) (Abb. 17–12)*, der an der ersten Phalanx ansetzt, und von der Dorsalfläche der Elle entspringt.

Beuger der Finger 2–5

Es gibt einen *tiefen Fingerbeuger (M. Flexor digitorum profundus)* und einen *oberflächlichen Fingerbeuger (M. Flexor digitorum superficialis)*. Beide sind lange, breite Muskeln, die den größeren Teil des Unterarms einnehmen. Ersterer entspringt von der volaren Seite der Elle und der Membrana interossea. Der oberflächliche Fingerbeuger muß natürlich breiter sein. Er entspringt vom medialen Epikondylus, dem Kopf der Elle und von der Speiche.
Diese beiden Muskeln sind besonders interessant wegen ihrer Ansätze an den beiden letzten Phalangen der Finger 2–5 *(Abb. 17–13)*: Die End-Sehne des oberflächlichen Fingerbeugers spaltet sich und jede Teilsehne setzt beiderseits an der 2. Phalanx an. Durch den Spalt kommt eine Sehne des tiefen Fingerbeugers heraus und setzt an der letzten Phalanx an. So sollte es möglich sein die Finger nur im Mittelgelenk zu beugen und das Schlußgelenk gestreckt zu lassen oder umgekehrt. Das gelingt aber meist nicht ohne Zuhilfenahme eines Widerstandes; denn wir sind eben daran gewöhnt, beide Fingerbeuger gleichzeitig zu benutzen. Aber Musiker, die Streichinstrumente spielen, benutzen oft beide Muskeln getrennt: Der M. Flexor digitorum superficialis findet den Ton. Der M. Flexor digitorum profundus sorgt für das Vibrato. Überhaupt müssen beim Spiel eines Musikinstrumentes, sogar des Klaviers, einzelne Fasergruppen dieser Muskeln gesondert kontrahiert werden.

17.1. Allgemeines über die Hand- und Fußmuskeln und deren Sehnen

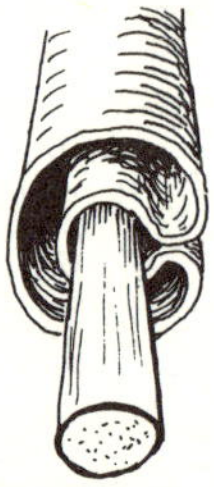

17–14: Eine Sehnenscheide

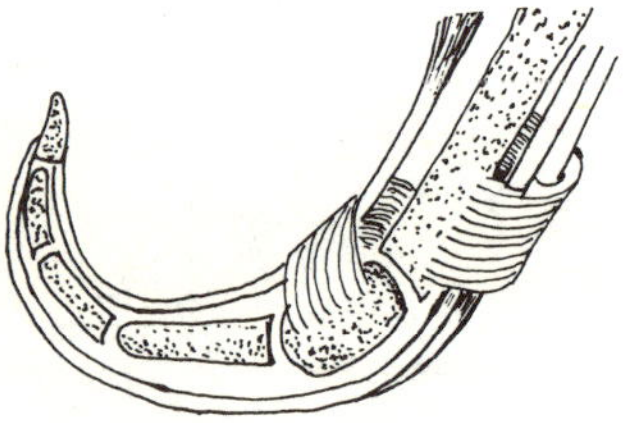

17–15: Sehnen und Retinacula

Im allgemeinen gleiten Muskeln und Sehnen leicht übereinander und aneinander vorbei, weil zwischen ihnen die aus lockerstem Bindegewebe bestehenden, zarten und schlüpfrigen *Faszien (Epimysium)* liegen. Für noch leichteres Gleiten langer Sehnen sorgen *Sehnenscheiden (Abb. 17–14)*. Dies sind lange, mit Synovia gefüllte Säckchen, die ein »viszerales« und ein »parietales« Blatt besitzen.

Viele Muskeln und deren Sehnen, die über mehrere Gelenke wirken, werden körpernahe gehalten, durch *»Retinakula«*, d. h. kräftige, breite Bänder und Aponeurosen *(Abb. 17–15)*.

Es sollte noch bemerkt werden, daß die »Haupt«-Funktion eines Muskels, wonach der Muskel seinen Namen erhalten hat, nur selten seine einzige Funktion ist. Zum Beispiel beteiligt sich der M. Abduktor pollicis longus, zusammen mit dem M. Flexor carpi radialis und dem M. Extensor carpi radialis an der Gesamt-Radial-Abduktion der ganzen Hand. Dies ist nur ein Beispiel.

18. Muskeln der unteren Extremität

Muskeln, welche den Oberschenkel nach vorn heben.

Der *Oberschenkelknochen (Femur,* Genitiv: *Femoris*) sitzt mit einem Kugelgelenk in der Hüftpfanne *(Acetabulum)*. Dieses Gelenk gestattet Zirkumduktion und *Rotation,* beides sehr komplexe Bewegungen, die von der Aktion vieler Muskeln abängig sind. Wir werden hier nur Einzelbewegungen besprechen und nur die wichtigsten Muskeln nennen:

Muskeln, die den Oberschenkel nach vorn heben, können bei Feststehen der Beine, ebensowohl den Rumpf vorbeugen. Hauptsächlich sind es zwei im Rumpf liegende Muskeln: Der *Darmbeinmuskel (M. iliacus)*, der an der Innenfläche des Darmbeins entspringt und über das Schambein zum kleinen Rollhügel (Trochanter minor) des Femur zieht. Dazu gesellt sich ein Riesenmuskel, der *Lendenmuskel (M. psoas major)*. Dieser entspringt von den Wirbelkörpern und Querfortsätzen Th_{12}–L_5. Auch er setzt am Trochanter minor an *(Abb. 18–1)*. Beide Muskeln zusammen heißen *M. iliopsoas.*

Auch der *M. rectus femoris* (unten zu besprechen) wirkt beim Vorheben des Oberschenkels mit.

Die *Adduktoren* stellen eine der mächtigsten Muskelgruppen des menschlichen Körpers dar. Die meisten davon *(Abb. 18–2)* ziehen vom oberen Schambeinkamm zur rauen Linie *(Linea aspera)* an der medialen Seite des Femur. Dazu gesellt sich *(Abb. 18–2)*, links oben der *M. pectineus (Kammmuskel)* und ganz medial der *M. Gracilis (Schlankmuskel)*. In Abbildung 18-2 ist der *M. adductor minimus (oder brevis = kurzer Schenkelanzieher)* von anderen Muskeln verdeckt. Der *M. adductor longus (langer Schenkelanzieher)* verdeckt einen großen Teil des *M. adductor magnus*

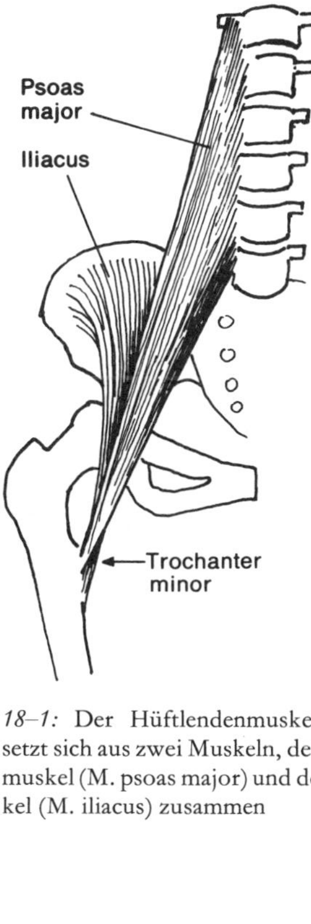

18–1: Der Hüftlendenmuskel (M. hiliopsoas) setzt sich aus zwei Muskeln, dem großen Lendenmuskel (M. psoas major) und dem Darmbeinmuskel (M. iliacus) zusammen

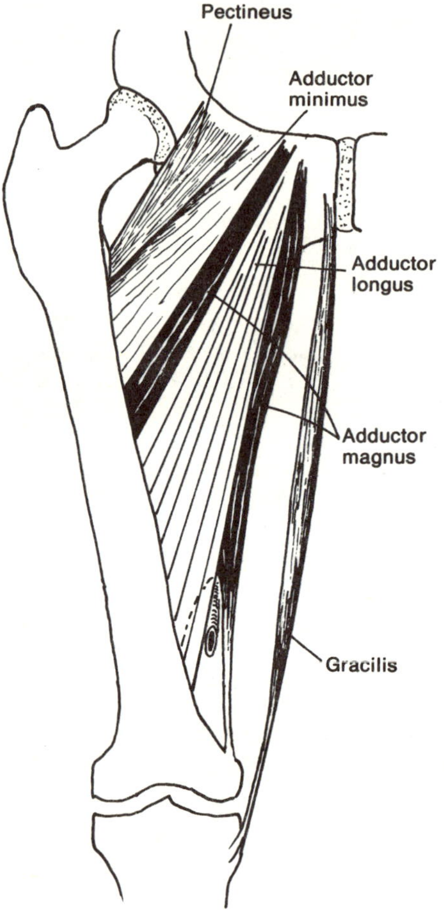

18–2: Die Adduktoren des Oberschenkels

(großer Schenkelanzieher) (schwarz). Letzterer besitzt eine große Öffnung, den Adduktorkanal, die der *Arteria femoralis* den Durchtritt gestattet.

Mittels der *Adduktoren* kann man die Beine kräftig anziehen, z. B. beim Reiten. Dieser Funktion muß sich heute der Mensch in der Regel nicht mehr bedienen. Stammesgeschichtlich sind diese Muskeln jedoch interessant. Denn sie werden beim Klettern benutzt; wie es heute noch unter den tropischen primitiven Völkern Stämme gibt, die, um Kokosnüsse zu pflücken, die astlosen Stämme der Palmen hinaufklettern müssen, wobei die invertierten Fußsohlen mit Hilfe der Adduktoren an den Stamm gepreßt werden. Mit den Händen den Stamm umklammernd, hüpfen z. B. so die Australneger von Stufe zu Stufe des Palmstammes hinauf. Daneben haben die Adduktoren aber auch noch eine *statische Funktion* für die Ausbalancierung des Beckens, das sie wie Verspannungstaue mit dem Standbein verbinden.

Abduktoren des Oberschenkels *(Abb. 18–3)*:

Alle Muskeln, deren Hauptfunktion das seitliche Heben des Beines ist, entspringen vom Becken und setzen am Trochanter major und dessen Hals an. Vom Sitzbein entspringen die *Mm. gemelli (Zwillingsmuskeln)* (hier nicht abgebildet). Von der Hinterfläche des Darmbeinflügels entspringen der *mittlere Gesäßmuskel (M. gluteus medius)*. Er verdeckt den kleinen Gesäßmuskel *(M. gluteus minimus)*. Beide setzen dicht nebeneinander am Trochanter major an. Dann kommt der *Mm. piriformis (der birnenförmige)*, der vom Kreuzbein entspringt. Schließlich folgen die *M. obturatiorius internus* und *externus (innerer* und *äußerer Verschlußmuskel* oder *Hüftlochmuskel)*. Sie entspringen von der das Foramen obturatum (verschlossenes Loch) verschließenden *Membrana obturatoria* (Verschlußmembran) und den Rändern des verschlossenen Loches (nur nach Entfernung der Weichteile ist dieses Foramen ein Loch).

Der Muskel, der das Bein nach hinten hebt, ist der *große Gesäßmuskel (Gluteus maximus, Abb. 18–4)*. Er entspringt von der Crista iliaca, der spina iliaca posterior superior, dem Kreuzbein und dem Steißbein. Je nach den Faserbündeln, die aktiv sind, kann er das Bein nach hinten heben (besonders durch seine Befestigung an der Tubero-

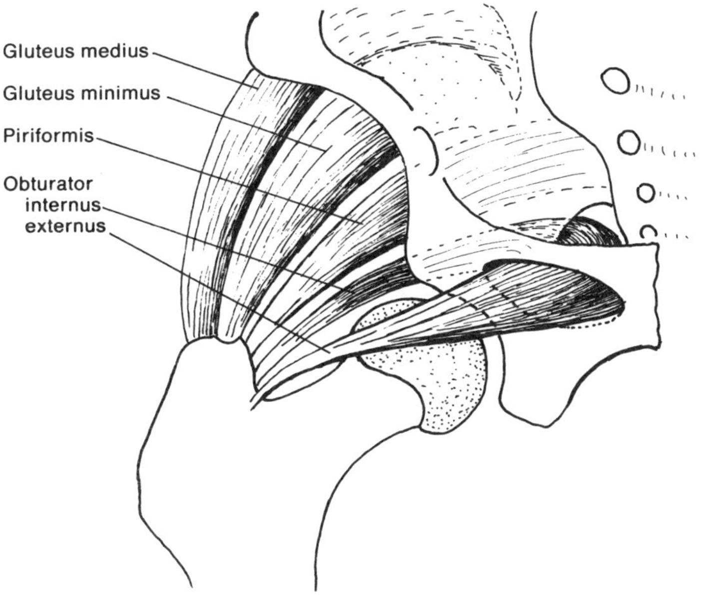

18–3: Die wichtigsten Abduktoren des Oberschenkels

sitas glutea, einer Leiste an der Hinterfläche des Femur. Seine unteren Fasern können adduzieren und die obersten beim Abduzieren helfen. Kontraktion beider großer Gesäßmuskeln kann den äußeren Afterschließmuskel unterstützen.

Die *Fascia lata (Abb. 18–4)* ist ein breites, kräftiges Bindegewebsband, das von der Crista iliaca entspringt. Sie setzt sich nach unten in ein noch kräftigeres, aber schmäleres Band, den *Tractus iliotibialis* fort. Dieser inseriert in den lateren Epikondyl des Oberschenkelknochens. In diesen Bindegewebszug ist ein kleiner, aber kräftiger Muskel, der der *M. tensor fasciae latae (Spanner der Oberschenkelbinde)* eingebaut. Dieser, zusammen mit den oberen Fasern des *M. glutaeus maximus* kann, durch Zug am *Tractus iliotibialis* bei der Abduktion helfen.

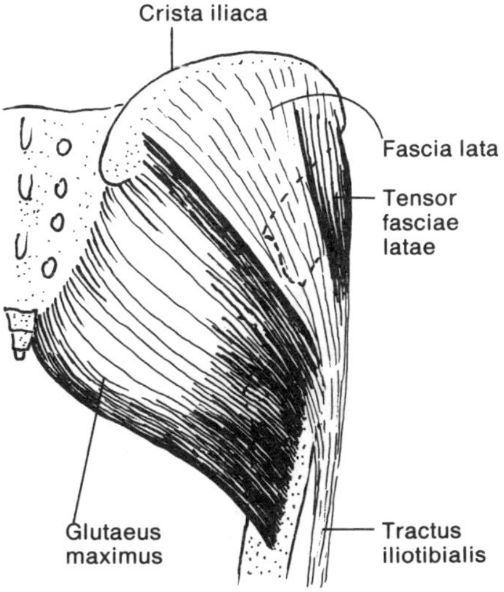

18–4: Der Gesäßmuskel (M. gluteus maximus) und die Muskelbinde (Fascia lata) mit ihrem Strecker (dem M. tensor fasciae latae) und ihrer unteren Fortsetzung, dem Tractus iliotibialis

Rotatoren des Beines: Der einzige Muskel mit der Haupt-Funktion der Außenrotation ist der *M. Quadratus femoris (vierseitiger Schenkelmuskel)* (nicht abgebildet). Auch der M. Gluteus maximus beteiligt sich daran. Innenrotation wird »im Neben-Beruf« von den als Abduktoren beschriebenen Muskeln besorgt.

Beuger des Kniegelenks: Während die drei Kniebeuger auch bei der Rückwärtsextension des ganzen Beines beteiligt sind, ist ihre Hauptfunktion Beugung des Kniegelenks. *Abb. 18–5* zeigt, daß es 2-gelenkige Muskeln sind, die mit Ausnahme des kurzen Bicepskopfes (rechts in der Abbildung) vom Sitzbeinhöcker *(Tuber ischiadicum)* entsringen und am proximalen Ende der beiden Unterschenkelknochen ansetzen. Ihre Namen sind von medial nach lateral: *M. semitendinosus (Halbsehnenmuskel), M. semimembranos (Plattsehnenmuskel)*, in der Abbildung dunkel, und der *M. biceps femoris* (der zweiköpfige *Schenkelmuskel*). Zwischen ihren unteren Enden befindet sich die Kniekehle *(Fossa poplitea)*.

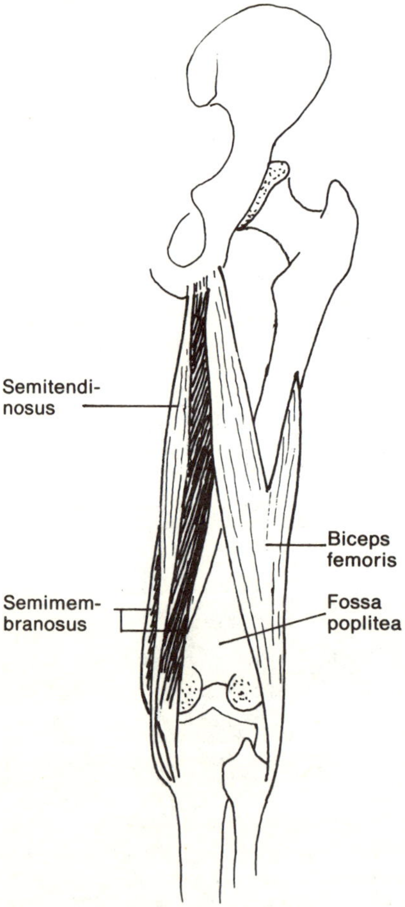

18–5: Die Kniebeuger

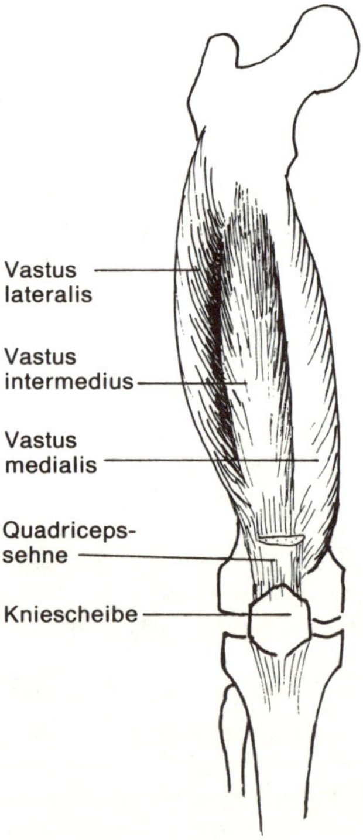

18–6: Drei Bestandteile des Kniestreckers (M. quadriceps). Die hier dargestellten Teile sind eingelenkig

Strecker des Kniegelenks: Der Hauptstrecker des Kniegelenks, der *M. quadriceps femoris (vierköpfiger Schenkelstrecker)* zieht mit einer dicken Sehne, in die die Kniescheibe eingeschaltet ist, vorne ans Schienbein. Von seinen vier Bestandteilen sind drei eingelenkig. Sie entspringen der Vorder- und den Seitenflächen des Femur. Von außen nach innen sind sie (Abb. 18–6) der *M. vastus lateralis (äußerer Schenkelmuskel)*, der *M. vastus intermedius (mittlerer Schenkelmuskel)* und der *M. vastus medialis (innerer Schenkelmuskel)*.

Der M. vastus intermedius ist von außen nicht sichtbar; denn er wird von dem zweigelenkigen *M. rectus femoris (gerader Schenkelmuskel, Abb. 18–7)* verdeckt. Dieser entspringt von zwei Stellen des Darmbeins, überquert also das Hüftgelenk und wirkt daher beim Vorwärtsheben des Beines mit.

Die ganze Quadricepsgruppe wird vom *M. sartoris (Schneidermuskel) (Abb. 18–7)* überlagert. Dieser Muskel verdankt seinen Namen der Tatsache, daß er die Beine unter dem Gesäß so faltet, wie früher die Schneider auf ihren Nähtischen saßen.

Strecker des Fußgelenks: Um auf den Fußspitzen zu stehen, beim Gehen,

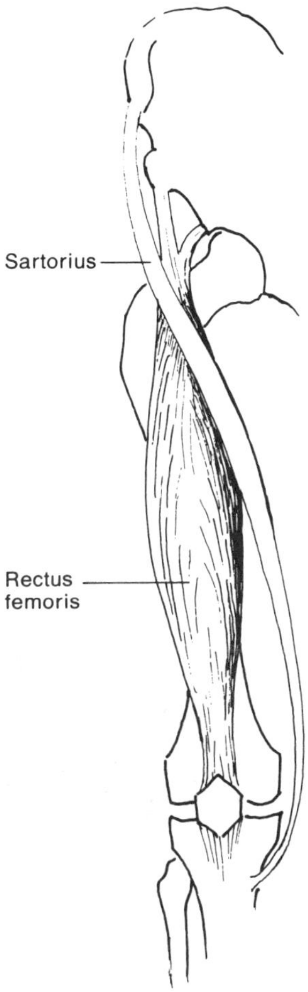

18–7: Der 2-gelenkige Kniestrecker (M. rectus femoris) – Bestandteil des Quadriceps und der Schneidermuskel (M. Sartorius, weiß)

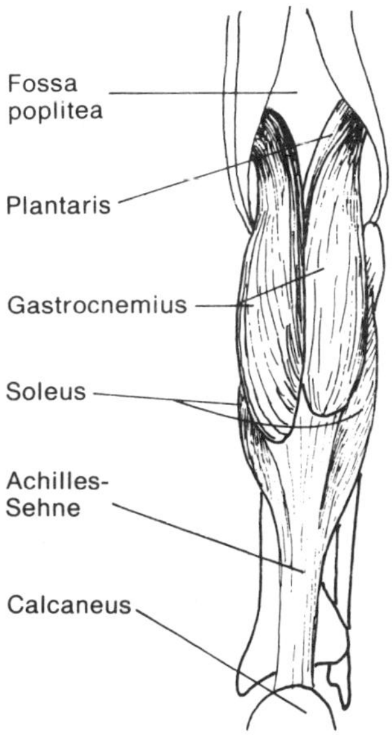

18–8: Die Strecker des Fußes, die alle an der Archilles-Sehne ansetzen. Davon sind der Zwillingswadenmuskel (M. gastrocnemius) und der Sohlenspanner (M. plantaris) zweigelenkig

Radfahren und Tanzen wird die Fußsohle nach unten gerichtet *(Plantar-Flexion)*. Dies wird erreicht durch Zug der mächtigen Achilles-Sehne am äußersten Ende des *Fersenbeins (Calcaneus, Abb. 18–8)*. Der Zug wird ausgeübt durch den flachen und breiten *Schollenmuskel (M. soleus)* und den *Wadenbauchmuskel* oder *Zwillingswadenmuskel (M. gastrocnemius)*. *Ersterer* ist eingelenkig; er entspringt nämlich von Wadenbein und Schienbein. Letzterer überspringt zwei Gelenke: das Kniegelenk und das Sprunggelenk. Der *M. gastrocnemius* wird wegen seiner beiden von außen deutlich sichtbaren Bäuche manchmal Zwillingsmuskel genannt (nicht mit den Mm. Gemelli zu verwechseln). Seine beiden Köpfe entspringen etwas oberhalb der Kondylen des Femur, von den Beugern des Kniegelenks verdeckt. Zwischen letzteren und den Gastrocnemiusköpfen besteht eine Grube, die Kniekehle *(Fossa poplitea)*. In dieser Grube teilt sich der Nervus ischiadicus in den Nervus tibialis und den Nervus peronaeus. Die Arteria poplitea, und die Vena saphena kommen hier der Oberfläche nahe. Zum Gastrocnemius gesellt sich bei vielen Individuen der kleine *M. plantaris (Sohlenspanner) M. gastrocnemius* und *M. soleus* werden manchmal als *M. triceps surae (dreiköpfiger Wadenmuskel)* zusammen gefaßt. Der *M. popliteus (Kniekehlenmuskel)* ist ein kurzer Muskel (nicht illustriert). Er entspringt vom lateralen Epikondylus des Femur und setzt an der Hinterfläche der Tibia an. Er hilft beim Kniebeugen und dreht den Unterschenkel einwärts. Die Kniekehle kommt nur bei gebeugtem Knie zur Geltung, während der Streckung wird sie vom M. popliteus »ausgefüllt«.

Kurze Muskeln des Fußes, d. h. solche, die ganz im Fuß liegen *(Abb. 18–9)* sind denen der Hand ähnlich. Unter ihnen ist der *M. flexor digitorum brevis (kurzer Zehenbeuger)* interessant wegen seiner Ähnlichkeit mit dem M. flexor digitorum superficialis (oberflächlichen Fingerbeuger) der Hand; denn seine Sehnen spalten sich und setzen an der 2. Phalanx der Zehen 2 bis 5 an. Durch den Spalt gelangen die Sehnen des *M. flexor digitorum longus (langer Zehenbeuger)*, der von der Tibia entspringt zu den Endphalangen, genau, wie das die Sehnen des *M. flexor digitorum profundus* der oberen Extremität tun.

Der *M. flexor digitorum brevis* entspringt in der Fußwurzel. Auch der große und der kleine Zeh besitzen ihre besonderen Muskeln.

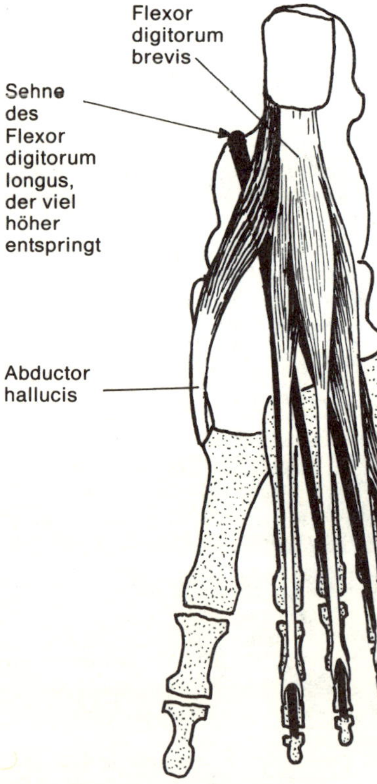

18–9: Einige Muskeln der Fußsohle

Muskeln, die den ganzen Fuß einwärts und auswärts wenden.

Heben des medialen Fußrandes und damit der großen Zehe, also Einwärtswenden der Sohle heißt *Supination (Abb. 18–10)*. Heben des lateralen Fußrandes und damit des kleinen Zehs, also Auswärtswenden der Sohle heißt *Pronation (Abb. 18–11)*. Diese Ausdrücke sind schwer verständlich. Bei der Hand war das einfach; man mußte nur daran denken, daß man einen Teller Suppe (wenn nicht zu heiß) auf der supinierten Hand tragen kann und daß pronus auf latein nach vorn geneigt heißt, wie z. B. beim Liegestütz. Dabei sind die Hände proniert. Damit man das auch für den Fuß versteht, lege man eine Hand flach auf den Tisch. Sie ist dann proniert. Wenn man noch weiter proniert, hebt sich der ulnare Rand und damit der kleine Finger. Hebt man aber die Daumenseite, also

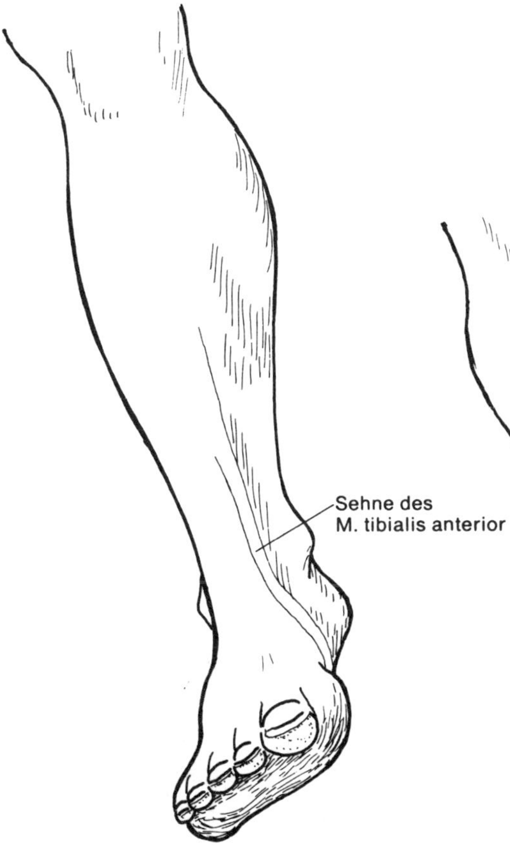

18–10: Supination des Fußes (auch Inversion genannt) hauptsächlich bewerkstelligt durch den vorderen Schienbeinmuskel (M. tibialis anterior) und den hinteren Schienbeinmuskel (M. tibialis posterior)

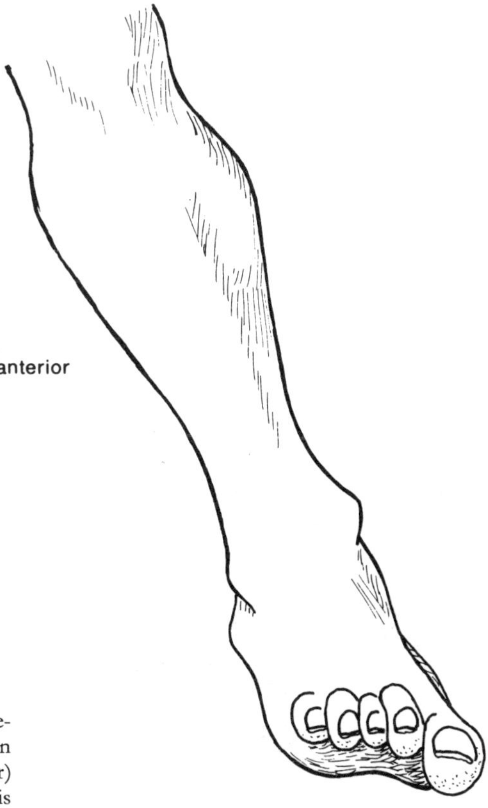

18–11: Pronation (Eversion) des Fußes

die radiale Seite, so ist das ein bescheidener Anfang der Supination. Jetzt denke man, die Hand sei ein Fuß, und die Parallele wird klar.
Während Supination und Pronation der Hand im Unterarm bewerkstelligt werden, nämlich durch die Rotation der Speiche um die Elle, so ist das beim Fuß ganz anders, weil nämlich das Wadenbein fast ganz fest am Schienbein befestigt ist. So werden Inwärtswenden und Auswärtswenden des Fußes im Fußgelenk im wesentlichen im *Tibia-Talus-Gelenk* bewerkstelligt. Die Muskeln, die hauptsächlich dabei beteiligt sind, entspringen vom Unterschenkel, überqueren die Fußwurzel und setzen am Mittelfuß an.
Am Unterschenkel unterscheidet man eine tibiale Seite (medial, der Tibia nahe) von der lateralen, peronäalen Seite (*peronae oder Fibula* – Wadenbein). Muskeln, Nerven und Blutgfäße sind entsprechend benannt.
Die wichtigsten Muskeln auf der Waden-Seite, welche den Fuß pronieren,

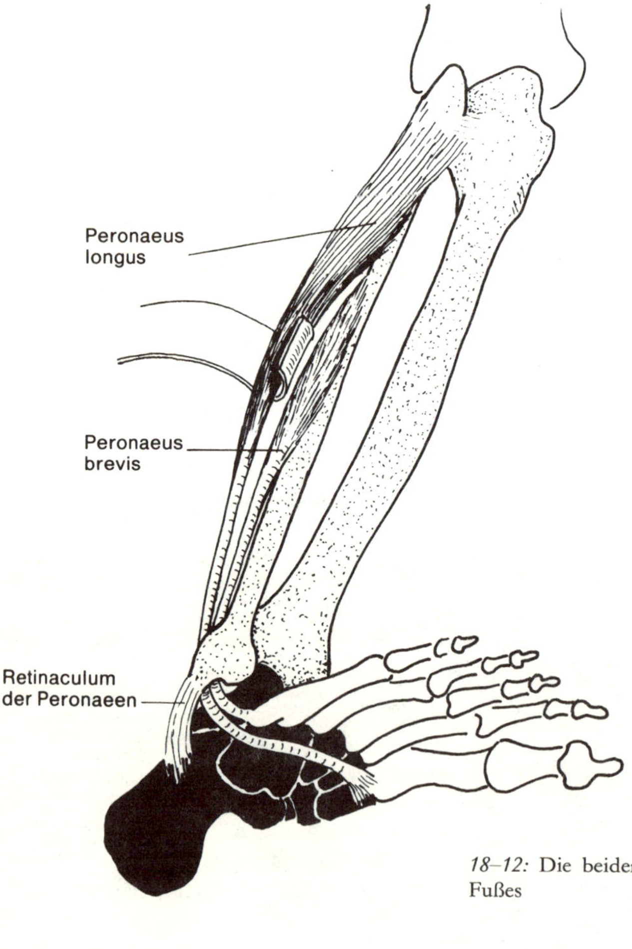

18–12: Die beiden wichtigsten Pronatoren des Fußes

sind der *M. peronaeus brevis* und der *M. peronaeus longus* (*kurzer* und *langer Wadenbeinmuskel*). Sie entspringen vom Wadenbein, und ihre langen Sehnen laufen unter zwei Retinakula nach dem Mittelfuß *(Abb. 18–12)*. Das untere dieser beiden Retinakula ist auf der Abbildung nicht mit eingezeichnet. Die Sehne des M. p. brevis setzt seitlich an der Basis des 5. Mittelfußknochens an. Die Sehne des M. p. longus läuft durch die selben beiden Retinakula und läuft dann unter der Fußsohle bis zur Basis des 1. Metatarsalknochens und zum Cuboideum der Fußwurzel. Sein kräftiger Zug, zusammen mit dem des Peronaeus brevis wenden die Sohle nach außen.
Die Haupt-Supinatoren (Einwärtswender) der Fußsohle sind die beiden *Schienbeinmuskeln* (*M. tibialis anterior* und *posterior*). Beide Muskeln liegen, merkwürdigerweise, auf der lateralen Seite der Tibia; und ihre Sehnen kreuzen das Schienbein medialwärts *(Abb. 18–13)*. Die lange, kräftige Sehne des M. Tibialis anterior kann von vorne durch die Haut gut gesehen werden (Abb. 18–10). Der M. tibialis anterior setzt am Grund des 1. Metatarsale und an der Fußwurzel an. Die Sehne des M. tibialis posterior zieht unter dem inneren Knöchel (Malleolus medialis) an den unteren Innenrand der Fußwurzel (Abb. 18–13).

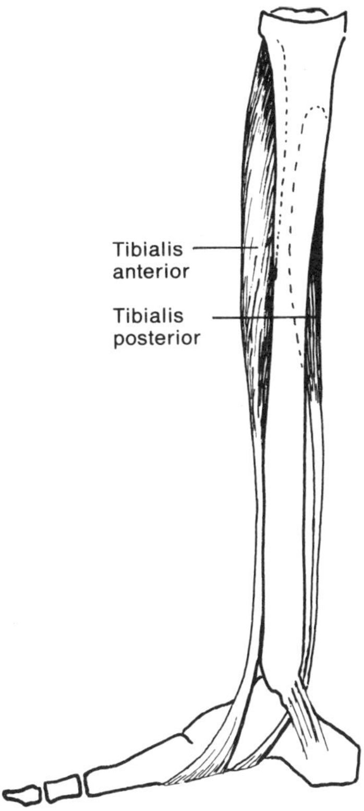

18–13: Die Supinatoren des Fußes

Extensoren der Zehnen, sind solche, welche die Zehen heben: Ganz im Fuß liegen: Der *M. extensor digitorum brevis (kurzer Zehnenstrecker)* für die 2., 3. und 4. Zehe und der ebenso kurze *M. extensor hallucis brevis (kurzer Großzehenstrecker)* (Abb. 18–14). (Hallux heißt die große Zehe.) Dann gibt es den hoch im Unterschenkel entspringenden *M. extensor digitorum longus (langer Zehenstrecker)* und den *M. extensor hallucis longus (langer Großzehenstrecker) (Abb. 18–14)*. Die Sehnen dieser Muskeln werden durch kräftige Retinakula in ihrer Lage gehalten. Alle diese Muskeln zusammen mit dem *M. tibialis anterior (vorderen Schienbeinmuskel)* heben den Fuß *(Dorsiflexion)*.

Flexoren der Zehen. Wir greifen etwas zurück: Die 2. bis 5. Zehe werden von 2 Muskeln gebeugt: Dem *langen Zehenbeuger (M. flexor digitorum longus)*, der von der Hinterfläche der Tibia entspringt. Seine Sehne läuft durch ein Retinakulum zur Fußsohle, die sie schief überkreuzt und sich dann in 5 Einzelsehnen aufspaltet, die zu den Endphalangen der Zehen ziehen *(in Abb. 18–9*

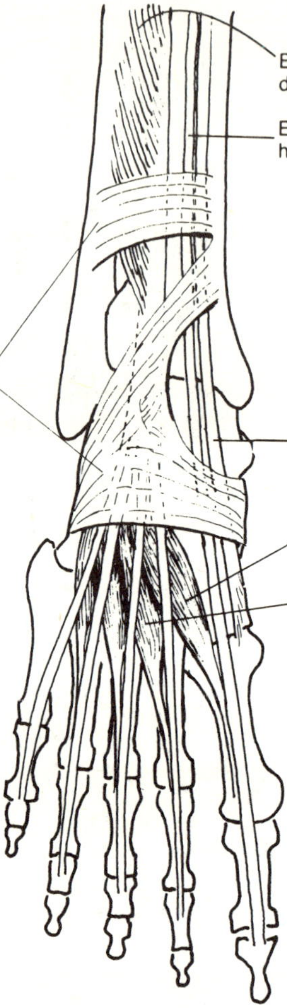

18–14: Die Extensoren der Zehen und Retinacula

schwarz gezeichnet). Dazu kommt der *kurze Zehenbeuger (M. flexor digitorum brevis)*. Dieser entspringt vom Tuber calcanei. Er besteht eigentlich aus 4 Einzelmuskeln, deren Sehnen *(in Abb. 18–9 weiß gezeichnet)* an den mittleren Phalangen ansetzen und sich spalten, wodurch der Durchtritt der Sehnen des langen Zehenbeugers ermöglicht wird.

Muskeln der großen Zehe: Der im Fuß gelegene *M. abductor hallucis (Abzieher der großen Zehe) (Abb. 18–9)* und der *M. adductor hallucis (Großzehenanzieher)* liegen ganz in der Fußsohle. Das ist auch der Fall für den *kurzen Beuger der großen Zehe (M. flexor hallucis brevis)*. Interessanter ist der *lange Großzehenbeuger (M. flexor hallucis longus)* der merkwürdigerweise von der unteren Hälfte der Fibula entspringt und dessen Sehne dann noch kurz oberhalb des Fußgelenkes hinten auf die mediale Seite kreuzt, um sich dann durch ein Retikulum am

Talus und Calcaneus vorbei zur End-Phalanx der großen Zehe zu begeben. Er beugt diese und wirkt bei der Pronation mit.

Muskeln der kleinen Zehe: Spezialisten für die kleine Zehe sind der *M. opponens digiti minimi (Kleinzehengegensteller)*, der *M. flexor digiti minimi (kurzer Kleinzehenbeuger)* und der *M. abductor digiti minimi (Kleinzehenabzieher)*.

Wie man sieht, besitzt der Fuß (von dem so mancher Muskel hier der Kürze halber ausgelassen wurde) eine große angeborene Beweglichkeit, die aber bei uns »zivilisierten« Menschen durch das Schuhwerk verkümmert ist. Aber diese Fähigkeiten können wieder erweckt werden, wie es manche handamputierte Menschen, die mit den Füßen wunderbar zeichnen, malen und modellieren können, beweisen.

19. Der Beckenboden

Wenn man einen Blick von oben in das Becken tut *(Abb. 19–1)*, so sieht man zunächst die Einteilung in *großes Becken* und *kleines Becken*. Das große Becken umschließt alles innerhalb und unterhalb des Darmbeines *(Ilium)*. Dann folgt eine scharfe Kante, der Beckenrand *(Linea arcuata)*, die von der Innenseite schiefgestellt, von der oberen Kante des Kreuzbeinflügels, mitten durch die Innenseite des Darmbeins zieht, dann in den Kamm des Schambeins übergeht. Alles unterhalb und hinter dieser Linie gehört zum kleinen Becken. Wie *Abb. 19–1* zeigt, besteht am Beckenboden ein riesig großes

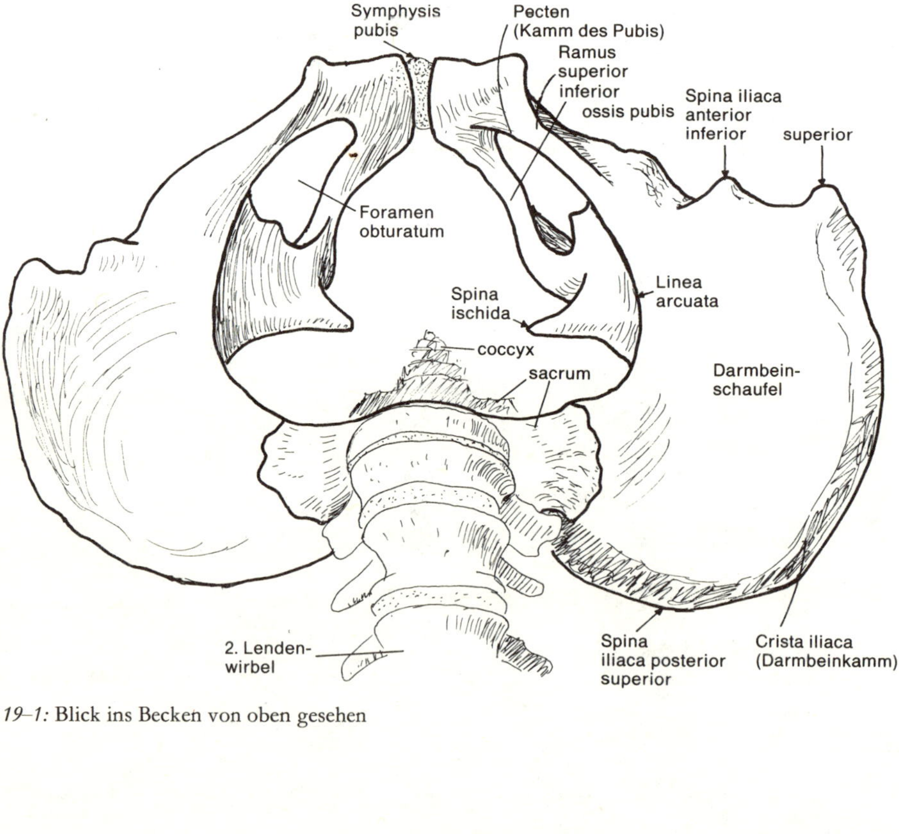

19–1: Blick ins Becken von oben gesehen

Loch, durch welches die Eingeweide hinunterfallen könnten. Dies wird durch die Muskulatur des Beckenbodens verhindert.
Die Eingeweide im kleinen Becken sind das *Rectum*, die *Scheide*, die *Cervix uteri* und die *Uretha*. Wie schwer muß es dem Chirurgen fallen durch die enge Passage, hinter dem Promontorium, zu diesen Teilen zu gelangen!
Abb. 19–2 zeigt die *drei Eingeweideöffnungen*, die den Beckenboden durchdringen: von vorn nach hinten (oben nach unten): Harnröhre, Scheide, After.
Bei der *Frau (Abb. 19–2)* liegen Harnröhrenausgang und Scheide in einer Vertiefung, dem Vestibül (quergestreift). Davor liegt noch die Klitoris. After und Scheide werden durch eine Bindegewebsmembran (*Perineum* – senkrecht gestreift) aneinander befestigt.
Beim *Mann* durchläuft die Harnröhre *(Abb. 19–3, links)* den ganzen Penis. Bei der *Frau* münden Harnröhre und Scheide hintereinander in das Vestibül *(Abb. 19–3, rechts)*. Der Penis wird durch die Klitoris und jederseits durch eine kleine Schamlippe *(Labium minus)* ersetzt.
Der After und damit der ganze Enddarm wird durch einen großen flachen Muskel, den *M. levator ani* hochgehalten. Dieser entspringt an einer Membran, die das Forman obturatum noch innerhalb des Obturator internus überzieht; der Membrana obturatoria. Oberflächlich zum *M. levator ani,* also räumlich darunter, liegt eine Muskelschlinge von nicht allzu einfachem Bau, der *äußere Afterverschlußmuskel (M. sphincter ani externus)*. Der *innere Verschlußmuskel (M. sphincter ani internus)* besteht aus glatten Muskelfasern und gehört zur Ringmuskelschicht der Tunica muscularis des Enddarms.
Weitere Muskeln dieser Gegend sind der *M. transversus perinei,* ferner der *M. ischiocavernosus,* der die Corpora caver-

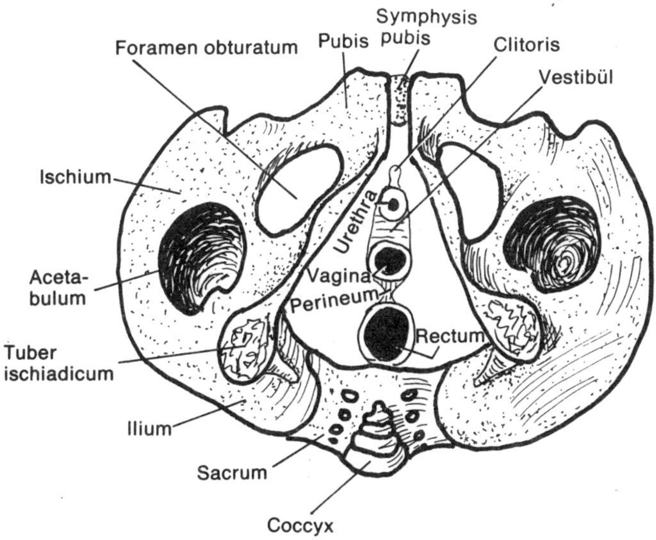

19–2: Das Becken von unten gesehen mit den Öffnungen der sich dort befindenden Organe

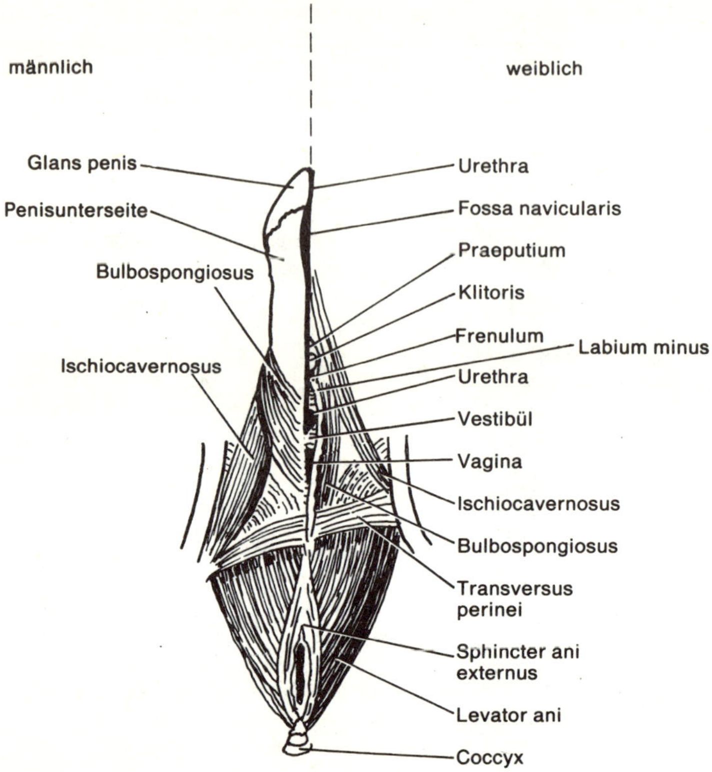

19–3: Die Muskeln des Beckenbodens (links männlich; rechts weiblich)

nosa des Penis oder der Klitoris mit dem Ramus des Sitzbeins verbindet und der *M. bulbocavernosus,* der den bulbus des Corpus spongiosum umhüllt.

Schwächung der Beckenbodenmuskulatur kann zum »Vorfall« *(Prolaps)* des Enddarms bzw. der Scheide und gar der Gebärmutter führen.

20. Kopf- und Halsmuskulatur

20.1. Kaumuskulatur

Einer meiner Anatomielehrer sagte: »Gott gab Ihnen auf jeder Seite einen Muskel, den Mund aufzusperren und drei um die Schnauze zu halten.« Diese Muskeln wollen wir nun aufzählen:

Zum Aufsperren dient der *äußere Flügelmuskel (M. pterygoideus lateralis, Abb. 20–1)* der vom Processus pterygoideus lateralis und anderen Teilen des Keilbeins wie auch von Teilen der Gaumenplatte und des Oberkieferknochens zum Hals des Unterkiefers zieht und unmittelbar unter dem Kondyl ansetzt.

Zum Schließen des Kiefers dienen: Erstens der *innere Flügelmuskel (M. pterygoideus medialis)*, der von anderen Teilen des Keilbeins, der Gaumenplatte und des Oberkieferknochens nach der Innenseite des Angulus mandibulae zieht *(Abb. 20–1)*, der *Kaumuskel (M. masseter [Abb. 20–2])*, welcher entlang der Unterkante des Jochbogens entspringt und außen am Unterkieferwinkel breit ansetzt, und schließlich der *Schläfenmuskel (M. temporalis)*. Dieser breite, fächerförmige Muskel *(Abb. 20–3)* entspringt von der Schläfenbeinschuppe *(Squama temporalis – Planum temporale)* und von einem großen Teil des Schei-

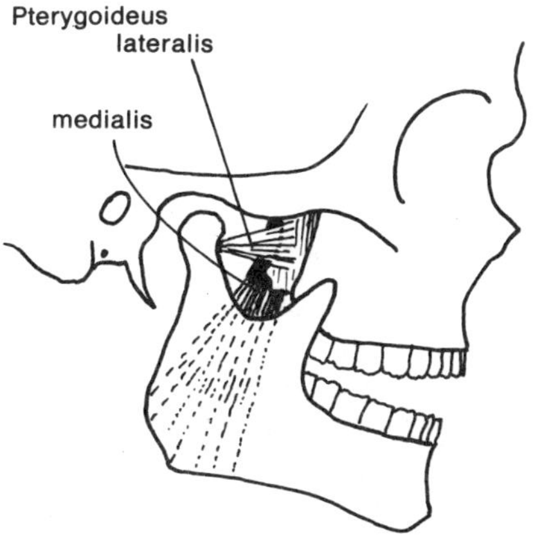

20–1: Der äußere Flügelmuskel (M. pterygoideus lateralis) und der innere Flügelmuskel (M. pterygoideus medialis)

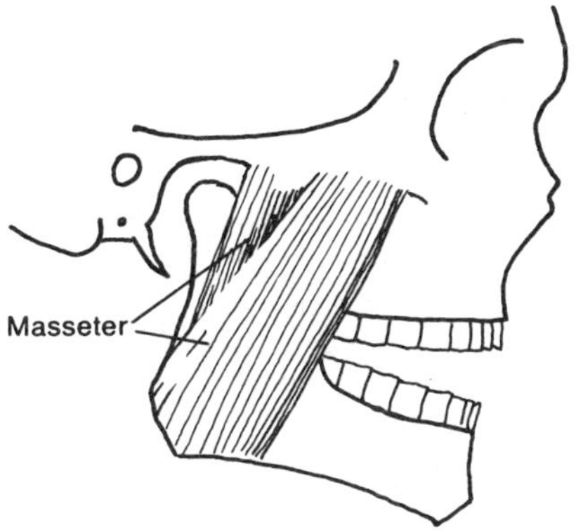

20–2: Der Kaumuskel (M. masseter)

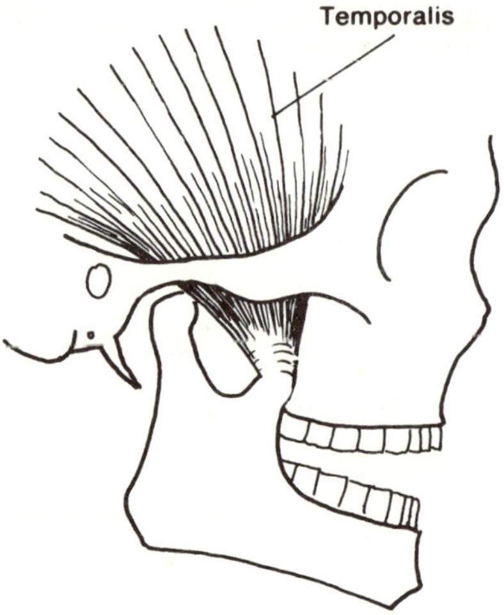

20–3: Der Schläfenmuskel (M. temporalis)

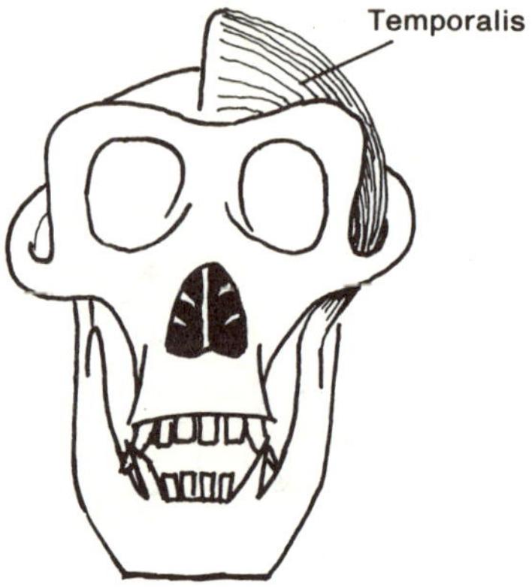

20–4: Der Schläfenmuskel beim Gorilla von vorne gesehen

telbeins *(Os parietale)*. Seine Fasern konvergieren zu einer kräftigen Sehne, die unter dem Jochbogen zum Kronenfortsatz *(Processus coronoideus)* des Unterkieferknochens zieht. Er ist der stärkste Beißmuskel.
Manche Tiere, z. B. der Gorilla, besitzen einen Knochenkamm oben auf dem Schädel. Dieser bietet dem Temporalis einen noch viel besseren Ursprung *(Abb. 20–4)*. Der Muskel ist enorm entwickelt. Der Jochbogen lädt seitlich weit aus und das Temporale und Zygomaticum sind medialwärts eingebogen, so daß dieser Muskel ein großes Durchtrittsportal vorfindet, wodurch er den Processus coronoideus trotz seiner Dicke gut erreicht. Hüten Sie sich vor dem Biß solcher Tiere!
Eine Sonderheit der Kaumuskeln ist die Tatsache, daß sie vom Trigeminus-Nerven innerviert werden.

20.2. Gaumen- und Schlundmuskulatur

Hinter dem harten Gaumen, der mit der waagerechten Platte des Os palatium aufhört, folgt der weiche Gaumen, an welchem hinten das Zäpfchen *(Uvula – Velum palatinum – Gaumensegel)* hängt. Diese Gaumenportion enthält viele muköse Speicheldrüsen und 3 Muskeln: *Tensor veli palatini, Levator veli palatini* und den *Muskulus uvulae*. Der Schlund *(Pharynx)* ist ein Raum unter der Schädelbasis, in welchen die beiderseitigen Nasenhöhlen durch die Choanen, links und rechts der Nasenscheidewand oberhalb des Gaumens und die Mundhöhle unterhalb desselben, einmünden. Vom Pharynx geht die Speiseröhre *(Ösophagus)* hinten hinab und vorne öffnet er sich in den Kehlkopf *(Larynx)*. Direkt vor dem untersten Teil des Pharynx befindet sich das annähernd hufeisenförmige Zungenbein *(Os hyoideum)*. Dieses besitzt vorne einen quergestellten »Körper« *(Corpus)*, von dem auf jeder Seite ein großes Horn nach hinten und ein kleines Horn nach hinten oben ausgehen. Das Zungenbein ist durch das Ligamentum stylohyoideum und den *Musculus stylohyoideus* am Griffelfortsatz des Schläfenbeins aufgehängt. Dieses setzt am kleinen Horn an. Am Hyoid ist dann der Kehlkopf mit einigen Ligamenten aufgehängt. Das Hyoid selbst wird durch zahlreiche Muskeln, die auch Namen haben, mit dem Schläfenbein, dem Unterkiefer, dem Schlüsselbein und dem Brustbein verbunden und kann dadurch vielfältig verstellt werden. Vom Zungenbeinkörper läuft der *Geniohyoideus* zum Kinn. Dieser Muskel bildet die Basis der Zunge. Diese besteht aus mehreren durcheinandergesteckten Muskeln, deren Fasern in 3 Richtungen des Raumes senkrecht zueinander verlaufen (siehe Lehrbücher der Histologie).

20.3. Halsmuskulatur

Von den Halsmuskeln wollen wir nur die auffälligsten aufzählen. Mit dem *Kappenmuskel (M. trapezius)* sind wir schon bekannt. Sein oberer Teil kann gut von vorn gesehen werden *(Abb. 20–5)*. Er begrenzt nach hinten das *Trigonon cervicale posterius (hinteres Halsdreieck [Abb. 20–5; 20–6])*. Dieses Dreieck wird nach vorne vom *M. sternocleido mastoideus* (*Kopfnicker* oder *Kopfwender*) begrenzt. Mit zwei Köpfen entspringt dieser Muskel einerseits vom Brustbein, zweitens vom Schlüsselbein und setzt am Warzenfortsatz *(Processus mastoideus)* des Temporale an. Wenn der rechte und linke M. sternocleidomastoideus gleichzeitig wirken, beugen sie den Kopf nach vorn. Kontrahiert sich nur einer davon, dann dreht er den Kopf nach der Gegenseite.

Der *zweibauchige Kiefermuskel* (*M. digastricus* oder *Biventer, Abb. 20–5*) zieht von der Vorderseite des Processus mastoideus durch eine Bindegewebs-

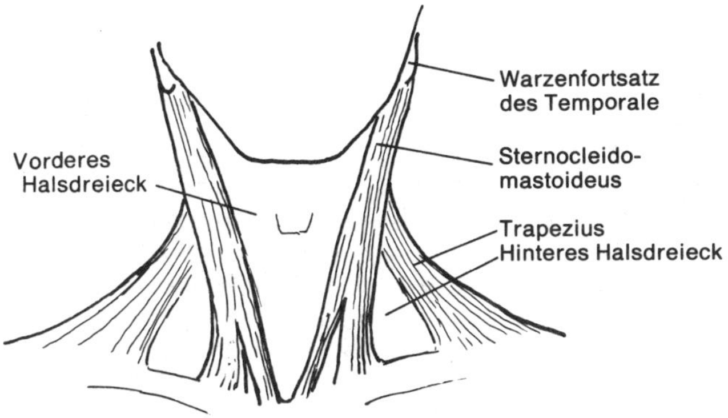

20–5: Halsmuskulatur von vorne

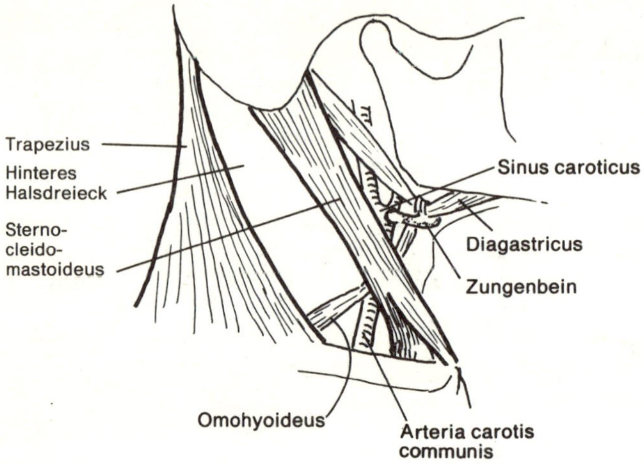

20–6: Halsmuskulatur von rechts. Auch die Lage des Sinus caroticus ist angegeben

schlinge an der Oberseite des Zungenbeins zur Innenseite des Kinns. Er kann das Zungenbcin heben. Für uns ist er von Interesse, weil sein oberer und hinterer Bauch zusammen mit dem M. sternocleidomastoideus und dem *M. omohyoideus (Schulterzungenbeinmuskel)* das *Trigonon caroticum* (Karotidendreieck) begrenzt, in dessen Tiefe die Gabelung der *Arteria carotis* und somit der *Sinus caroticus* liegt *(Abb. 20–5)*.

Die Kenntnis dieser Stelle ist besonders wichtig für waffenlose Selbstverteidigung. Das Wort »carotis« kommt vom griechischen καρoειν = einschläfern. Druck mit dem Finger auf den Sinus caroticus führt zur Betäubung. Der Sinus caroticus besitzt in der Wand Druckrezeptoren, die dann durch Nervenschaltungen den Blutdruck im Gehirn herabsetzen. Im Altertum wurde dieses Phänomen zur Betäubung bei chirurgischen Eingriffen verwandt.

20.4. Gesichtsmuskulatur

Die Gesichtsmuskeln wollen wir hier nicht näher besprechen. Es handelt sich hier hauptsächlich um Muskeln, die in der Haut inserieren. Manche davon, wie z. B. der *M. orbicularis oculi (Augenringmuskel)* dient zum Schließen der Lider, während der *M. levator palpebrae superioris (Lidheber)* zum Aufsperren der Augen dient. Der *M. orbicularis oris (Mundring- oder Lippenmuskel)* dient zum Schließen der Lippen und dann gibt es noch so manche zum Grimassen schneiden. Das sind die *mimischen Muskeln,* die den Gesichtsausdruck bestimmen; sie liegen alle oberflächlich. Diese Muskeln werden vom Fazialis, dem 7. Gehirnnerven, versorgt.

Teil IV: Nervensystem und Sinnesorgane

21. Allgemeines über das Nervensystem

Das **Zentralnervensystem** besteht aus dem *Gehirn* und dem *Rückenmark*.
Das **periphere Nervensystem** besteht aus der *Gesamtheit aller Hirn- u. Rückenmarksnerven* und den *autonomen Ganglien und Nerven*.
Das **ganze Nervensystem** ist ein äußerst kompliziertes Schaltwerk, welches durch seine sensorischen Bestandteile Zustände außerhalb und innerhalb des Körpers wahrnimmt. Solches Wahrnehmen kann bewußt oder unbewußt sein. Andererseits hat es *motorische* Bestandteile, die den Teilen des Körpers Befehle übermitteln (auch diese Befehle können bewußt oder unbewußt erteilt und ausgeführt werden). Beispiele werden weiter unten angegeben.
Durch Verbindungen *sensorischer Neuronen* (Nervenzellen und deren Fortsätze) mit *motorischen Neuronen* kann der Organismus auf äußere oder innere Ereignisse reagieren. Die endgültige Reaktion geschieht durch Muskeln oder Drüsen. Damit aber überhaupt eine Anpassung des Körpers auf irgendwelche Reize stattfinden kann, müssen die von sensorischen Neuronen aufgenommenen Eindrücke auf motorische Neuronen übertragen werden.
Dies geschieht durch *Synapsen (Abb. 21–1)*. Das Terminalende eines Neuriten kommt nahe an ein anderes Neuron heran. Der Näherungspunkt kann der Zellkörper *(Perikaryon, Soma)* oder ein *Dendrit* oder sogar ein anderes Axon *(Neurit)* sein. Somit unterscheidet man axo-somatische, axo-dendritische und axo-axonische Synapsen *(Abb. 21–2)*.
Im Terminalende eines Neuriten befinden sich die *synaptischen Bläschen,* welche »Neurotransmitters« = Überträgerstoffe enthalten. Es gibt deren mindestens zweierlei: Adrenalinartige, (also Katecholamine); andererseits kann es Acetylcholin sein. Ein elektrischer Strom, der das Axon entlangläuft, verursacht das Platzen der Bläschen, deren Inhalt die synaptische Lücke überquert und im nächsten Neuron wieder einen elektrischen Strom auslöst. Der Bau der Synapsen gestattet eine Impulstransmission nur in einer Richtung. Innerhalb der Nervenfaser selbst läuft ein

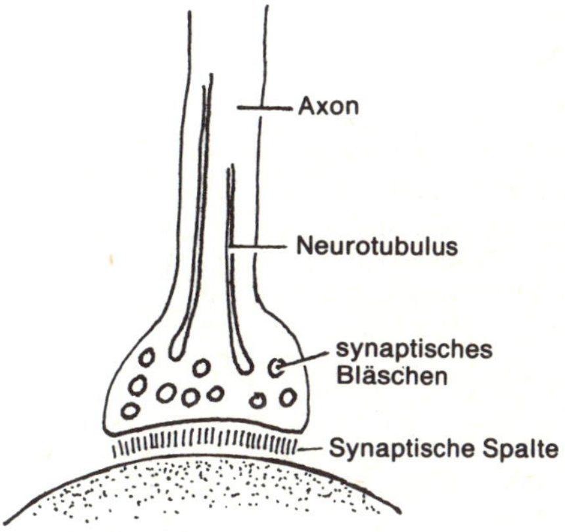

21–1: Ultrastruktur einer Synapse

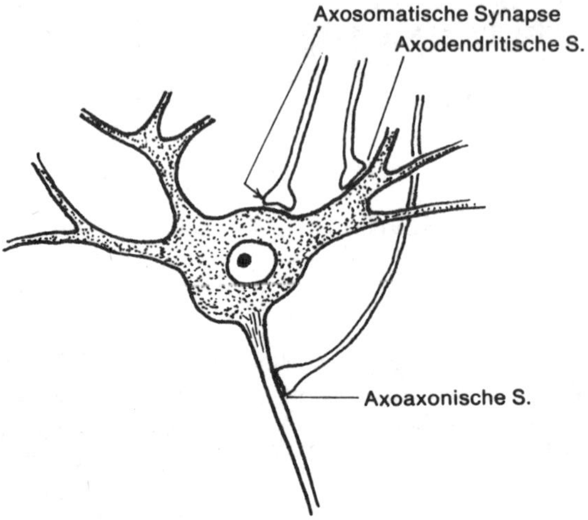

21–2: Verschiedene Synapsen

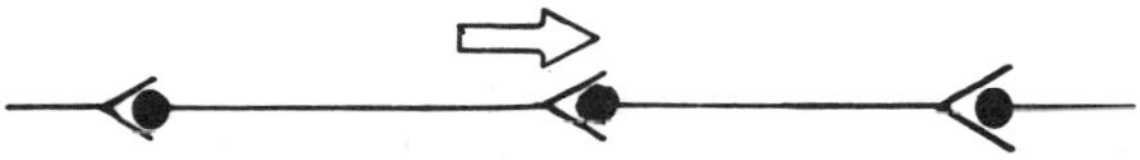

21–3: Modell einer Neuronenkette

Aktionsstrom in beiden Richtungen. Aber wohin ein Impuls weitergeleitet wird, ist durch die Polarität der Synapse vorbestimmt. Synapsen haben verschiedene Gestalten. Die auf *Abb. 21–1* dargestellte Form ist die häufigste.

In Lehrbüchern der Anatomie, Neuroanatomie und Neurologie hat sich eine recht sonderbare Methode der schematischen Darstellung von Synapsen eingebürgert *(Abb. 21–3)*: Das Axon-Terminal steht am Ende eines Strichs, der den Neuriten darstellt. Es sieht wie ein offenes V aus. Das nächste, den Impuls empfangende Neuron, ganz gleich, an welcher Stelle die Synapse ansetzt, wird als dicker Punkt gezeichnet; und dessen Axon (= Neurit) erscheint wieder als ein ganz langes Y. *Abb. 21–3* zeigt, daß es ganze Ketten von Neuronen gibt, meistens sind nämlich zwischen dem reizempfangenden, sensorischen Neuron und dem den endgültigen Befehl erteilenden, motorischen Neuron ein oder mehrere *Zwischenneuronen* eingeschaltet.

Es gibt nur ganz wenige Stellen; wo das primäre, sensorische Neuron mit dem finalen, motorischen Neuron unmittelbar eine Synapse eingeht. Das bekannteste Beispiel *(Abb. 21–4)* ist der Patellarsehnen-Reflex. Das sensorische Neuron, dessen Soma in einem Dorsalganglion liegt, synaptiziert direkt mit einem in Wirklichkeit multipolaren Neuron im Vorderhorn des Rückenmarks. Bei plötzlicher Streckung der Patella-Sehne kontrahiert sich der Quadrizeps.

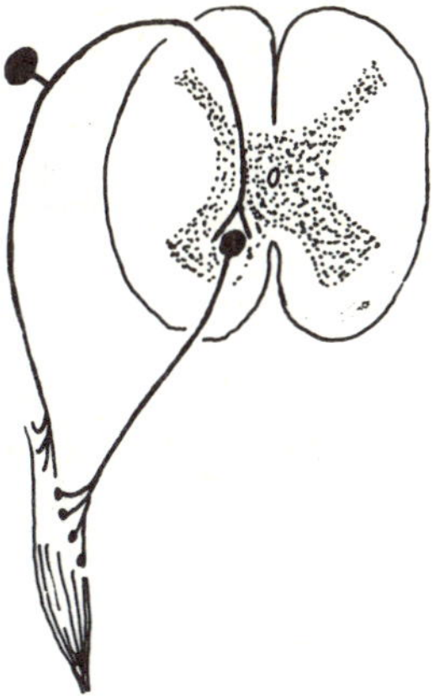

21–4: Spinaler Streckreflex, der nur zwei Neurone braucht

(Die Streckempfindung im Knie oder im Bein kann auch [fakultativ] durch eine Kollaterale des Axons des sensorischen Neurons erster Ordnung zum verlängerten Mark weitergeleitet werden, wo sie von einem Zwischenneuron im »Nucleus grazilis« empfangen wird, um von dessen Neuriten, der zur Gegenseite kreuzt, im Thalamus eine weitere Synapse mit einem Zwischenneuronen 3. Ordnung eingeht. Dieses sendet seinen Neuriten dann zum Gyrus postzentralis der Großhirnrinde. Erst dann kann das Strecken der Sehne zum Bewußtsein kommen.)

Ein gleichartiger Reflex wird durch das plötzliche Strecken der Mm. Gastrocnemius-Soleus, einen Hieb auf die Achilles-Sehne, ausgelöst. Reaktion: Kontraktion dieser Muskelgruppe gefolgt von Plantarflexion des Fußes.

Es gibt auch 3-Neuronische Reflexe wie z. B. Schmerz- oder Brandreflex *(Abb. 21–5)*. Ein durch scharfen Schmerz verursachter Impuls wird vom Neuron erster Ordnung, dessen unipolares Soma in einem Spinalganglion liegt, auf eine Zelle im Hinterhorn der grauen Substanz übertragen und von da auf ein motorisches Neuron weiterübertragen. Dieses verursacht die Kontraktion von Muskeln, die das beschädigte Glied der Schmerzensquelle entziehen. Zum Bewußtsein gelangt der Schmerz erst, nachdem eine Kollaterale zur Gegenseite gekreuzt ist, wo sie dann bis zum Thalamus läuft und die Empfindung nach einer weiteren Synapse der Großhirnrinde mitteilt.

Dies sind nur Beispiele allereinfachster Reflexe; es sind automatische, unbewußte Reaktionen des Körpers auf ge wisse Reize, wie sie genauso bei allen Wirbeltieren vorkommen. Sogar bei Tieren ist es aber, besonders bei den 3-Neuronen-Reflexen komplizierter, als hier dargestellt. Darüber sollten Sie in einem Lehrbuch der Neuro-Anatomie nachlesen.

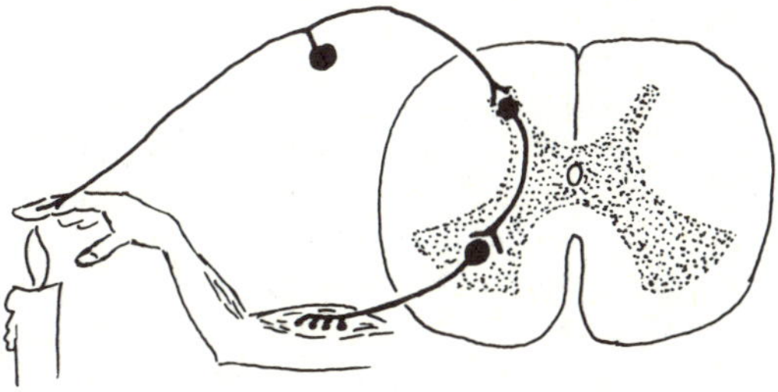

21–5: Schmerz- oder Brandreflex. Es werden 3 oder mehr Neurone benötigt

21.1. Im Zentralnervensystem,

das aus Gehirn und Rückenmark besteht, gibt es graue und weiße Substanz. Zum Verständnis dieser Begriffe diene *Abb. 21–6:* Hier sehen wir 3 ausgewählte Frontalschnitte durch ein menschliches Gehirn. In der *grauen Substanz* liegen die Zellkörper (Perikarya, Somata) der Nervenzellen und die meisten ihrer Dendriten. Axone (Neuriten) von Neuronen, die im gleichen grauen Gebiet liegen und die Terminalenden von Axonen oft weit entfernter Neuronenzellkörper. Hier, in der grauen Substanz, liegen *alle* Synapsen des ZNS. Es ist eine ungeheure Zahl, die vermutlich bis in die Trillionen geht.
In der *weißen Substanz* dagegen gibt es keine Nervenzellkörper, sondern Nervenfasern, und zwar Axone. Die weiße Farbe rührt daher, daß diejenigen Neuriten, die Impulse mit großer Geschwindigkeit über lange Strecken leiten, von einem glänzenden, fettartigen Material, dem Myelin, umgeben sind, welches als Isolator wirkt und gleichzeitig die sprungartige Propagation der elektrischen Aktionsströme fördert (siehe Steinhausen, Physiologie, S. 82–84).
Das Myelin umhüllt die Faser, indem der mit Fett gefüllte Zelleib einer Zelle sich spiralig um die Faser wickelt. Im Zentralnervensystem gehören diese Hüllzellen zur Glia. In peripheren Nerven sind es die sogenannten Schwann'schen Zellen.
Alle Zellen und Fasern des Zentralnervensystems werden durch die sogenannten Glia-Zellen gestützt, und aneinandergebunden. Überdies ist das ganze ZNS in einer Flüssigkeit, dem Liquor cerebrospinalis gebadet und von ihm durchdrängt.

21.2. Der Aufbau des Gehirns

Abb. 21–7 (rechtes Bild) zeigt die Teile des Gehirns (Encephalon), wie wenn sie auseinandergerissen wären, von links. Oben *(Abb. 21–7, A)* ist das **Großhirn** oder **Vorderhirn (Cerebrum).** Man erkennt den Stirnlappen *(Lobus frontalis)*, von ihm durch die Seitenspalte *(Fissura lateralis* = Sylvius'sche Spalte) getrennt und darunter liegend, den Schläfenlappen *(Lobus temporalis)*, ganz hinten den Hinterhauptslappen *(Lobus occipitalis)* und oben den Scheitellappen *(Lobus parietalis)*.
Die gekrümmte Linie im Großhirn deutet den Umriß des linken *Seitenventrikels* an und die gestrichelte Partie stellt den Streifenkörper *(Corpus striatum)* dar. Diese Teile liegen tief im Innern.

Das *Zwischenhirn (Diencephaeon), Abb. 21–7, B* und das *Mittelhirn (Mesencephalon), Abb. 21–7, C* sind in Wirklichkeit in der Seitenansicht vom Schläfenlappen und dem Hinterhauptlappen völlig verdeckt, in dieser Zeichnung aber wie herausgezerrt.

Das **Zwischenhirn (Diencephaeon,** *Abb. 21–7, B*) besteht hauptsächlich aus folgenden Teilen: dem *Thalamus*, der *Zirbeldrüse (Epiphyse)*, dem *Hypothalamus*, dem *Hirnanhang (Hypophysenhinterlappen)*, dem *Sehnerven* und der *Netzhaut des Auges*. Der Hohlraum im Zwischenhirn ist der 3. Ventrikel.

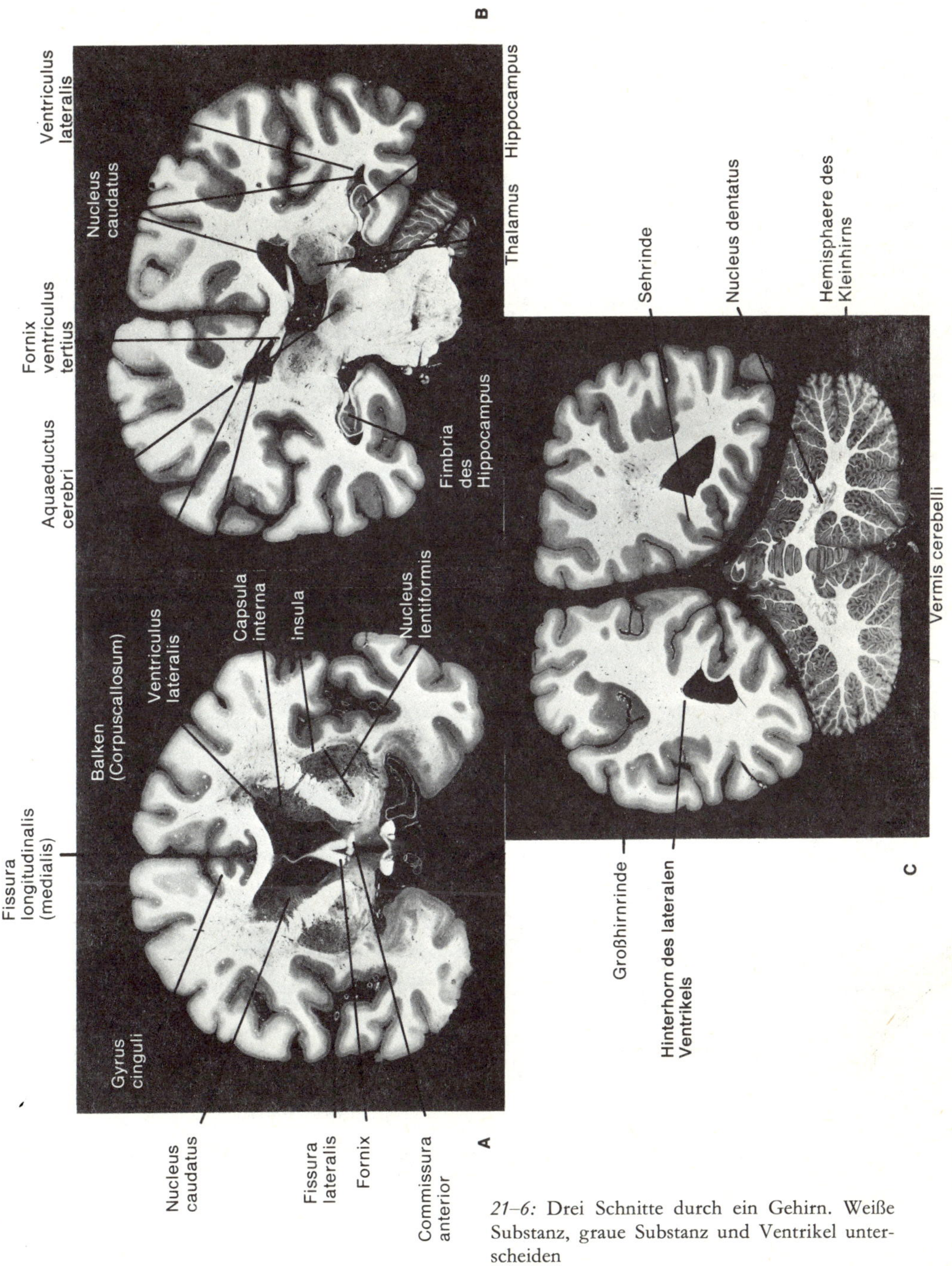

21–6: Drei Schnitte durch ein Gehirn. Weiße Substanz, graue Substanz und Ventrikel unterscheiden

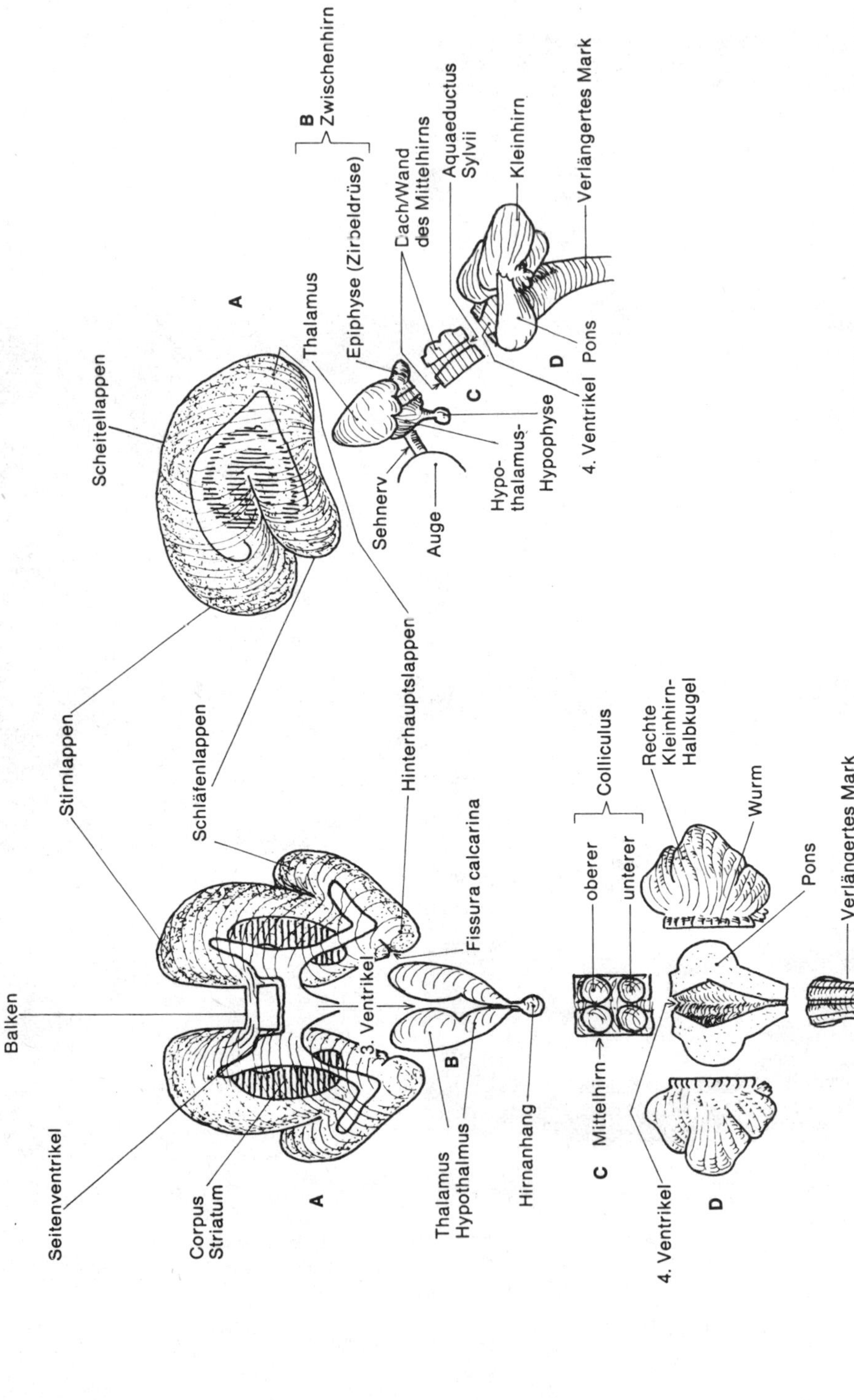

21–7: Schematisch auseinandergezogenes Gehirn von links gesehen

Darauf folgt das **Mittelhirn (Mesencephalon)**, *Abb. 21–7, C*. Der Hohlraum darin ist verengt zum *Aquaeductus cerebri (Sylvii)*. Das Dach dieser »Wasserleitung« heißt *Tectum* oder *Lamina quadrigemina (Vierhügelplatte)*. Darunter verläuft beiderseits die Pyramidenbahn, an dieser Stelle *Pedunculus cerebri* genannt.

Hinter dem Mittelhirn erweitert sich der Hohlraum zum 4. Ventrikel, und es folgt das **Hinterhirn (Metencephalon)**, das ventral aus der Brücke *(Pons)* und dorsal aus dem Kleinhirn (Cerebellum) besteht, *Abb. 21–7, D*. Darauf folgt das **Nachhirn (Myelencephalon)**, nämlich das verlängerte Mark **(Medulla oblongata)**, das schließlich auf dem Niveau des Foramen magnum ins Rückenmark **(Medulla spinalis)** übergeht. An der Übergangsstelle verengt sich der 4. Ventrikel zum Zentralkanal.

Das Gehirn kann mit einem dickwandigen Kasten verglichen werden *(Abb. 21–8)*. Die Höhlung im Kasten heißt Ventrikel. Innen ist der Ventrikel von einem Epithel namens *Ependym* ausgekleidet. Der ganze Kasten ist in ein ganz zartes Bindegewebshäutchen gewickelt, die *Pia Mater*. Der Deckel des sonst dickwandigen Gehirnkastens ist aber ganz dünn. Er besteht nur aus Ependym und Pia mater und heißt *Tela chorioidea*. Von ihr hängt eine gefranste Falte in den Ventrikel hinein. Diese Falte heißt *Plexus chorioideus*. Da die Pia mater reich an Blutgefäßen ist, wie *Abb. 21–9* zeigt, ist dieser Plexus chorioideus fähig, den Liquor cerebrospinalis in die Ventrikel auszuscheiden.

Um den Aufbau des Gehirns noch besser zu verstehen, klappen wir es, wie in *Abb. 21–10*, auf, als ob die beiden Großhirnhalbkugeln durch Scharniere

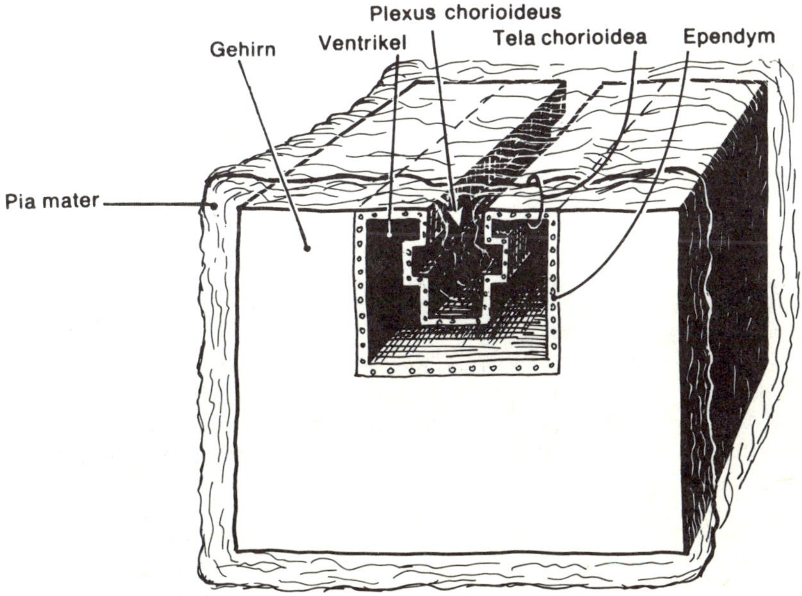

21–8: Vergleich des Gehirns mit einem Kasten

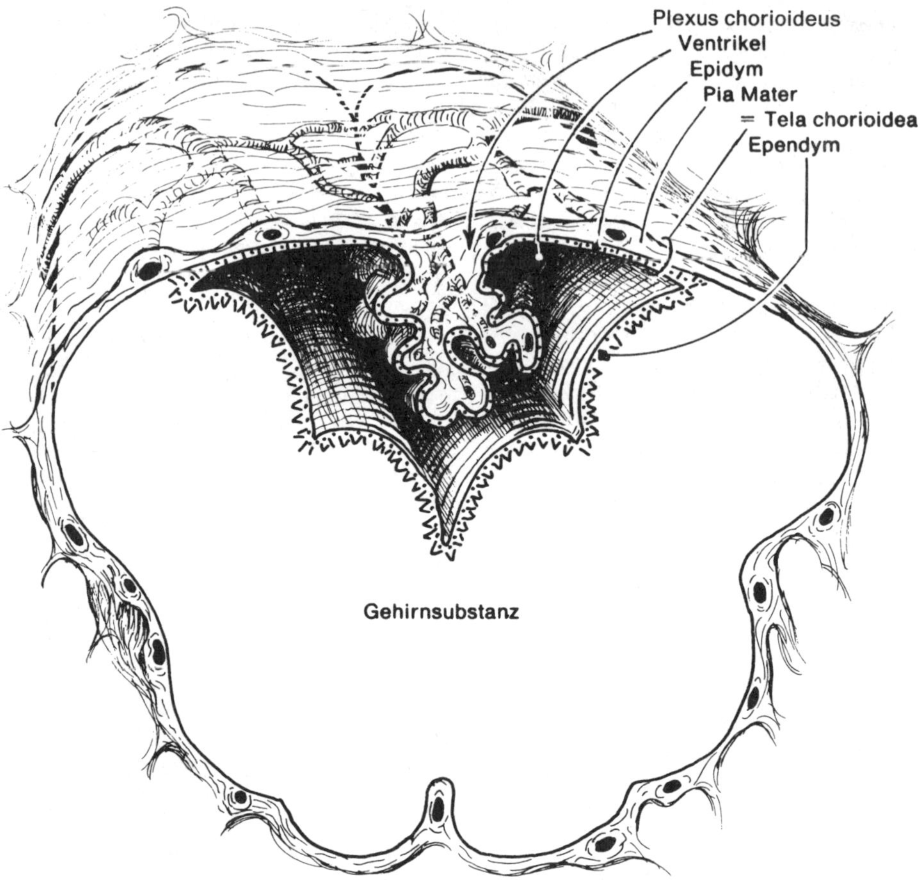

21–9: Das verlängerte Mark und der 4. Ventrikel

mit dem Thalamus gelenkig verbunden wären. Dann studieren wir die Beschriftung. Links in der Abbildung sind die Deckel, welche auf die Höhlungen rechts passen. Jetzt müssen wir nur noch die beiden Großhirnkästen *(Hemisphären)* hochklappen und die Gehirnkonstruktion ist, im Groben, fertig.

Der Liquor cerebro-spinalis wird, wie gesagt, von den Plexus choreoidei in die Ventrikel ausgeschieden. Er fließt von den beiden Seitenventrikeln (von denen niemand weiß, welcher der erste und welcher der zweite ist, durch die Foramina interventricularia (von Monro) in den 3. Ventrikel, wo noch mehr dieser Flüssigkeit erzeugt wird. Dann fließt er durch die Sylvius'sche Wasserleitung (Sprachlich Interessierte werden wissen wollen, woher dieser Name kommt. Der Gang wurde im 17. Jahrhundert von Francois de la Bois [vom Walde, also Sylvius] erstmalig als Aquaeductus cerebri beschrieben.) weiter. Im 4. Ventrikel fügt ein weiterer, riesengroßer Plexus choreoideus weitere Flüssigkeit zu. Diese fließt

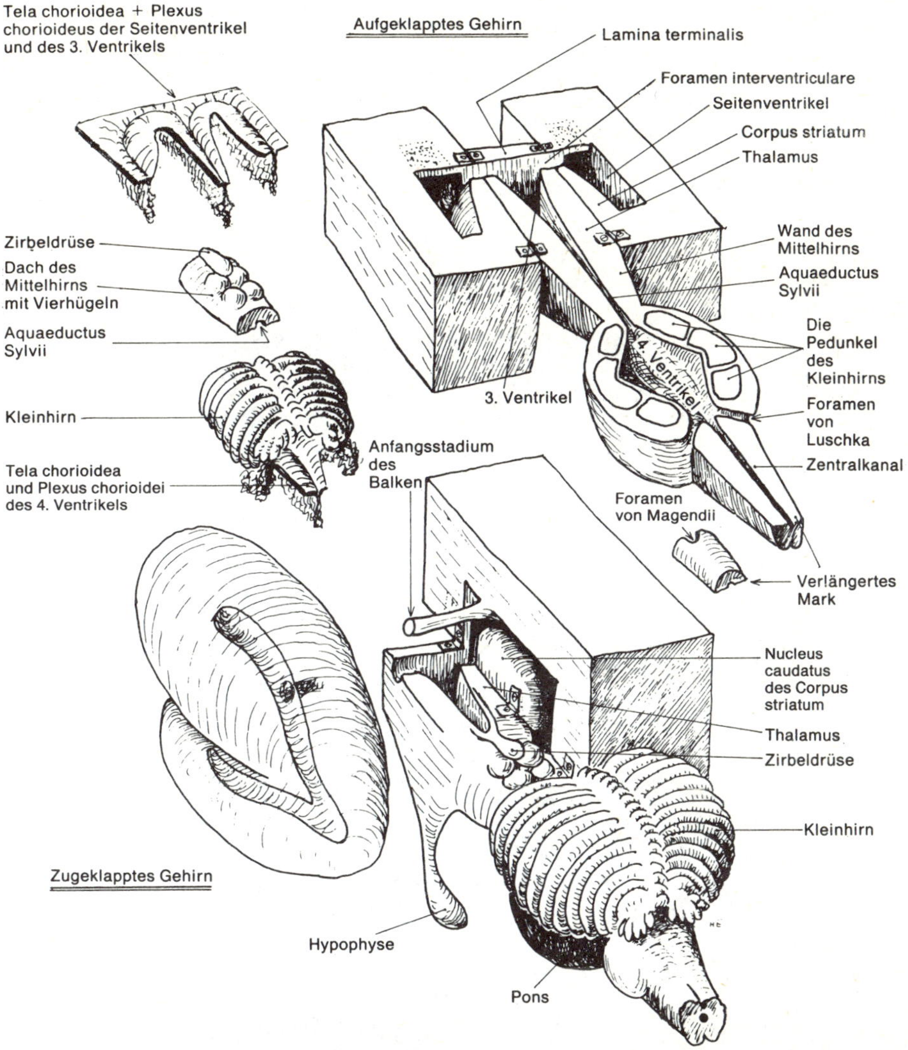

21–10: Schematisch aufgeklapptes Gehirn (oben),
zusammengeklapptes Gehirn (unten)

schließlich durch zwei laterale und eine mediale Apertur in den das Gehirn umgebenden Sub-arachnoidal-Raum ab und umgibt dadurch Gehirn und Rückenmark auch von außen, so daß es förmlich in Flüssigkeit schwimmt, wodurch es vor Erschütterungen geschützt wird. Weitere Abflußmöglichkeiten in das Venensystem bestehen auch.

Bei Verschluß dieser Öffnungen im Fötus entsteht ein Wasserkopf *(Hydrocephalus)*.

21.3. Die Hirnhäute (Meninges)

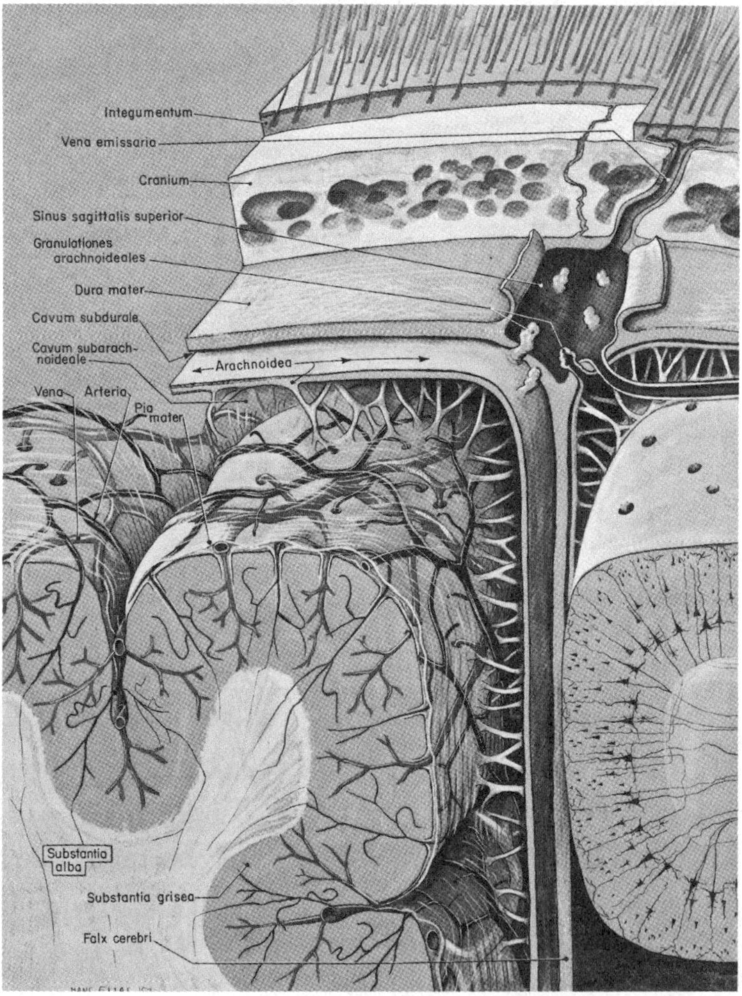

21–11: Die Hirnhäute

Das Zentralnervensystem wird von 3 Lagen ernährender und schützender Hüllen umgeben, den *Hirnhäuten* oder *Meninges (Abb. 21–11)*. Die innerste ist die bereits besprochene *Pia mater.* Diese liegt dem ZNS ganz dicht an und enthält Blutgefäße, die das ZNS ernähren, indem sie tief in dasselbe eindringen; sie werden dabei von ganz zarten Bindegewebshüllen, die zur Pia mater (sanfte Hülle) gehören, begleitet.

Etwas weiter nach außen liegt die *Spinnengewebshaut (Arachnoidea).* Es ist eine etwas festere Haut, die durch dünne Bindegewebsfäden, welche an die Fäden eines Spinnengewebes erinnern, an der Pia mater befestigt ist. Zwischen diesen Fäden liegt der Subarachnoidalraum *(Cavum subarachnoidale).* Über der Arachnoidea befindet sich ein schmaler Spaltraum, das *Cavum subdurale* und außerhalb davon die dicke und derbe harte Hirnhaut, die *Dura Mater.* Diese ist im Schädel mit dem Periost des Neurocranium verwachsen.

Am Foramen magnum löst sich die Dura vom Knochen und hängt frei im Canalis vertebralis. Daher finden wir um die Dura herum noch ein *Cavum epidurale.*

Teile der Dura dringen in das Schädelinnere vor, z. B. die *Falx cerebri* (Hirnsichel, die sich in die Fissura medianis zwischen den beiden Großhirnhalbkugeln einsenkt) und das *Tentorium cerebelli,* eine waagerecht verlaufende Haut zwischen Großhirn und Kleinhirn. Innerhalb der Dura verlaufen mehrere riesige Venen, die *Sinus cerebri.* In *Abb. 21–11* ist nur der Sinus sagittalis superior eingezeichnet. Diese leiten, auf Umwegen, venöses Blut in die Venae jugulares internae. Entlang der Duralsinuse gibt es kleine Ausstülpungen (Granulationen) der Arachnoidea, durch welche Liquor cerebrospinalis in die Blutbahn absickern kann.

Das Spatium (cavum) subarachnoidale besitzt einige Erweiterungen, die sogenannten Cisternen. In diese ergießt sich der Liquor cerebrospinalis, besonders in die Cisterna cerebellomedullaris, welche unter dem Kleinhirn liegt. Dahinein erfolgt der Abfluß aus dem 4. Ventrikel und fließt von da, um das ganze ZNS herum in das Cavum subarchnoidale. Einzelheiten müssen in größeren Büchern nachgeschlagen werden.

21.4. Das Rückenmark

Vom Standpunkt der Stammesgeschichte gesehen ist das Gehirn die vordere Spezialisierung des Rückenmarkes. Das Rückenmark selbst *(Medulla spinalis)* ist ein Zylinder aus grauer und weißer Substanz *(Abb. 21–12).* In der Mitte ist der Zentralkanal, von Ependym ausgekleidet. Darum ist die graue Substanz angeordnet. Sie enthält, wie wir gesehen haben, Nervenzellkörper (= *Perikarya* = *Somata*), deren Dendriten, den Anfangsteil ihrer Axone und die Endbäumchen (Terminalen) von Neuriten mehr oder weniger weit entfernter Neuronen. Im Querschnitt ähnelt die graue Substanz einem Schmetterling. Sie wird in ein dorsales hinteres Horn und ein ventrales (vorderes) Horn grob gegliedert. Die Nervenzellen im *Hinterhorn* sind *sekundär sensorisch,* d. h. es sind Zwischenneuronen, welche Berührungs-, Wärme- und Schmerzempfindungen von den zentralen Fortsätzen der unipolaren Neurone

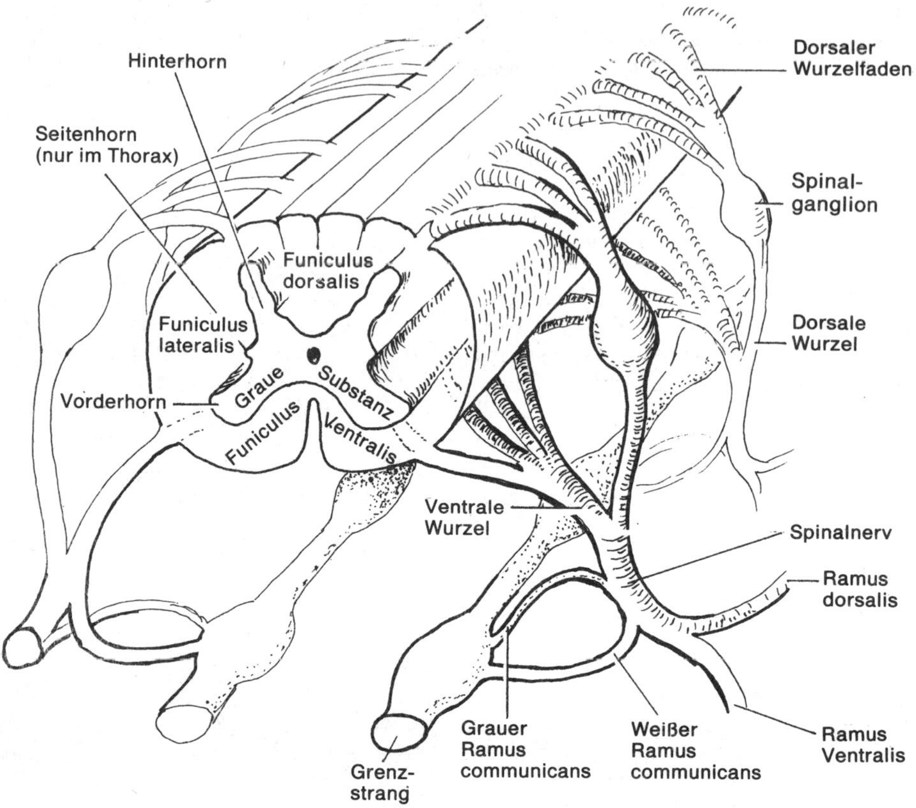

21–12: Schema des Rückenmarks, der Spinalnerven und des Grenzstranges

der Dorsalganglien empfangen und durch ihre Axone meist auf die Gegenseite entsenden. Eine Ausnahme ist der *Schmerzreflex, Abb. 21–5,* der oft *ipsilateral* verbleibt (von ipse = selbst, d. h. auf derselben Seite). Die Mehrzahl der im Hinterhorn empfangenen Impulse wird **kontralateral** (contra = gegen, d. h. auf der Gegenseite) zum Bewußtsein weiter geleitet.

Der primäre Impuls kommt von den »Zentralfortsätzen« unipolarer Neuronen, die in den Spinalganglien liegen. Zunächst laufen sie durch deren »Wurzel«, die dorsale Wurzel eines Spinalnerven. Diese Wurzel besteht aus mehreren Wurzelfädchen, wie man in *Abb. 21–12* sieht.

Das *Vorderhorn* enthält hauptsächlich *motorische* Neurone, deren Axone bis zu den quergestreiften Muskelfasern laufen und deren Kontraktion verursachen. Dort enden ihre Axone in Endknöpfchen voller synaptischer Bläschen mit Acetylcholin *(Abb. 21–13 und 6–4)*. Die weitere Wirkung, zwar schon in Kapitel 6 beschrieben, sollte auch in *Steinhausen, Physiologie, S. 90–92,* nachgelesen werden.

Die motorischen Neurone im Vorder-

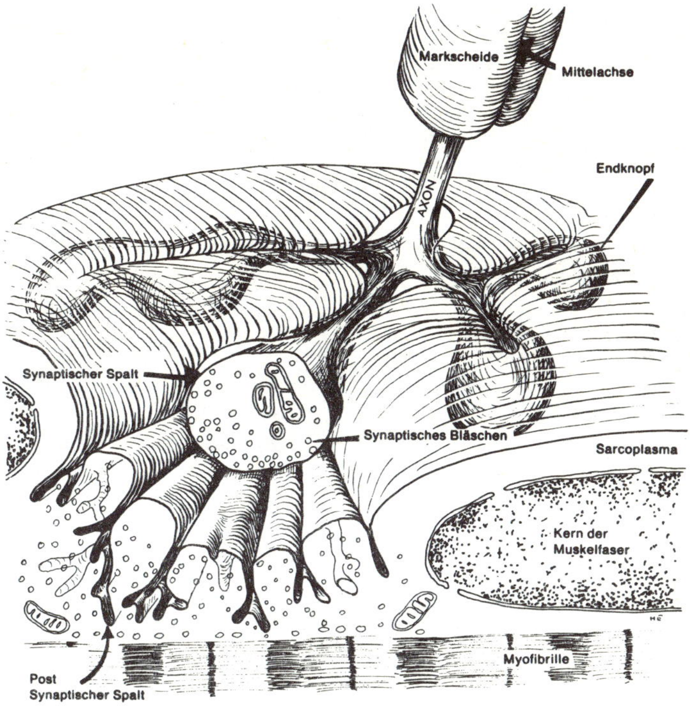

21–13: Schema einer neuromuskulären Synapse

horn gehören zu den größten, multipolaren Nervenzellen. Ihre Axone treten aus dem Rückenmark in Form von ventralen Wurzelfäden aus. Diese verschmelzen zur ventralen Wurzel, die sich dann mit der dorsalen Wurzel zum Spinalnerven vereinigt. Der Nerv spaltet sich etwas weiter außerhalb in einen dorsalen und einen ventralen Ast.

Der Querbalken der Schmetterlingsfigur enthält Konzentrationen von Zwischenneuronen, die je nach Funktion in säulenförmigen »Kernen« angeordnet sind.

Nur im *Thorax* gibt es noch ein *intermediaeres Horn (Abb. 21–12 Seitenhorn).* Dieses enthält die primären motorischen Nervenzellen für das *sympathische* Nervensystem.

Um die graue Substanz liegt die weiße Substanz. Ganz nahe an der grauen Substanz liegt der *Fasziculus proprius,* welcher Axone enthält, die Nachrichten über wenige Rückenmarkssegmente abwärts und aufwärts weitergeben. Es handelte sich dabei um unbewußte Vorgänge, wie z. B. das Schwingen der Arme, koordiniert mit den Schritten der Beine.

Die weiße Substanz wird jederseits in 3 Stränge (Funiculi; Einzahl = Funiculus) eingeteilt: Den *Hinterstrang (Funiculus dorsalis),* den *Seitenstrang (Funiculus lateralis)* und den *Vorderstrang (Funiculus ventralis).*

In den Teilen der weißen Substanz verlaufen dicke Bündel von Nervenfasern (*Fasciculi* oder *Tractus*) für Fernmeldungen. Jede Gefühlsart oder Aktionsart *(Modalität)* besitzt ihr eigenes Faserbündel an einer bestimmten Stelle der weißen Substanz. Dazu gibt es unbewußte Leitungsbahnen, die von einem Ort des ZNS zu einem andern verlaufen. Jedes dieser Bündel hat seinen bestimmten Platz. Das ermöglicht zum Beispiel das Durchschneiden einer Schmerzbahn *(Traktotomie)* bei unheilbaren Schmerzen. Dabei wird freilich auch u. U. der Temperatursinn ausgeschaltet und die Bewegungskoordination seitens des Kleinhirns beeinträchtigt, weil eine zum Kleinhirn laufende Bahn direkt über der Schmerzbahn liegt und mit zerschnitten werden muß.

Modalitäten der Empfindungen

Es gibt mehrere Einteilungsprinzipien der Sinne:

I. *Somatisch versus viszeral,* d. h. das, was den Körper *(Soma)*, Haut – Muskel – Skelett, angeht und das, was die Eingeweide angeht. Somatische Eindrücke können bestimmt sein. Viszerale Empfindungen sind meist verschwommen.

II. *Somatische Eindrücke:*
1. *Exterozeptiv* sind Empfindung dessen, was außerhalb unseres Körpers liegt oder dessen, was von außen kommt.
a) Allgemeine exterozeptive Eindrücke: Druck, Berührung, Wind, Schmerz, Temperatur;
b) Spezielle exterozeptive Eindrücke: Sehen, Hören.
2. *Propriozeptive* Eindrücke sind diejenigen, die uns über den Lage- und Bewegungszustand des Körpers und seiner Teile unterrichten: Muskelkontraktion- und Streckung, Gelenkstellungen, Lage im Raum und Rotation (letztere beiden Empfindungen werden im inneren Ohr empfangen).

III. *Viszerale Empfindungen:*
1. Allgemein: Sättigung, Hunger, Leibschmerzen, Herzschmerzen, Drang, Übelkeit, Atemnot.
2. Speziell: Geschmack und Geruch. Obwohl Gerüche von außen kommen, wird dieser Sinn meist zu den speziellen viszeralen gerechnet, weil seine Funktion hauptsächlich Vorprüfung von Dingen ist, die man sich einverleiben könnte. Auch hilft er bei Sexualreaktionen.
Manche der obigen Modalitäten werden im Kopf wahrgenommen. Andere aber können am ganzen Körper einschließlich Kopf wahrgenommen werden. Soweit sie unterhalb des Foramen magnum liegen, werden diese Sinne durch das Rückenmark geleitet und die Bahnen dafür verlaufen an bestimmten Stellen.

Beispiele sensorischer Bahnen:
Propriozeption: Sensorische Nerv-Endigungen sind Muskelspindeln, d. h. Rezeptoren innerhalb der Skelettmuskeln, die den Kontraktionszustand jedes einzelnen Muskels verzeichnen; Muskelsehnen-Organe, die den Spannungszustand an der Ansatzstelle der Sehnen registrieren, druckempfindliche Endigungen, in den Gelenkskapseln. Ihre Neurone sind große, unipolare Zellen, die hinten in den Spinalganglien liegen *(Abb. 21–14)*. Ihre zentralen Fortsätze treten direkt in den Funikulus dorsalis ein. Das Haupt-Axon biegt kopfwärts ab, läuft zum Gehirnstamm, von wo der Impuls nach zwei Synapsen auf der Gegenseite zum Gyrus postzentralis der Großhirnrinde, also zum Bewußtsein geleitet wird. Direkt nach Eintritt in das Rückenmark gibt das gleiche Axon zwei Kollateralen ab, die in der grauen Rückenmarkssubstanz Synapsen eingehen. Die Neuriten der dort gelegenen multipolaren Neuronen laufen, teils auf der gleichen, teils auf

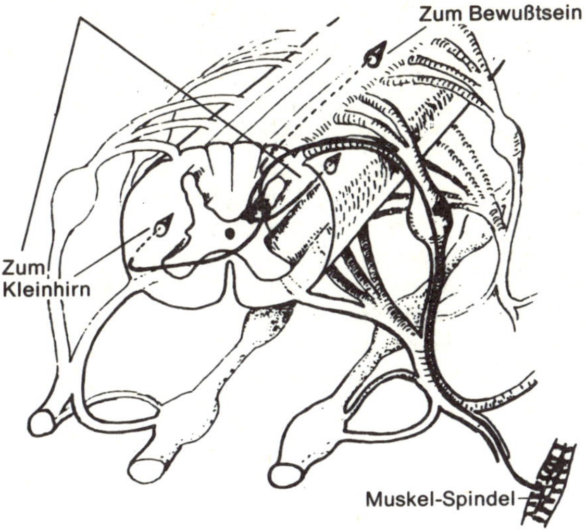

21–14: Einige aufsteigende Nervenbahnen für Propriozeption und Druck (bewußt und unbewußt)

der Gegenseite, zum Kleinhirn. Dort wird weitergeschaltet, von den Purkinje-Zellen zum Nucleus dentatus, bis ein Axon aus dem Nucleus dentatus (siehe *Abb. 21–6,* c) den roten Kern der Gegenseite im Mittelhirn erreicht, wovon ein Impuls auf der Gegenseite (ursprünglich dieselbe Seite, wo der Reiz empfangen wurde), ins Rückenmark läuft, dessen Axon im Funiculus lateralis verläuft. Dieses tritt in das ventrale Horn der grauen Substanz ein und er-

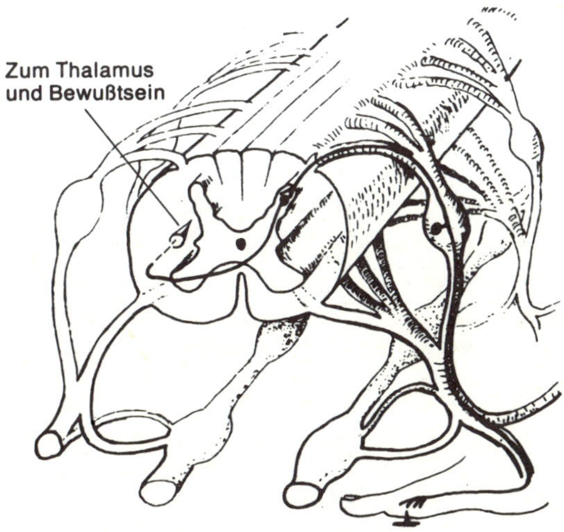

21–15: Schmerzbahn

teilt einen Befehl an ein motorisches Neuron. Durch diese Schaltung über das Kleinhirn paßt sich der Körper jeder unerwarteten Stellungsänderung an, ohne daß der Wille belästigt würde.

Beispiel: Sie gehen auf einem asphaltierten Weg spazieren und unterhalten sich mit einem Gefährten, ohne zum Boden zu schauen. Plötzlich tritt ein Fuß in ein Schlagloch. Sofort merkt dies Ihr Kleinhirn, streckt das Bein etwas länger aus und hebt es dann wieder entsprechend an, ohne daß Sie von dem ganzen Vorgang etwas merken. Das Bewußtsein kommt nur zum Spiel bei einer drastischen Stellungsänderung, wie auch beim Tanz und Sport, wenn Sie Stellungsänderungen der Körperteile merken *wollen.*

Schmerz, den wir schon als Spinalreflex besprochen haben, kommt folgendermaßen zum Bewußtsein: Eine unipolare Zelle in einem Spinalganglion sendet ihr Axon zur äußersten Kante des Hinterhorns der grauen Substanz *(Abb. 21–15)*, wo es eine Synapse mit einem Zwischenneuron eingeht. Dessen Axon (Neurit) kreuzt zur Gegenseite und läuft dort im Funiculus lateralis bis zum Thalamus, von wo, nach weiterer Synapse, der Impuls zum Gyrus postzentralis weitergeleitet wird.

Motorische Bahnen werden wir besprechen, wenn wir etwas mehr über das Großhirn und das Kleinhirn gelernt haben.

21.5. Innerer Bau von Großhirn und Hirnstamm

Abb. 21–6 zeigt Schnitte durch ein menschliches Gehirn. Der interessanteste Bestandteil davon ist die *Großhirnrinde (Cortex)*, der Sitz des Bewußtseins. Unterhalb der Rinde liegt weiße Substanz. Diese besteht hauptsächlich aus markhaltigen Nervenfasern (Neuriten, Axonen), deren Funktion Fernmeldung ist. Es gibt darunter solche, die dem Körper Befehle übermitteln kön-

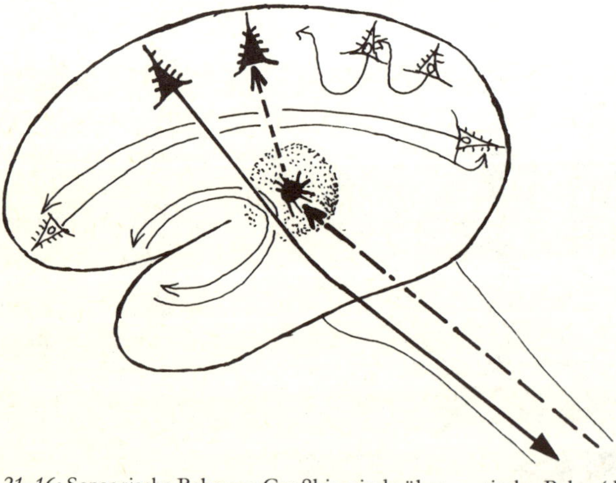

21–16: Sensorische Bahn zur Großhirnrinde über den Thalamus (gebrochene Linie). Direkte motorische Bahn (dunkle, solide Linie) und Assoziationsbahnen (dünne Striche) im Großhirn

nen oder welche Nachrichten vom Körper und von der Außenwelt der Rinde zuführen. Dies sind die Projektionsfasern (*Abb. 21–16,* dicke Linien). Zuführende Projektionsfasern (*Abb. 21–16,* gestrichelt) kommen zunächst im *Thalamus* (*in Abb. 21–16,* punktiert) zur Synapse. Erst nach dieser Zwischenstation wird der Eindruck zur Rinde und damit zum Bewußtsein weitergeleitet. Ausführende (motorische) Projektionsfasern (*Abb. 21–16,* dicke Linie) geben den Muskeln Befehle.
Assoziationsfasern (*Abb. 21–16,* dünn) vermitteln Nachrichten von einer Stelle der Rinde zur anderen. Wenn nämlich ein bewußter Eindruck irgendwo in der Rinde empfangen wird, dann wird er noch nicht verstanden. Erst durch Schaltung zu anderen Teilen des Cortex gewinnt der Eindruck, aufgrund alter Erfahrungen, Bedeutung.
Kommissurfasern. Jede der beiden Hemisphären ist an sich ein selbständiges Gehirn. Die beiden unterscheiden sich aber in der Hinsicht, daß sie verschiedene Funktionen ausüben. Die linke wird die dominante Halbkugel genannt. Sie dirigiert bei Rechtshändern die feinsten Muskelbewegungen, besonders die Sprache und das Schreiben. Sie beschäftigt sich mit analytischem Denken, mit Auswendiglernen von Texten und anderen Dingen. Die rechte Hemisphäre ist mehr dem Schönheitssinn geweiht, der Wahrnehmung von Formen mit den Augen und durch Fühlen mit den Händen. Sie soll Melodien

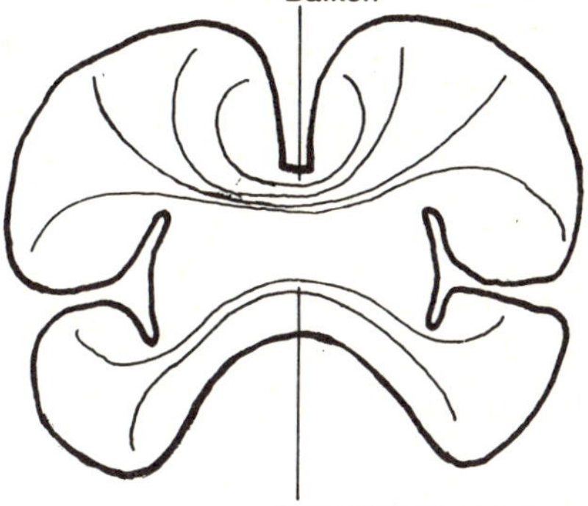

21–17: Die Kommissuren

erfassen, während die linke Halbkugel in der Musik sich mehr mit der kontrapunktischen Konstruktion befassen könnte.
Harmonische Zusammenarbeit der beiden Halbkugeln kommt durch die großen Kommissuren zustande. Das sind Fasergruppen, welche äquivalente Stellen gegenüberliegender Halbkugeln verbinden. *Abb. 21–17* zeigt die beiden wichtigsten Kommissuren schematisch. Die entwicklungsgeschichtlich älteste ist die *Commissura anterior,* welche die beiden Schläfenlappen und die Geruchsorgane verbindet. Entwicklungsgeschichtlich jünger, aber beim Menschen viel mächtiger entwickelt, ist der *Balken* oder *Corpus callosum.* Beide Kommissuren können in *Abb. 21–6,* A gut gesehen werden.

21.6. Einiges über die somatische Motorik

Die Skelettmuskeln werden direkt von großen, multipolaren Neuronen im Vorderhorn der grauen Substanz des Rückenmarkes oder im Hirnstamm gesteuert. Diese großen Zellen (*sog. motorische Wurzelzellen*) (unten in *Abb. 21–18*) werden im Englischen »the final common pathway« (= der

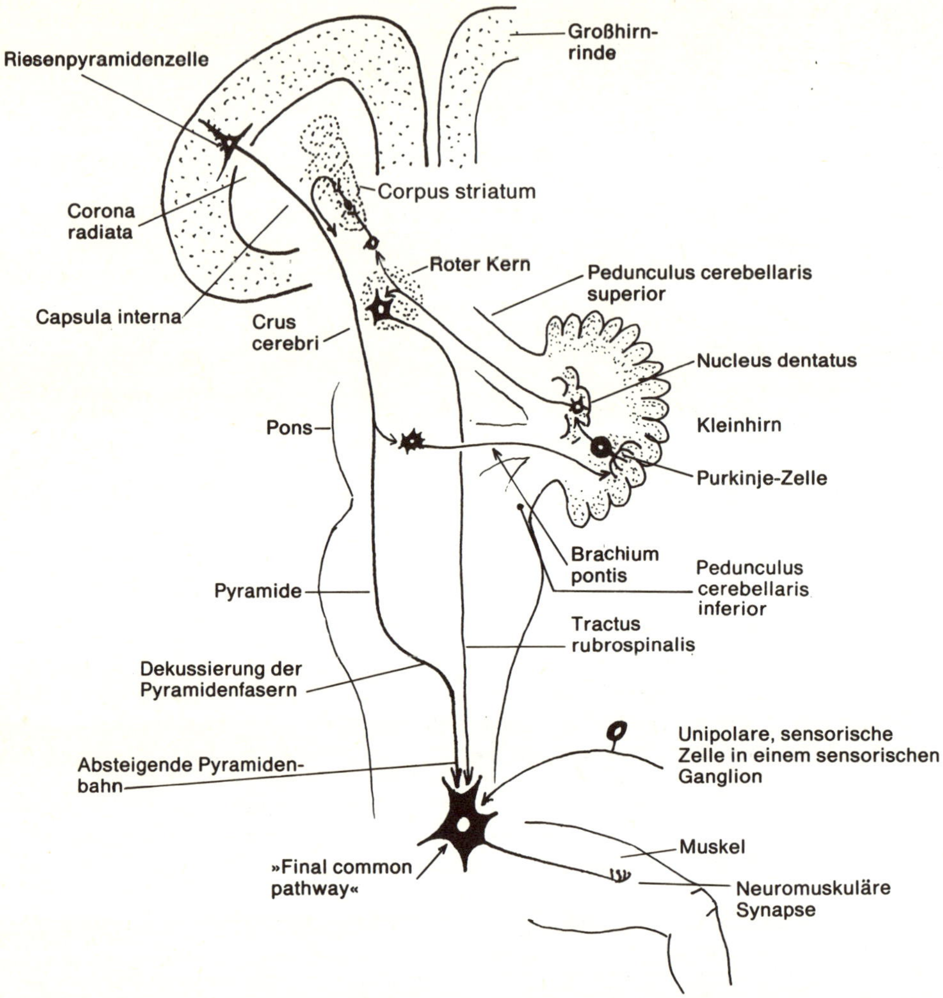

21–18: Motorische Bahnen und extrapyramidales Koordinationssystem, auch Streckreflex

endgültige, gemeinsame Pfad) genannt. Dieser Ausdruck kommt daher, daß alle Befehle von höheren Zentren diese Zelle beeinflussen, teils anregend, teils hemmend. Im Gyrus praezentralis liegen die Riesenpyramidenzellen, die, wenn der Wille eine Rolle spielt, den Anstoß zur Aktion dieser »unteren« Motorzelle geben. Ihre Axone laufen durch die Corona radiata, die Capsula interna, das Crus cerebri, dann durch den Pons, die »Pyramide« an der Basis des verlängerten Marks; dann kreuzen (dekussieren) sie zur Gegenseite und verlaufen in der Pyramidenbahn im Funikulus lateralis bis zum Ziel. Für die Kopfmuskulatur liegen die endgültigen Motorzellen an bestimmten Stellen des Hirnstammes. Die Pyramidenzelle im Cortex weiß, was sie will und warum sie es will, genau wie der Generaldirektor einer riesigen Fabrik. Aber *wie* man das tut, weiß er nicht. Dazu braucht er die Mithilfe der ihm unterordneten Fachleute. Der Generaldirektor weiß auch, daß, wenn er allein handelte, jede Bewegung linkisch und abgehackt ausfallen würde. Deshalb fragt er seine Mitarbeiter um Hilfe. In unserm Fall ist es eine Kollaterale des Axons, die eine Zelle im Pons anspricht. Diese meldet die Absicht des hohen Herren, wenn auch nicht direkt, einer oder vielen Purkinje-Zellen in der Kleinhirnrinde. Die Kleinhirnrinde versteht sich auf die Regulation der Bewegungen. Sie meldet weiter an den Nucleus dentatus. Dieser sendet dann seine Axone teils zum roten Kern im Mittelhirn, teils zum Corpus striatum im Großhirn durch Vermittlung weiterer, hier nicht alle zu nennenden, kleineren Zentren. Neuronen des Corpus striatum und eines weiteren Zentrums, Subthalamus genannt, melden hin und her, um schließlich gemeinsam die zweckmäßigste Kombination der zu verwendenden Muskeln und die Intensität der Kontraktion zu bestimmen. Mittlerweile hat aber der Hauptbefehl den »Final common Pathway« schon erreicht; und dieser ist nun bereit, die gewünschte Bewegung bestmöglichst auszuführen. Man sollte meinen, viele Köche verdürben den Brei. Aber durchaus nicht. Ohne Zuzug kompetenter Fachleute geht es eben schief. Wenn z. B. beim Morbus Wilsoni das ganze Corpus striatum und der Subthalamus durch Kupfereinlagerung beschädigt ist, dann müssen die Pyramidenzellen alles allein machen. Das Resultat sind sehr linkische Bewegungen.

Dieses ganze System motorischer Hilfsorgane, das wir nur ganz skizzenhaft dargestellt haben, heißt das *extrapyramidale* System. Je besser es funktioniert, umso eleganter und graziöser bewegt sich der Mensch.

21.7. Das autonome oder vegetative Nervensystem *(Abb. 21–19)*

Das *sympathische* und das *parasympathische* Nervensystem beeinflussen die inneren Organe inklusive Hautdrüsen und das Blutgefäßsystem durch Vermittlung von Kontraktion und Erschlaffen glatter Muskelfasern. Im allgemeinen führt der Sympathikus zur Kontraktion, das parasympathische System zur Erschlaffung glatter Muskelfasern, womit auch die Sekretion der Drüsen beeinflußt wird. Es gibt aber Ausnahmen zu dieser Regel, die oft von Klinikern leider nicht berücksichtigt werden. Zwei Beispiele werden wir beim Auge und den Geschlechtsorganen kennenlernen.

Bei beiden Systemen spielen »Ganglien« die größte Rolle. Ein Knoten *(Ganglion)* ist eine Anhäufung von Nervenzellen außerhalb der ZNS.

Im allgemeinen verursacht das sympathische System, einschließlich des Nebennierenmarkes, erhöhten Blutdruck. Es spricht auf unerwartete Gefahrenquellen an und macht den Organismus durch erhöhte Gehirn- und Muskeldurchblutung zu Schutzmaßnahmen (»fight or flight« = Kampf oder

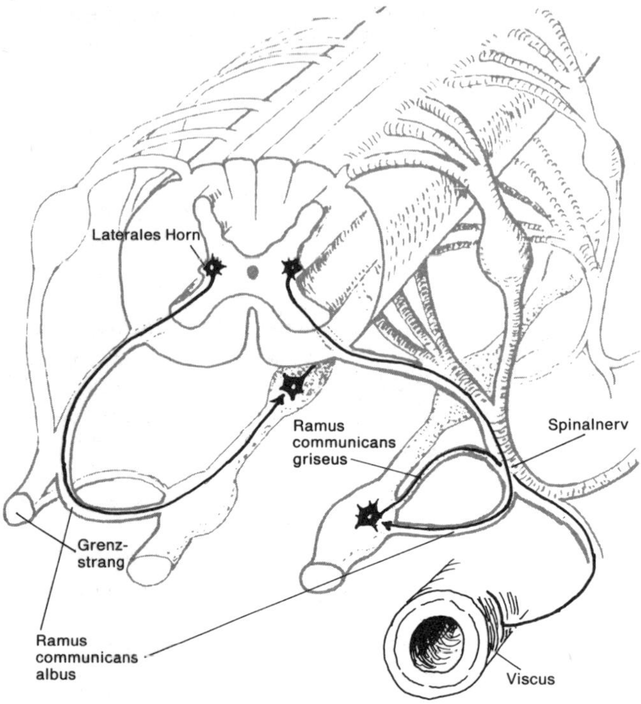

21–19: Sympathisches Nervensystem

Flucht) bereit. Das parasympathische System erweitert die meisten Arterien, regt Drüsen-Sekretion und Darmperistaltik an.

Das sympathische System ist besonders im *»Grenzstrang«* gut ausgebildet *(Abb. 21–19 und 21–12)*. Dieser ist eine Kette von Nervenfasern mit darin eingebauten sympathischen Ganglien. In diesen Ganglien liegen multipolare Nervenzellen. Diese werden gereizt von den Neuriten kleiner multipolarer Neuronen, die im Seitenhorn (Substantia intermediolateralis der grauen Substanz, laterales Horn) liegen, und zwar nur im thorakalen Teil des Rückenmarks.

Diese Neurone und ihre Axone werden als *präganglionisch* bezeichnet. Sie gehen Synapsen mit Nervenzellen in den sympathischen Ganglien ein. Die Axone letzterer Zellen nennt man *postganglionisch*. Sympathische Ganglien liegen auch ventral der Wirbelsäule, besonders um die Arteria coeliaca herum und im Mesenterium; diese heißen prävertebrale Ganglien. Sie sind alle durch Nervenbündel miteinander verbunden und bilden den Solarplexus.

Der Grenzstrang liegt ventral und lateral der Wirbelkörper, erstreckt sich aber von der Schädelbasis bis zum Steißbein. Die präganglionischen Fasern sind markhaltig, laufen durch die ventralen Wurzeln der Thorakalnerven zum Grenzstrang, und zwar durch den *weißen Verbindungsast (Ramus communi-*

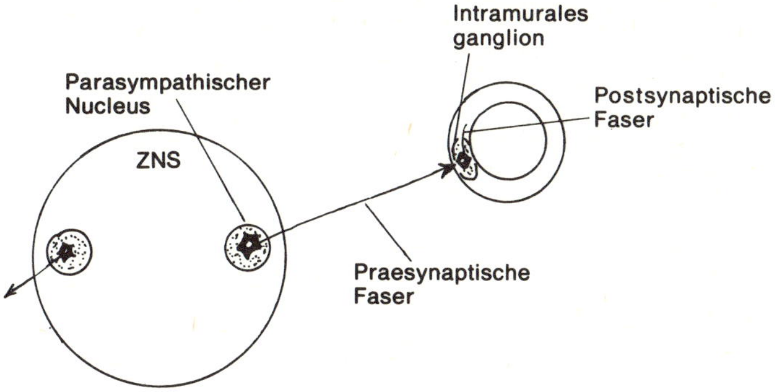

21–20: Parasympathisches Nervensystem

cans albus), (Abb. 21–19). Postganglionische Axone sind markarm und erreichen die Spinalnerven durch *graue Verbindungsäste (Rami communicantes grisei).* Diese postganglionischen Fasern schließen sich den Spinalnerven an. Aber nicht alle tun das. Viele laufen auch durch spezielle Nerven direkt zu den zu innervierenden Organen.

Wie ist es aber möglich, daß der Grenzstrang seiner ganzen Länge nach und die mesenterischen Ganglien von präganglionischen Fasern, die doch nur von einem ziemlich kurzen Abschnitt des Rückenmarks entspringen, erreicht werden? Einfach dadurch, daß viele präganglionische Fasern ohne Synapsen einzugehen durch eins oder mehrere Ganglien hindurchlaufen. Die postganglionischen Fasern innervieren dann direkt die glatte Muskulatur des Darmkanals, der Blutgefäße und anderer Organe.

Die präsynaptischen parasympathischen Nervenzellen liegen in speziellen Kernen im ZNS *(Abb. 21–20).* Ihre *präsynaptischen* Axone sind sehr lang und zielen nach weit entfernten, meist intramuralen Ganglien (in der Wand oder im Stroma der Organe gelegene) Ganglien. Dort befinden sich die postsynaptischen Neuronen. Die Lage und der Verlauf der präsynaptischen Kerne und Fasern sind aus Abbildung 21–21 ersichtlich.

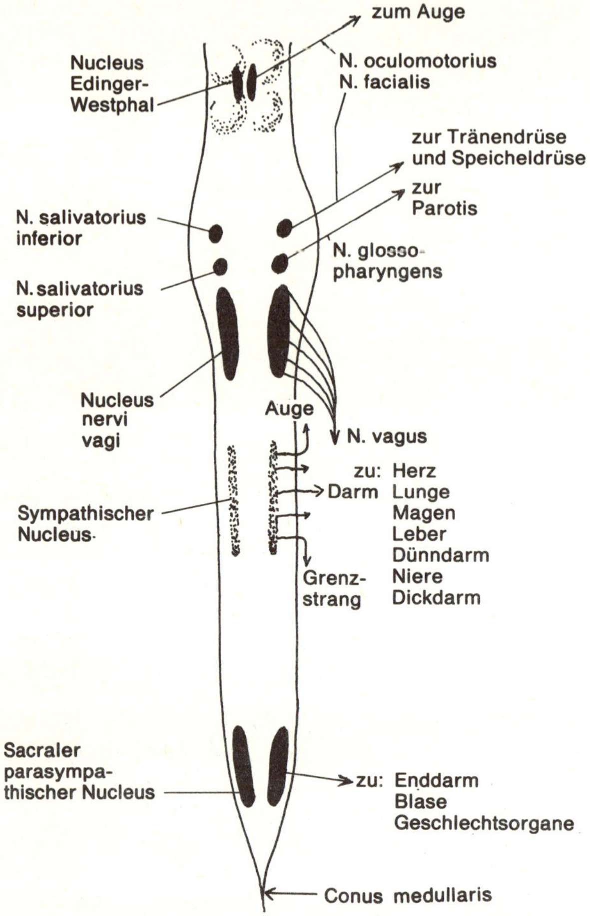

21–21: Die Ursprungskerne des autonomen Nervensystems (punktiert: sympathisch; schwarz: parasympathisch)

21.8. Rückenmarksende

Beim jungen Embryo gleicht die Länge des Rückenmarks derjenigen der Wirbelsäule. Diese wächst aber schneller als jenes. Dadurch kommt im Erwachsenen das Ende des Rückenmarks etwa auf das Niveau des 2. Lendenwirbels und die meisten Spinalnerven verlaufen zunächst innerhalb des Wirbelkanals schief nach unten und erreichen dadurch ihre ursprünglichen *Foramina intervertebralia.* Das untere Ende des Rückenmarks ist spitz und heißt *Conus medullaris.* Das weiche Rückenmark würde leicht nach oben verbogen, wäre

es nicht durch einen langen Faden aus Pia mater, das *Filum terminale* an den Steißbeinwirbeln befestigt.
So entsteht unterhalb des Conus medullaris eine erweiterte Zisterne des Spatium subarachnoidale. Dieses Umstands bedienen sich Kliniker. Denn sie können unterhalb des 2. Lendenwirbels eine Hohlnadel in diesen Raum einstoßen (durch eine Bandscheibe hindurch) und daraus Liquor cerebrospinalis abzapfen.
Die Gemeinschaft aller Spinalnervenwurzeln, die deshalb die unteren Teile des Canalis vertebralis durchziehen, wird mit einem Pferdeschwanz verglichen und heißt daher *Cauda equina*.

21.9. Das visuelle System

Das *Auge:* s. Steinhausen, Physiologie S. 103–113.

Was geht im Nervensystem vor, wenn wir etwas sehen? Wir gehen davon aus, daß jede Hälfte des Gesichtsfeldes, also der Außenwelt, durch das dioptrische System des Auges *(Abb. 21–22 A und B)* genau wie bei einer Fotokamera auf die Gegenseite der Netzhaut projiziert wird. Was rechts in der Außenwelt liegt, wird auf den linken Teil der Netzhaut projiziert, was oben liegt, fällt unten auf die Netzhaut. Auf jeder Netzhaut unterscheiden wir eine nasale (mediale) Hälfte von der temporalen (lateralen) *(Abb. 21–23,* einfallende Strahlen von rechts: solide Linien mit Pfeilen; von links einfallende Strahlen: gestrichelte Linien mit Pfeilen). Das Bild der Außenwelt ist genau umgedreht: links

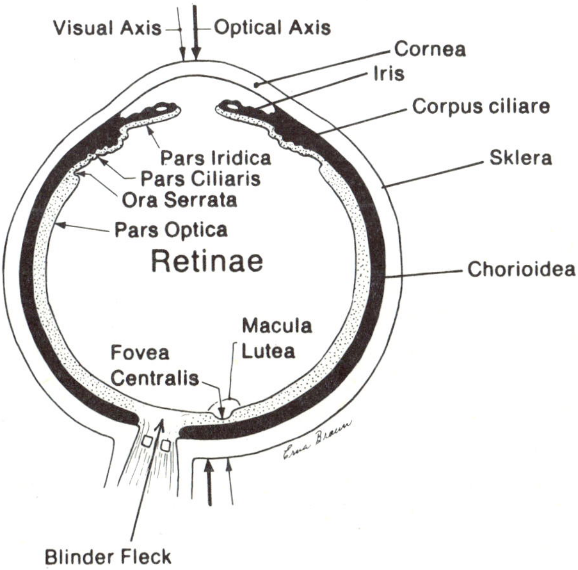

21–22 A: Die Augenhüllen

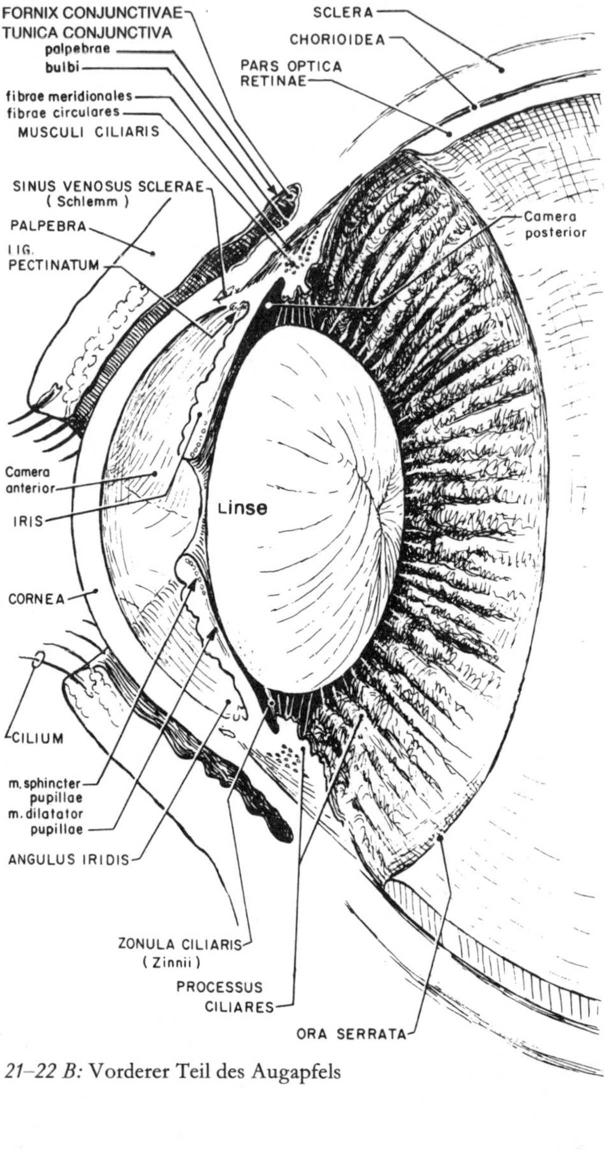

21–22 B: Vorderer Teil des Augapfels

und rechts, sowie oben und unten sind vertauscht. Der Hintergrund des Auges wird von der *Netzhaut (Retina)* gebildet, welche vom entwicklungsgeschichtlichen Standpunkt aus ein Teil des Gehirns ist. Im wesentlichen besteht die Netzhaut aus 3 Schichten von Nervenzellen mit Synapsen zwischen den Zellen (s. Steinhausen, Physiologie, Abb. 28, S. 110). Wir beschäftigen uns jetzt nur mit der innersten Schicht, den Zellen des »Ganglion« opticum. Diese senden ihre Axone durch die *Sehnerven (Nervi optici)* bis zum Thalamus,

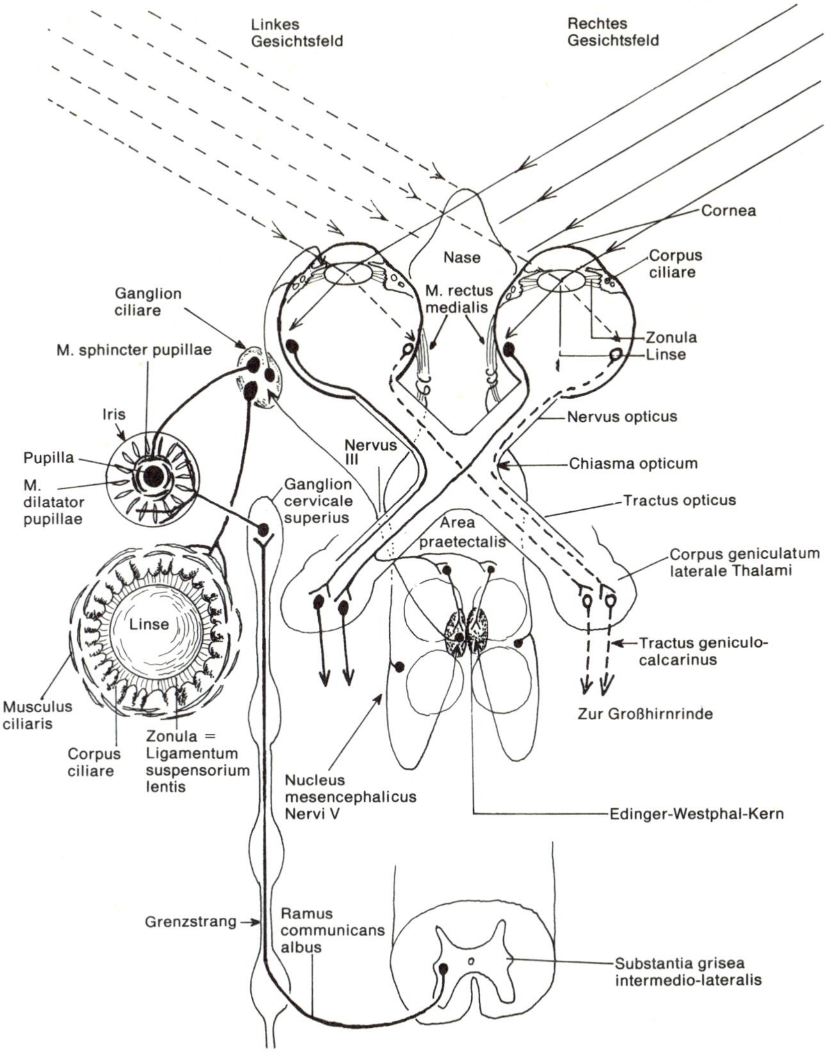

21–23: Das visuelle System, stark vereinfacht

und zwar zu einer hinten gelegenen Knolle, dem *lateralen Kniehöcker (Corpus geniculatum laterale)*. Zum linken, lateralen Kniehöcker ziehen die Axone aller derjenigen Ganglienzellen, welche durch von rechts einfallendes Licht gereizt wurden und umgekehrt. Dies wird ermöglicht dadurch, daß die beiden Sehnerven sich in der Mitte kreuzen. Die Kreuzungsstelle heißt *Chiasma opticum*. Es ist nur eine partielle Kreuzung. Denn die Fasern von der lateralen Seite der Netzhaut laufen zum Kniehöcker der gleichen Seite, während diejenigen von der medialen Seite zur Gegenseite kreuzen. Die Strecke zwischen dem Chiasma opticum und dem Kniehöcker heißt *Tractus opticus*. Im lateralen Kniehöcker des Thalamus kommt es zur Synapse mit Neuronen, deren lange Neuriten bis zur Sehrinde im Lobus occipitalis laufen *(Tractus geniculocalcarinus)*. So wird jede Hälfte des Gesichtsfeldes auf die Gegenseite der Großhirnrinde abgebildet (projiziert).

Verletzungen an bestimmten Stellen der optischen Bahnen führen zu teilweisen Erblindungen. Jeder Leser kann sich solche Teilerblindungen durch sorgfältiges Betrachten der *Abb. 21–23* ausknobeln.

Nun gibt es aber Hilfsapparate des Auges, welche das Auge verstellen, indem sie es den Lichtverhältnissen anpassen. Eine derartige Anpassung erfolgt u. a. durch Verengung der Pupille im Hellen und deren Erweiterung im Dunkeln:

Von den Axonen der Ganglion-opticum-Zellen zweigen kurz vor deren Eintritt in den Kniehöcker Kollateralen ab, die nach beiden Seiten des Vorderteils des Mittelhirns laufen, kurz oberhalb der Colliculi superiores. Dort kommt es zur Synapse mit Neuronen, deren Neuriten bis zu den Edinger-Westphal-Kernen laufen. Diese liegen unterhalb der Colliculi superiores. Der *Edinger-Westphal-Kern* gehört zum parasympatischen System. Dort liegen präganglionäre Neurone. Ihre Axone laufen zunächst zusammen mit dem N. oculomotorius zum *Ganglion ciliare*, welches in der Augenhöhle liegt. Dort bilden sie Synapsen mit postganglionischen Neuronen, deren Neuriten zum *M., sphincter pupillae (Pupillen-Schließmuskel)* laufen. Diesen glatten Ringmuskel veranlassen sie zur Kontraktion. Und die Pupille wird verengt.

Anders verhält es sich bei Dunkelheit. Es feuern die Zellen des Seitenhorns des Thorakalmarkes, welches nervale Verbindungen zum Zentrum haben muß. Ihre Axone laufen durch die ventrale Wurzel und dann durch den weißen Ramus communicans zum Grenzstrang und durchlaufen letzteren, bis sie ganz oben das *Ganglion cervicale superius* erreichen. Dies waren präganglionische Fasern. Erst in diesem Ganglion kommt es zur Synapse mit den postganglionischen Neuronen, die dann den radiär angelegten *M. dilatator pupillae* zur Kontraktion anregen, so daß die Pupille erweitert wird.

Eine weitere, unbewußte Anpassung des Auges, nämlich die Akkomodation oder das Scharfeinstellen wird durch Vermittlung des Parasympathikus bewerkstelligt. Die Linse ist elastisch und bikonvex. Würde man sie allein lassen, so würde sie durch ihre Elastizität ihre Krümmung erhöhen und damit ihre Brennweite verkürzen. Im ruhenden Auge kann sie das aber nicht, weil sie, wie man in *Abb. 21–22 B* sieht, durch die ganz feinen »Zonula Fasern« des Ligamentum suspensorium lentis am *Corpus ciliare (s. Abb. 21–22 B)* aufgehängt und gespannt und dadurch abgeflacht ist (Einstellung aufs Unendliche).

Nun nehmen Sie einen Bleistift und halten Sie ihn so weit wie möglich von sich weg. Dann bringen Sie ihn allmählich näher. Dabei wenden sich Ihre Augen nach innen. Der Augenarzt nennt dies Konvergenzreaktion, die physiologischerweise mit der Akkomodation gekoppelt ist. Jemand, der Ihnen zusieht, denkt, sie schielten. Dies wird durch die beiden *Mm. recti mediales* bewerkstelligt. Deren Kontraktion wird durch Muskelspindeln wahrgenommen. Die propriozeptiv-sensorischen Fasern laufen rückwärtig entlang dem Nervus oculomotorius und stammen *vermutlich* von unipolaren Neuronen im Mittelhirn, die im Nucleus mesencephalicus des Nervus trigeminus liegen. Ihre Axone laufen von dort zum Edinger-Westphal-Kern. Dort sprechen sie präganglionische Neurone an, deren Neuriten durch den N. oculomotorius zum *Ganglion ciliare* laufen. Dort liegen die postganglionischen Elemente, deren Fortsätze den *M. ciliaris* erreichen. Dessen Kontraktion bringt die Zonula- Fasern zum Erschlaffen, so daß die Linse sich abrundet und auf die Nähe »akkomodiert« wird. D. h. Sie sehen den Bleistift in der Nähe scharf. Umgekehrt veranlaßt jede Akkommodation auch eine Konvergenzreaktion, so daß die zentrale Registrierung eines scharfen Netzhautbildes für beide Vorgänge der adäquate Reiz ist. Die Nahpunktentfernung selbst ist altersabhängig, vgl. *Steinhausen, Physiologie.*

Der Fasciculus medialis longitudinalis und Tractus tectospinalis

Die Vierhügel *(Corpora quadrigemina)* des Mittelhirns sind unbewußte Empfangsorgane für Gesicht und Gehör. Dabei sind die Colliculi superiores dem Gesichtssinn, die Colluculi inferiores dem Gehör zugeordnet.
Die Massen grauer Substanz stehen in Verbindung mit einer langen Neuronenkette und dadurch mit motorischen Zentren.
Sie hören ein Auto links von sich hupen. Unwillkürlich blicken Ihre Augen nach links, der Kopf dreht sich und womöglich der ganze Körper nach der Schallquelle zu.
Diese unwillkürliche Bewegung kommt dadurch zu Stande, daß die Neuronen des Fasciculus medialis longitudinalis Neurite zu den motorischen Kernen für die Augen- und Gesichtsbewegungen, sowie ganz lange Fasern vom Mittelhirn (den *Tractus tecto-spinalis*) zu den motorischen Zellen der Vorderhörner im Hals, Thorakal- und sogar Lumbalmark senden. Je nach der Stärke des Gehör- oder Seh-Eindrucks und je nach Erregbarkeit der Persönlichkeit sind die Botschaften des Fasciculus medialis longitudinalis stärker oder schwächer.

21.10. Die Hirnnerven

sind solche, welche aus dem Gehirn ents ringen. Manche haben nur eine Funktion. Andere haben mehrere. In *Abb. 21–24* sind diese Nerven und ihre Durchtrittsstellen durch den Schädel schematisch gezeigt.
Statt einer textlichen Beschreibung, fügen wir hier eine Tabelle *(Tabelle 21-1)* ein. Diese sollte zusammen mit der *Abb. 21.–24* studiert werden. Viele Hirnnerven haben mehrere Funktionen, daher führen sie verschiedenartige Nervenfasern. Hier können wir nur auf die wichtigsten Funktionen eingehen.

Tabelle 21–1 HIRN-NERVEN (Abb. 21–24)

Nummer	Name	Durchtrittsöffnung	Haupt-Funktionen	Fasern
I	Ofactorius	Lamina cribriformis (Siebplatte) in Ethmoid	Geruch	Axone der olfaktorischen Zellen in der Nasenschleimhaut
II	Opticus	Canalis opticus	Sehen	Axone der Ganglion-opticum-Zellen der Netzhaut
III	Oculomotorius	Obere Augenspalte	Motorisch zu den meisten willkürlichen Augenmuskeln. Parasympatisch zum Ganglion ciliare	Aus dem Mittelhirn
IV	Trochlearis	Obere Augenspalte	Motorisch zum obliquus superior oculi	Aus dem Mittelhirn
V	Trigenimus mit Ganglion semilunare und Motor-Wurzel	Nervus ophthalmicus Obere Augenspalte	Sensorisch für Stirn, Nase und Augenlider	Periphere Fortsätze der unipolaren Zellen im Ganglion semilunare
		Nervus maxillaris Foramen rotundum	Sensorisch für oberen Teil des Gesichts, Oberkiefer, Zähne, Kieferhöhle	
		Nervus mandibularis Foramen ovale	Sensorisch für Kinn und Unterkiefer, Zähne	
		Motorische Wurzel Foramen ovale	Bewegt Kaumuskulatur	Axone motorischer Zellen im Hirnstamm
VI	Abducens	Obere Augenspalte	Bewegt Rectus lateralis des Augapfels	Aus dem Pons
VII	Facialis	Innerer Gehörgang, Canalis Facialis Foramen stylomastoideum	Bewegt die Gesichtsmuskulatur	Aus dem Pons

	Intermedius	Innerer Gehörgang, Paukenhöhle	Geschmack vom Vorderteil der Zunge	Periphere Fortsätze unipolarer Zellen des Ganglion geniculi
VIII	Vestibulo-cochlearis	Innerer Gehörgang	Gleichgewicht, Rotation, Gehör	Axone bipolarer Zellen in den Ohrganglien (vestibulare und cochleare)
IX	Glosso-pharyngeus	Foramen jugulare	Geschmack vom hinteren Teil der Zunge. Teilnahme an der Zungenbewegung. Parasympatisch u. a. für kleine Speicheldrüsen	Periphere Fortsätze unipolarer Zellen in den Ganglia superius und inferius, parasympatisch vom Nucleus salivatorius inferior Somatisch-motorisch vom Nucleus ambiguus
X	Vagus	Foramen jugulare	Parasympatisch für fast alle Eingeweide. Geschmack vom Pharynx und vom Larynx. Somatosensorisch für Ohrmuschel und Gehörgang	Präganglionäre Axone zur Kontrolle der viszeralen Funktionen. Tastsinn von der Ohrmuschel (Neuronen im Ganglion superius) und Geschmack [siehe links] (Neuronen im Ganglion inferius). Motorisch vom Nucleus ambiguus.
XI	Accessorius	Foramen jugulare. Dieser Nerv hat nur eine kleine craniale Wurzel, direkt hinter der Vagus-Wurzel. Der größte Teil des Nerves entspringt von den ersten 5 Cervikalsegmenten des Vorderhorns. Diese treten durch das Foramen magnum zunächst in den Schädel ein. Alle Wurzeln vereinigen sich schließlich mit dem Vagus.	Somatisch-motorisch für Sternocleidomastoideus und Trapezius, wie auch proprioceptiv für diese Muskeln.	Vom verlängerten Mark (Nucleus ambiguus) und vom Vorderhorn des zervikalen Rückenmarks. Propriozeptive Fasern laufen zu unipolaren Neuronen im Ganglium superius N. vagi.
XII	Hypoglossus	Canalis hypoglossi in der Wand des Foramen magnum	Motorische Innervation der Zunge	Motorische Fasern aus dem verlängerten Mark.

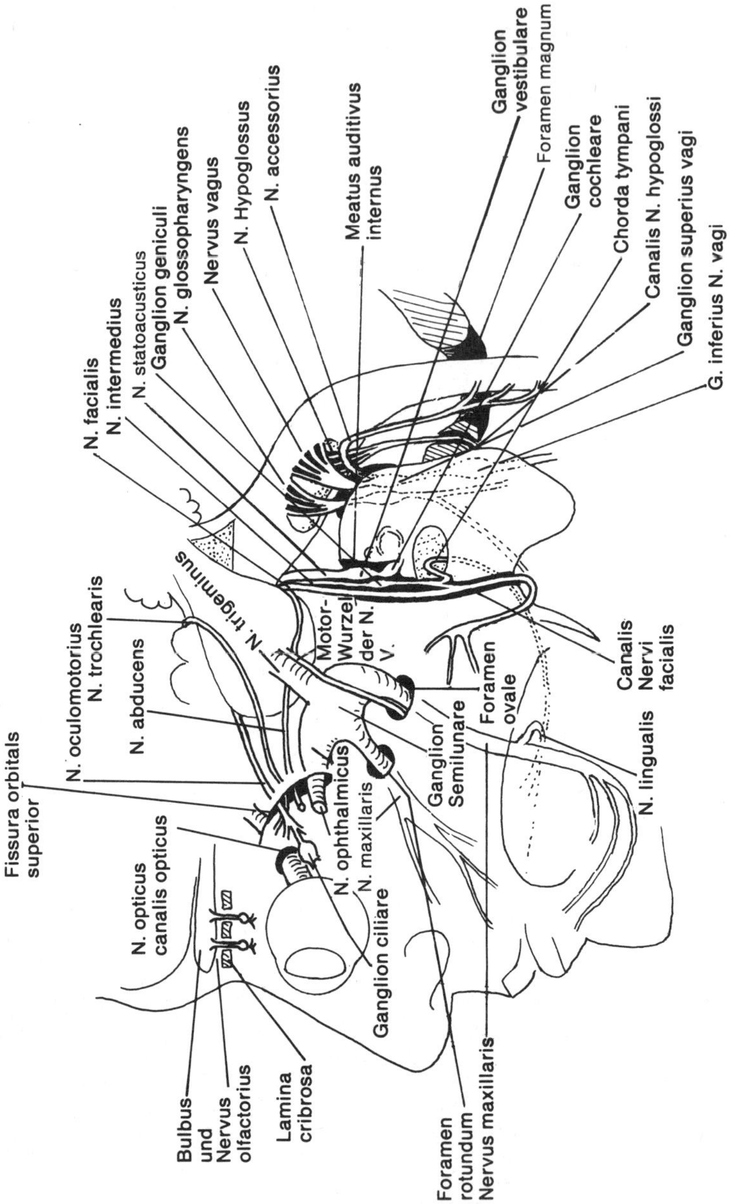

21–24: Die Hirnnerven und ihre Ausgänge aus dem Schädel
kolorieren: alle Nerven: gelb

21.11. Die Spinalnerven

besitzen eine periphere Verteilung, die der Embryonalentwicklung entspricht. siehe Müller-Fahlbusch, Neurologie S. 12–14.
Der *Plexus brachialis (Armgeflecht)* ist eine Vereinigung der zervikalen Nervenwurzeln C_5–T_2. Der Plexus brachialis (Armgeflecht) ist um die Arteria axillaris angeordnet und tritt zwischen den Musculi scaleni hervor.

Es gibt auch einen *Plexus lumbalis (Lendengeflecht)*, von den Segmenten L_1 bis L_5 gebildet; er innerviert die vordere und mediale Seite des Beines, während der *Plexus sacralis (Kreuzgeflecht)*, aus den Segmenten L_4 bis S_4 gebildet wird und die Hinterseite des Beines versorgt.

21.12. Übrige Sinnesorgane

Siehe *Steinhausen, Physiologie* S. 103 ff.

22. Das Blutgefäßsystem

Das Blutgefäßsystem dient dem Stofftransport innerhalb des Körpers. Seine wesentlichen Bestandteile sind die *Kapillaren,* ganz dünnwandige, durchsichtige Röhrchen, deren Wand nur aus einer Lage flacher Endothelzellen besteht. Ihre Wand ist so dünn, daß Wasser, Sauerstoff, Kohlensäure, Elektrolyte und Traubenzucker durch einfache Diffusion hindurchgehen: aus den Kapillaren ins Gewebe und umgekehrt oder aus der Lungenluft ins Blut oder umgekehrt. Die Kapillaren bilden in den Organen Geflechte. Sie werden gespeist durch Arterien und entleert durch Venen.

Eine *Arterie* ist eine Röhre, die Blut vom Herzen ins Gewebe leitet. Eine *Vene* bringt das Blut aus dem Ka illarnetz zurück (*Abb. 22–1* und *22–2*).

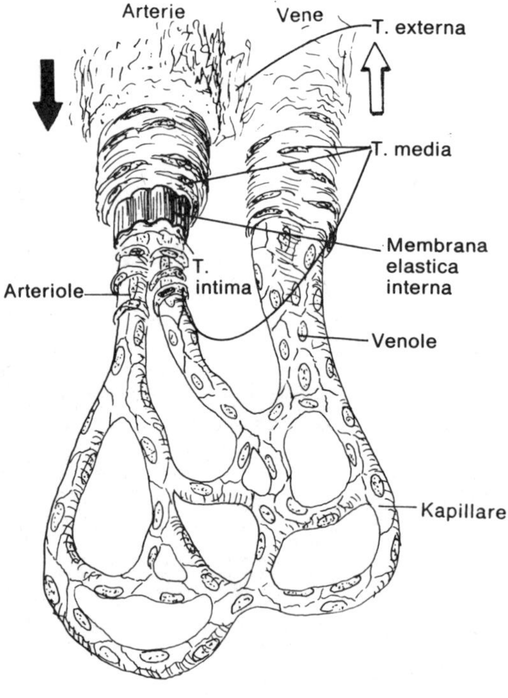

22–1: Mikroskopischer Bau der Blutgefäße (Stereogramm)
kolorieren:
Tunica media (glatte Muskelfasern): orange
Membrana elastica interna: blaugrün
Kapillaren und Venole, auch das unter den Muskelfasern durchscheinende Endothel der Arteriole: rosa
Tunica externa: hellgrün

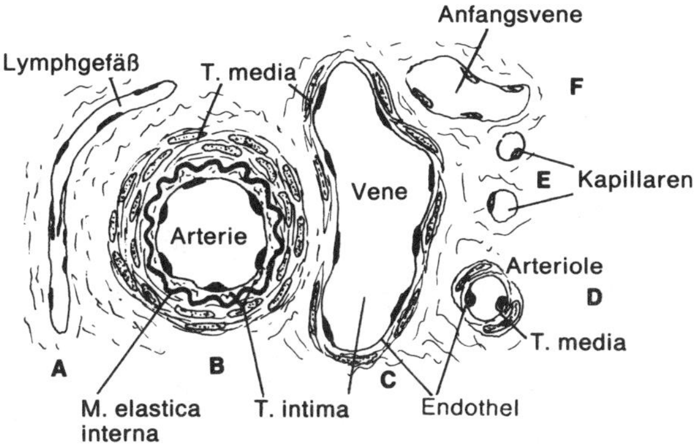

22–2: Mikroskopischer Bau der Blutgefäße (Querschnitt)
kolorieren: Tunica intima: grün, Tunica media: orange, Bindegewebe: hellgrün

22.1. Arterien

Die Wände der Arterien müssen dem vom Herzen entsprungenen Druck standhalten und haben daher dicke Wände. Die Schichten der Arterienwand sind (von innen nach außen, *Abb. 22–1, A* und *22–2, B*):

Tunica intima
a) Endothel
b) Loses Bindegewebe. (Dieses ist im Kindesalter so dünn, daß es lichtmikroskopisch unsichtbar ist. Die Schicht wird allmählich dicker und ist im Alter von 50 Jahren gut sichtbar. Dabei wird das Lumen allmählich enger und der Blutdruck steigt. Cholesterineinlagerungen in der Tunica intima erzeugen Atherosklerose oder Arteriosklerose).
c) Innere, elastische Membran oder Netz.

Tunica media
Eine dicke Lage ringförmig angeordneter, glatter Muskelfasern vermischt mit elastischen Fasern. Ihre Kontraktion, in der Regel unter dem Einfluß des Sympatikus, erhöht den Blutdruck. Der Parasympatikus führt meist zu ihrem Erschlaffen, den Blutdruck senkend.

Tunica externa
Loses Bindegewebe, nach innen zu viele elastische Fasern enthaltend (Lamina elastica externa).

22.2. Venen (mittelgroß und groß)

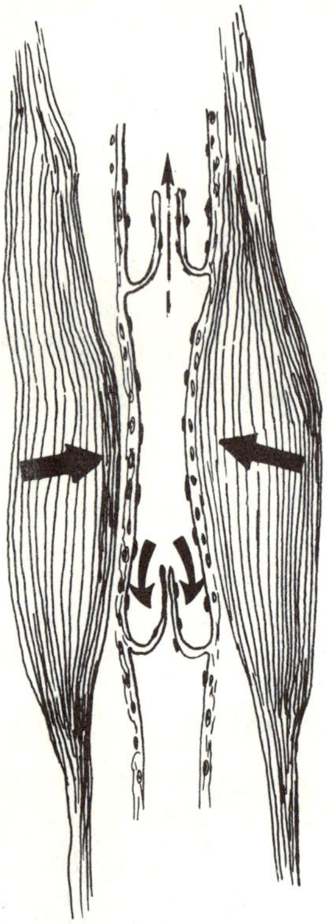

22–3: Die Aufwärtsbewegung des venösen Blutes durch Außendruck auf die Venen, wobei Klappen den Rückfluß verhindern

haben die gleichen Wandschichten wie Arterien, aber diese sind meist viel dünner. Sie sind weiter im Durchschnitt und oft kollabiert (*Abb. 22–1, V* und *22–2, C*); denn sie stehen nicht unter Druck, sondern unter Sog. Der Rückfluß des Blutes in den Venen kommt im Rumpf und Kopf hauptsächlich dadurch zu Stande, daß sich bei jeder Diastole das Herz und bei jeder Einatmung der Brustkorb ausdehnt.
In den Beinen und Armen wird die Flußrichtung in den Venen durch Vorhandensein von Venenklappen (Ventilen) bestimmt *(Abb. 22–3)*. Der Strom selbst wird durch Kontraktion der Muskeln in der Umgebung erzeugt. Bei Bewegungslosigkeit kommt es zur Blutstauung. Daher läßt man Patienten sobald wie möglich aufstehen und herumgehen.
Arteriolen sind die kleinsten Arterien. Sie besitzen in der Tunica media nur eine einzige Schicht glatter Muskelfasern *(Abb. 22–1, links, 22–2, D)*.
Venolen sind die kleinsten Venen. Ihre Wand besteht lediglich aus Endothel *(Abb. 2–1, rechts, 22–2, F)*.

22.3. Herz – großer und kleiner Kreislauf

Arterieller Fluß, also vom Herzen weg, wird durch die rhythmische Kontraktion der Herzmuskulatur (Myocard) erzeugt. Bei der *Kontraktion (Systole)* wird der Hohlraum in den Ventrikeln *(Abb. 22–4)* verkleinert und Blut wird durch die *Aorta* und den *Truncus pulmonalis* ausgestoßen. Diese beiden großen Gefäße besitzen in der Tunica media sehr viel elastisches Gewebe. An der Austrittsstelle aus dem Herzen befinden sich Ventile, die Valvulae semilunares, welche Rückfluß verhindern. Also: Bei der Systole wird Blut ausgestoßen: Die großen Arterienstämme werden gewaltsam erweitert, so daß das

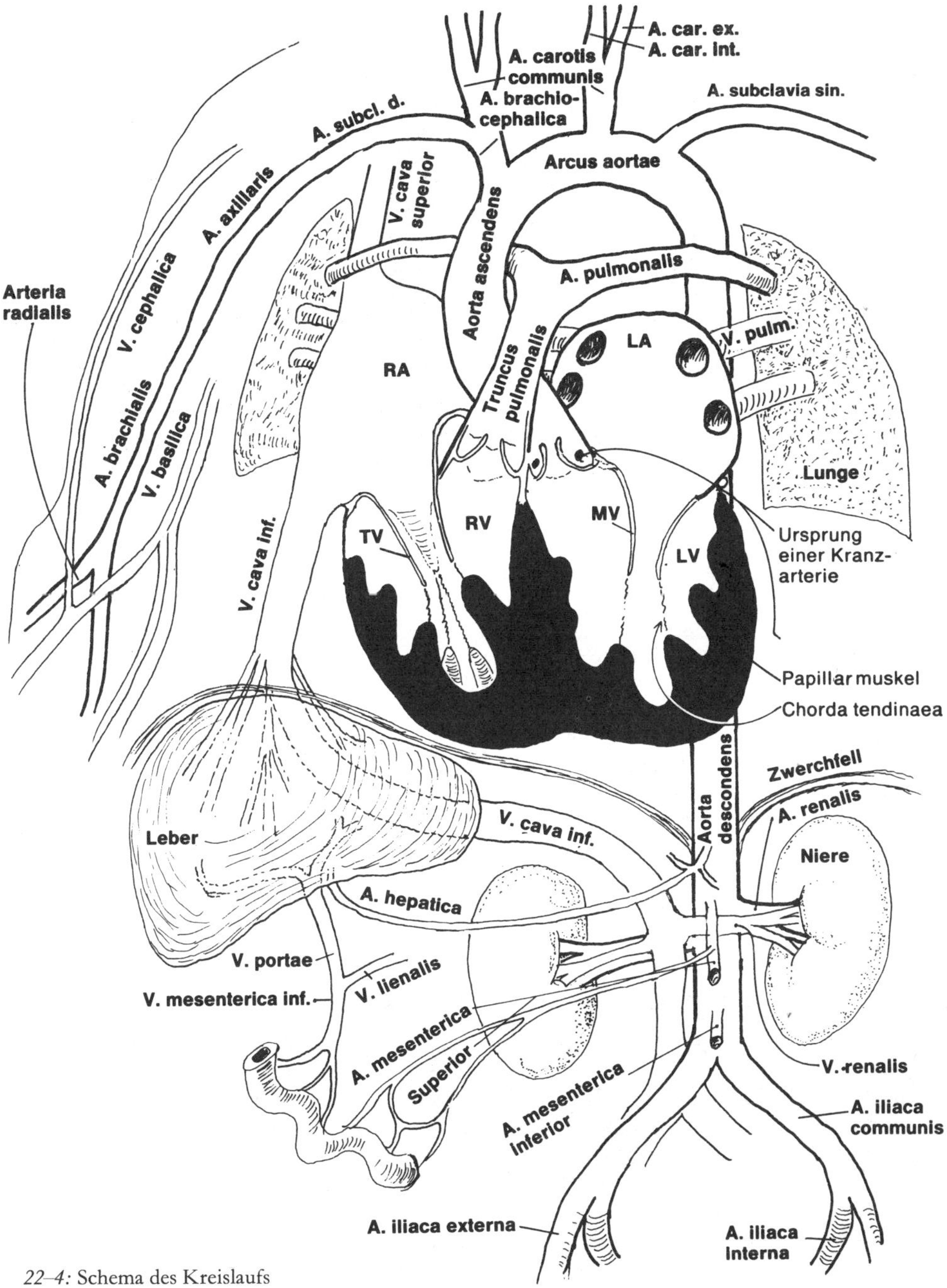

22–4: Schema des Kreislaufs
Abkürzungen: RA = rechter Vorhof (Atrium); RV = rechter Ventrikel; TV = Valvula tricuspidalis; A = arteria; car. = carotis; d = dexter oder dextra; ext. = externa; LA = linker Vorhof (Atrium); LV = linker Ventrikel; MV = Valvula mitralis (bicuspidalis)

elastische Gewebe gedehnt wird. Dieses schnellt zurück, d. h. die Fasern werden wieder dick und kurz. Das Arterienlumen wird verengt und das Blut wird in alle Richtungen getrieben. Der Rückfluß schließt die Klappen, deren Taschen mit Blut gefüllt werden. Also geht es nur vorwärts in die viel verzweigten Arterien hinein.

Bei Erschlaffen des Myocards *(Diastole)* öffnen sich alle Klappen (Ventile). Das Lumen der Herzkammern erweitert sich, und Blut wird aus den Venen in die Vorkammern (Atria) eingesaugt.

Der komplizierte Bau des Herzens ist ein Produkt der Stammesgeschichte. Das **menschliche Herz,** in *Abb. 22–4* zur Veranschaulichung in eine Ebene schematisch auseinandergezerrt, ist eine Doppelpumpe, die aus 4 Kammern besteht: Zwei Vorhöfen (Atria; Einzahl Atrium) und zwei Kammern (Ventrikel). Der rechte Vorhof empfängt während der Diastole venöses Blut aus dem Körper. Durch ein Ventil, das aus drei Segeln besteht, (daher der Name *Valvula tricuspidalis*) fließt das venöse Blut in die rechte Herzkammer *(Ventriculus dexter)*. Rückfluß während der Systole wird durch die Dreisegelklappe verhindert. Diese selbst kann trotz ihrer Weichheit, nicht zurückschnappen, weil sie durch die sehnenartigen *Chordae tendineae* an Vorsprüngen des Myocard, den *Mm. papillares* festgehalten wird. Bei der Systole verengt sich die Kammer. Die Valvula tricuspidalis wird zugedrückt und das venöse Blut wird durch die Pulmonarklappe (aus 3 Taschen bestehend) in den *Truncus pulmonalis* ausgestoßen. Dieser spaltet sich in die linke und rechte Lungenarterie, die sich in den Lungen, dem Bronchialbaum entsprechend, aufzweigt und venöses Blut in die Kapillaren der Septa interalveolaria pumpt. Wohlgemerkt: Diese Gefäße führen venöses Blut, sind aber Arterien, weil sie Blut vom Herzen wegführen. In den Interalveolarsepten wird das Blut arterialisiert (siehe Lunge). Die Kapillarnetze vereinigen sich zu kleinen Venen. Diese konvergieren jederseits in zwei große Venen, den *Venae pulmonales,* welche, voll arteriellen Blutes sich in den linken Vorhof ergießen. Der linke Vorhof empfängt bei der Diastole, also aus jeder Lunge arterielles Blut aus je zwei großen Venen. Vom linken Vorhof fließt das mit Sauerstoff angereicherte Blut in den linken Ventrikel, und zwar durch eine zweisegelige Klappe, *(Valvula bicuspidalis)*, die, wegen ihrer Ähnlichkeit mit einem Bischofshut, auch Mitralklappe heißt. Bei der nächsten Systole wird das arterielle Blut aus der linken Herzkammer wieder durch eine kleine Drei-Segel-Klappe *(Valvula aortica)* in die aufsteigende Aorta gestoßen. Von dort wird das Blut durch ein großes Arteriensystem im ganzen Körper (einschließlich Kopf und Gliedmaßen) verteilt. Dies ist der »große Kreislauf«, während derjenige durch die Lungen »kleiner Kreislauf« heißt.

Dazu gesellt sich noch der Leberkreislauf: Venen vom Darm, Magen und der Milz vereinigen sich zu einer riesigen Vene, der *Pfortader (Venae portae)*, die sich in der Leber verzweigt. Zu diesem venösen Blut wird arterielles Blut durch die Arteria hepatica zugesetzt. Ausfluß erfolgt durch die *Lebervenen (Venae hepaticae)*, die sich in die Vena cava inferior ergießen.

Innerhalb zweier Taschen der Valvula (semilunaris) aortica entspringen die beiden *Kranzarterien (Arteriae coronariae)*, welche den Herzmuskel versorgen. Sie verzweigen sich, haben aber nur wenige Anastomosen, wodurch der krankhafte Verschluß eines Astes einer A. coronaria nicht völlig ausgeglichen werden kann.

22.4. Anastomosen

Dies bringt uns zum Thema der Anastomosen. »Stoma« heißt Mund, »a« heißt ohne, »an« heißt nicht. »Anastomose« also heißt »nicht ohne Mündung in einander«. Die schönste Anastomose ist der Kuß, wobei die Darmkanäle zweier Menschen miteinander anastomosieren. Beim Blutgefäßsystem handelt es sich um offene Verbindungen zwischen Gefäßen. Am besten sind arterielle Anastomosen zwischen den Ästen der Aa. mesentericae ausgeprägt *(Abb. 22–5)*. Dort bilden sie die sogenannten Arkaden. Zwischen Venen sind Anastomosen noch häufiger als zwischen Arterien. Sie sind wichtig, weil sie manchmal den Blutverlust beim Verschluß eines Gefäßes ersetzen können *(kollaterale Strömung)*. Leider gibt es in den wichtigsten Organen nur wenige (Gehirn, Herz, Niere) oder gar keine Anastomosen (Leber). Anastomosen sind zahlreich in flachen Organen (Haut, Darmwand, Mesenterium). In den Gliedmaßen sind besonders venöse Anastomosen zahlreich. Eine der wichtigsten ist die *Vena medialis cubiti,* eine Verbindung zwischen der V. cephalica und der V. basilica. Diese Verbindungsvene läuft schief durch die Ellenbogenbeuge. Sie ist dick und leicht erreichbar und wird zum Entnehmen von Blut am häufigsten benutzt (*siehe Abb. 22–4,* links).

In den Händen und Füßen gibt es zahlreiche und wichtige arterielle und venöse Anastomosen.

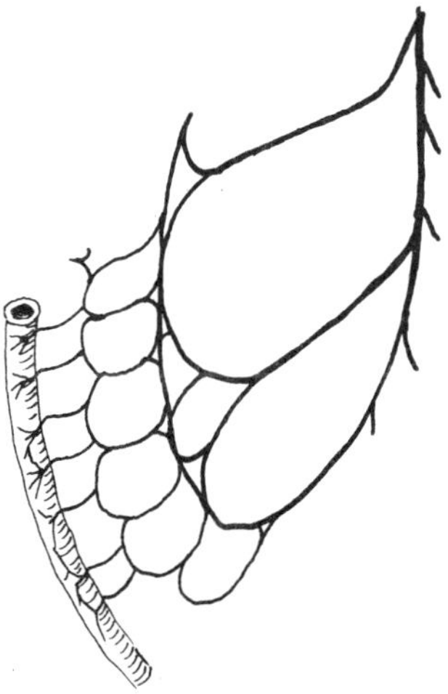

22–5: Arkaden und Anastomosen, mesenterisches Gefäß

22–6: Mögliche Verbindungen zwischen Arterie und Vene

AVA = aterio-venöse Anastomose

kolorieren: Arterie: rot; Vene: blau; Kapillaren und AVA: lila, ebenso das Gefäß im Glomus.

Abb. 22–6

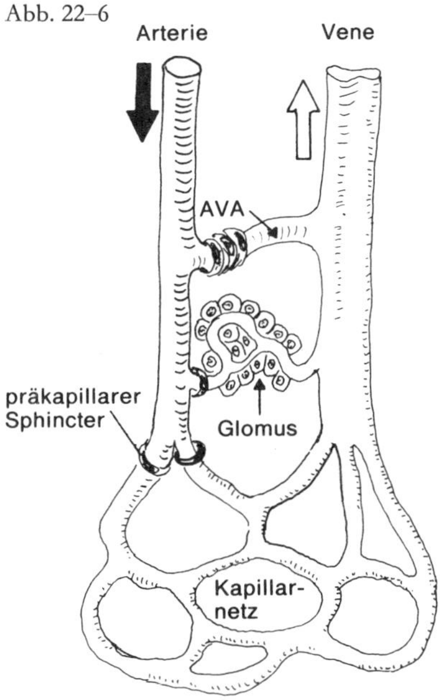

Muskeln um die AVA und präkapillarer Sphincter: orange. Ephithelioide Zellen um das Glomus: grün

Arteriovenöse Anastomosen und Glomera *(Abb. 22–6)*. An manchen Stellen gibt es so etwas wie einen Kurzschluß zwischen einer Arterie und einer Vene, die *arteriovenösen Anastomosen,* AVA. Meist sind sie durch Ringmuskulatur geschlossen. Aber manchmal öffnen sie sich. Dafür wird gleichzeitig das Kapillarnetz durch einen Ringmuskel verschlossen. Dies ist besonders wichtig bei großer Kälte. Zwar frieren dann Hände, Füße und Ohren umso mehr. Aber die Temperatur des Körpers als Ganzem wird erhalten.

Ein **Glomus** (Mehrzahl = Glomera, *Abb. 22–6,* Mitte) ist oft zwischen einer Arterie und einer Vene eingeschaltet. Im Grunde ist ein Glomus eine hochgewundene Arteriole. Aber viele der glatten Muskelzellen in seiner Wand sind in *epithelioide* Zellen verwandelt. Dieses kleine Organ ist viscerosensorisch innerviert. Man nimmt an, daß es den Blutdruck und die chemische Zusammensetzung des Blutes kontrolliert.

Es würde zu weit führen, hier alle konstanten Blutgefäße zu beschreiben. Man kann sie in größeren Anatomiebüchern nachsehen. Die größten Gefäße können aus der Beschriftung der *Abb. 22–4* abgelesen werden. Zu den für das Krankenpflegepersonal wichtigsten Arterien gehört der Ursprung der *Arteria radialis* in der Ellenbogenbeuge. Dort nämlich horcht man beim Blutdruckmessen den Puls ab (*Abb. 22–2,* links.)

Im allgemeinen verlaufen Arterien tief im Körper und dessen Teilen, während Venen mehr oberflächlich liegen.

Teil V: Die Geschlechtsorgane

23. Die Geschlechtsorgane

Die beiden primären Geschlechtsorgane sind der *Eierstock (Ovarium)* und der *Hoden (Testis)*. Zusammenfassend werden sie **Gonaden** genannt. Beide sind zytogene Drüsen, d. h. sie erzeugen und entlassen ganze, lebende Zellen. Die *Geschlechtszellen (Gameten)* sind die *Eier (Ova)* und die *Spermatozoen (Spermien)*. Beides sind haploide Zellen. Ein völlig neuer Organismus, der durch Vereinigung zweier Gameten entsteht, ist nicht etwa ein Teil des Körpers der Mutter, sondern ein noch nie vorher dagewesenes Wesen. Seine Zellen sind wieder diploid. Dessen sollte man sich bewußt sein, bevor man sich zu einer Abtreibung entschließt!

Die Geschlechtsorgane bestehen aus der Gonade und einer großen Zahl von Hilfsorganen, die das Zusammenkommen beider Gameten ermöglichen.

23.1. Männliche Geschlechtsorgane

sind in *Abb. 23–1* zusammenfassend dargestellt. Wir werden hier nur die wichtigsten Teile erwähnen. Weitere sehen Sie in der Abbildung. Der *Hoden (Testis)* und der *Nebenhoden (Epididymis)* ragen dorsomedial in die Zölomtasche (schwarz) des Hodensackes *(Scrotum)* vor, die von einer serösen Membran, die merkwürdigerweise *Tunica vaginalis* heißt, ausgekleidet ist. Natürlich hat sie ein parietales und ein viszerales Blatt. Der Hoden (*Abb. 23–1* und *23–2*) enthält die gewundenen *Samenkanälchen (Tubuli seminiferi)* in denen die Spermien heranreifen; und dazwischen liegen die *interstitiellen Zellen* (von Leydig). Letztere sind endokrine Zellen, die den Organismus vermännlichen. Die Samenkanälchen aber erzeugen die Spermatozoen. Und wie das geschieht, sehen wir in *Abb. 23–3*. Diese Abbildung stellt, schematisch, einen Sektor der Wand eines Samenkanälchens dar. Das Kanälchen wird von einer festen Hülle, die aus Bindegewebe besteht, umgeben (*Abb. 23–3,* oben). Im wesentlichen ist das Epithel einschichtig und besteht aus den »Stützzellen« (von Sertoli). Diese besitzen je einen großen, lockeren, gelappten Kern *(13)*. Ihr Zytoplasma ist weich und dient zum Schutz, Festhalten und zur Ernährung der heranreifenden männlichen Geschlechtszellen. Nahe der Hülle liegen die diploiden *Spermatogonien.* Bei *1* in *Abb. 23–3* befindet sich ein Spermato-

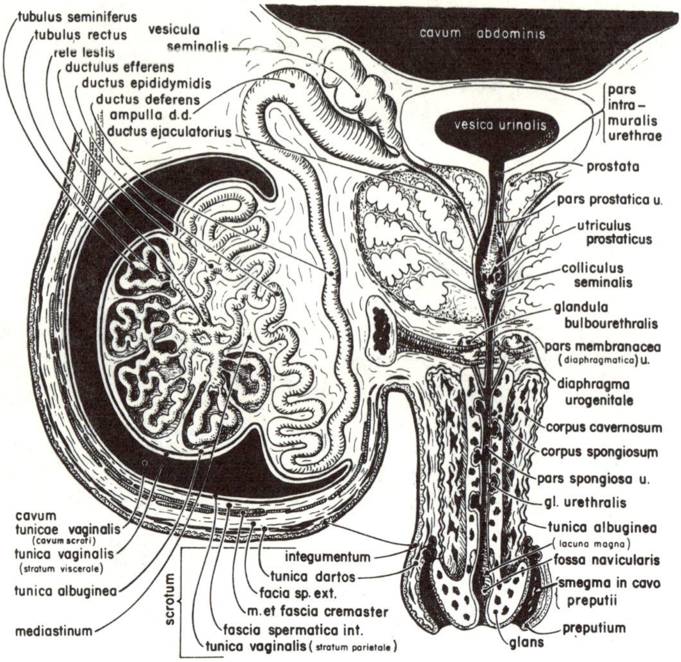

23–1: Schema der männlichen Geschlechtsorgane

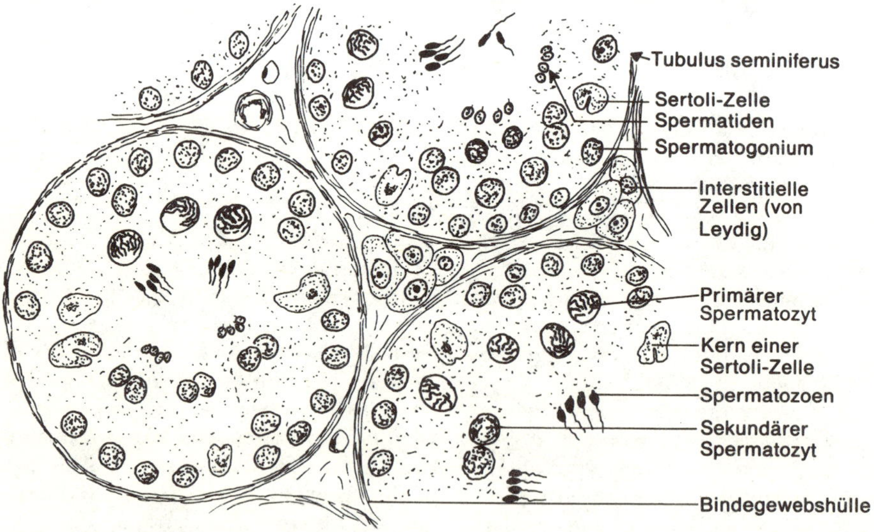

23–2: Histologischer Schnitt durch einen Hoden

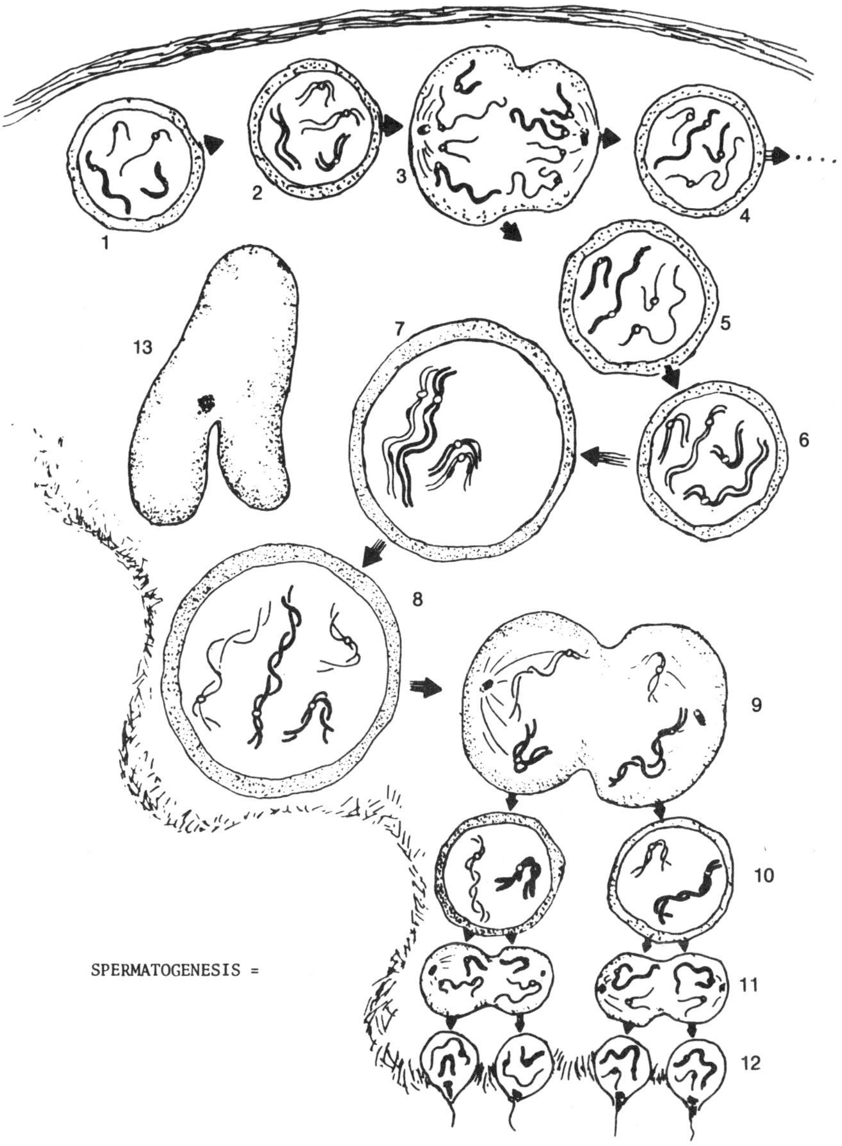

23–3: Reifung der männlichen Geschlechtszellen (Spermatogenese)

gonium im G_1 Stadium der Interphase. Jedes Chromosom besteht aus einem Chromatid. Und in diesem Schema haben wir, der Übersichtlichkeit halber, nur *2* von den 23 Chromosomenpaaren dargestellt. Das S-Stadium findet zwischen *1* und *2* statt. Zelle *2* ist im G_2-Stadium. Darauf folgt eine Mitose *(3)*. Diese ist aber ungleich. Es geht daraus ein großes und ein kleines Spermatogonium hervor. *Teil-Figur 3* zeigt die Anaphase. Die kleinere der beiden Tochterzellen *(4)* ist genau so groß (oder klein) wie das ursprüngliche Spermatogonium. Es befindet sich jetzt im G_1-Stadium. Von da aus geht es so weiter wie zuvor. Die größere der beiden Tochterzellen aber wird durch Vermehrungsdruck ins Innere geschoben *(5)* und ist jetzt ein Spermatogonium vom B-Typ. Es befindet sich im G_1-Stadium. Zwischen 5 und 6 findet die Verdoppelung der Chromatiden (S-Stadium) statt. Danach heißt die Zelle *(6) primärer Spermatozyt*. Er ist noch diploid. Und jedes seiner Chromosome besteht aus zwei Chromatiden. Die Zelle wächst und heißt immer noch primärer Spermatozyt. Nun legen sich homologe Chromosome nebeneinander *(Synapsis-Stadium, 7)*. Wir befinden uns im Stadium der frühen Prophase. Die Zelle ist immer noch diploid. Wenn 2 dieser Chromosomen parallel nebeneinander liegen, dann enthält jedes Paar insgesamt 4 Chromatiden. Diese bilden eine »Tetrade« (Vierergruppe). Diese enge Nachbarschaft *ermöglicht,* aber erzwingt nicht, den Austausch von kurzen Gen-Komplexen zwischen benachbarten Chromatiden. Man nennt das »Crossing-over«. Dadurch kann sich die Erbmasse innerhalb einzelner Chromosomen ändern.

Nun trennen sich die Chromosomen wieder. Jedes hat aber noch 2 Chromatiden. Jedes Chromosom erleidet eine spiralige Torsion, welche die Trennung der Chromatiden eines Chromosoms für die nächste Zellteilung verhindern *(8)*. Bald darauf findet eine Mitose statt. Da aber jedes Chromosom (Doppelchromatid) aufgewunden ist, gelingt die Trennung der Chromatiden nicht *(9)*. Die beiden Tochterzellen besitzen dadurch nur einen halben Chromosomensatz, zwei im Schema, in Wirklichkeit *(23)*. Wenn sich die Zelle *(9)* schließlich teilt, entstehen zwei *sekundäre Spermatozyten (10)*. Jeder ist haploid, besitzt nur einen Satz Chromosomen. Die Teilung *(9)* heißt Reduktionsteilung (Meiose). Bei den sekundären Spermatozyten hat jedes Chromosom noch zwei Chromatiden. Nun entwinden sich diese Chromosomen wieder und ermöglichen dadurch die Trennung der individuellen Chromatiden *(11)*. Bei der nächsten Teilung *(11)* ist jede Tochterzelle noch haploid, aber jedes Chromosom besitzt nur *ein* Chromatid. Die Tochterzellen heißen nun *Spermatiden (12)*. Jeder primäre Spermatozyt hat also vier Spermatiden erzeugt. Während ihrer endgültigen Reifung liegen die vier Geschwister noch zusammen.

Die endgültige Reifung verwandelt die Spermatiden in schwimmfähige *Spermatozoen (Samentierchen)*. Jedes dieser eleganten, haploiden Tierchen *(Abb. 23–4)* besteht aus einem *länglichen Kopf* mit *kondensiertem Kern*. Darauf sitzt vorn eine *Kappe,* das *Acrosom*. Dann folgt der Hals, um den viele Mitochondrien spiralig gewunden sind. Dort liegt auch eins der Zentriolen. Dann folgt der *lange, peitschende Schwanz (Flagellum)*, der aus dem andern Zentriol entstanden ist.

Es werden für jede Ejakulation Millionen von Spermatozoen erzeugt. Aber nur einem gelingt, in der Regel, die Befruchtung. Unter diesen Spermien sind, durch die so gut wie wahllose Verteilung der Chromatiden während

der beiden Reifungsteilungen beim Menschen etwa 8 ½ Millionen verschiedene Gen-Kombinationen möglich, ohne Crossing-over mit einzurechnen. Es ist dem Zufall überlassen, welche Kombination zur Eizelle gelangt.
Da bei der Eireifung ebensoviele Kombinationsmöglichkeiten bestehen, ist jedes neuentstandene Kind ein ganz neues Individium, eine von etwa 72 Billionen (72 × 10^{12}) Möglichkeiten. Natürlich stammen alle Charaktereigenschaften und der Körperbau von den Chromosomen beider Eltern. Und so gibt es auch Familienähnlichkeiten. Trotzdem ist jeder neugeborene Mensch ein ganz neues Individuum, noch nie dagewesen (außer bei eineiigen Zwillingen).
Die Spermatozoen schwimmen, zunächst selbst nicht beweglich, aus den Samenkanälchen durch mehrere Passagen aus dem Hoden in den *Nebenhoden (Epididymis)*, der aus einem einzigen ganz langen und gewundenen Gang, dem Ductus epididymidis besteht. Ganz unten am Schwanz des Nebenhodens geht dieser Gang in den *Ductus deferens* über. Dieser wechselt seinen Namen nach einer Erweiterung zur Ampulle und heißt dann Ductus ejaculatorius. Dieser durchkreuzt die *Vorsteherdrüse (Prostata)* und ergießt sich schließlich in die *Harnröhre (Urethra)*.
Im Nebenhoden werden die Spermien gespeichert und, von dem Sekret seines Epithels ernährt, reifen sie weiter heran und erhalten Beweglichkeit. Bei sexueller Erregung kontrahiert sich die glatte Muskulatur des Ductus epididymidis und des Ductus deferens; und die Spermien werden ausgeschleudert. Das Sekret der Samenblase (Bläschendrüse = *Glandula vesicularis)* und das der Vorsteherdrüse (Prostata) liefern Schwimmflüssigkeit.
Die Harnröhre läuft durch den Penis; und nur wenn dieser erigiert ist, können die Spermien bis in die Nähe des Muttermundes gelangen.

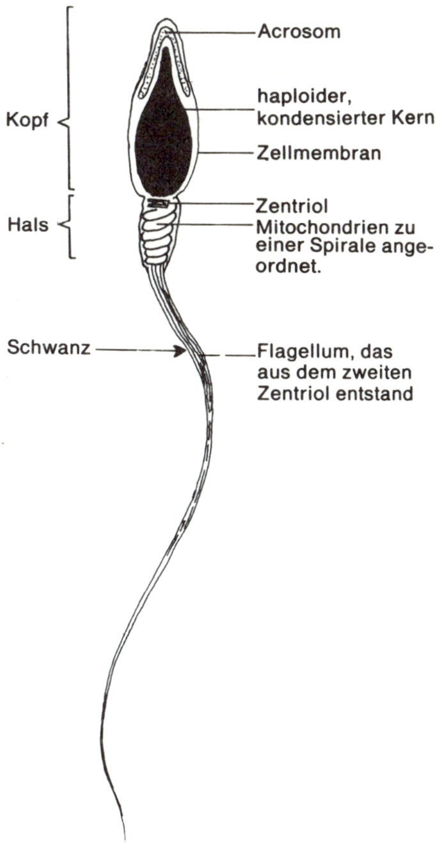

23–4: Eine reife, männliche Samenzelle (Spermatozoon oder Spermium)

Der Penis (Abb. 23–5) wird von der Harnröhre durchlaufen. Diese wird von einem dichten Venengeflecht, dem *Corpus spongiosum* umgeben. Diese Venen können durch glatte Muskeln verschlossen werden, wodurch das ganze Geflecht schwillt und die Harnröhre erweitert wird.
Dorsal davon liegen die beiden Schwellkörper, die *Corpora cavernosa*. Diese bestehen aus Bluträumen mit da-

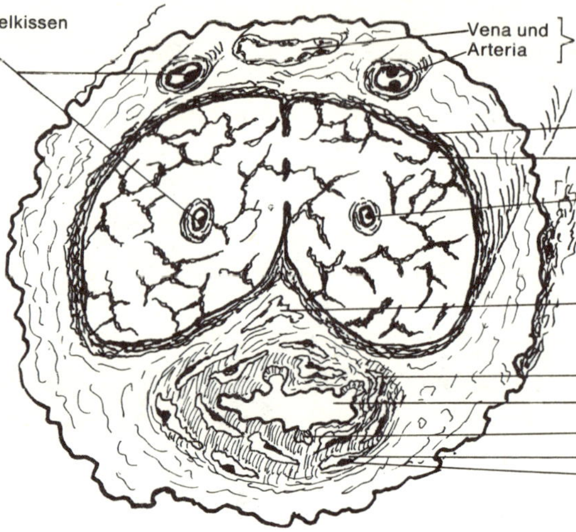

23–5: Querschnitt durch einen menschlichen Penis

zwischen liegenden Wänden aus Bindegewebe und glatten Muskelfasern. Meist sind diese Räume leer. Der Blutzufluß wird dadurch verhindert, daß die den Penis versorgenden Arterien meist fast verschlossen sind. Das kommt daher, daß in ihr Lumen mächtige Polster aus längsverlaufenden, glatten Muskelfasern vorragen *(Abb. 23–6)*. Diese liegen in der Tunica intima, d. h. zwischen der inneren elastischen Membran und dem Endothel. Meist sind sie kontrahiert und lassen nur einen kleinen Spalt des Arterienlumens offen, gerade genug, um den Penis zu ernähren.

Während der sexuellen Erregung aber erschlaffen diese Muskelpolster, so daß die Arterienlichtung ganz freigegeben wird; und das Blut schießt in die Räume der Corpora cavernosa ein, welche dadurch erweitert werden. Gleichzeitig wird der venöse Abfluß blockiert. Die Corpora cavernosa treffen außen auf

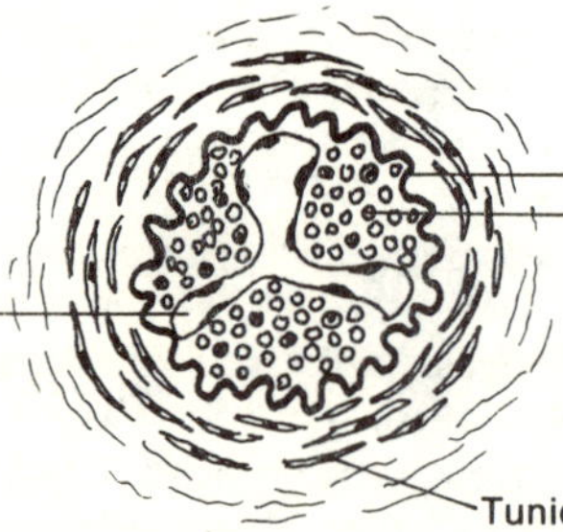

23–6: Eine den Penis mit Blut versorgende Arterie mit inneren Muskelpolstern

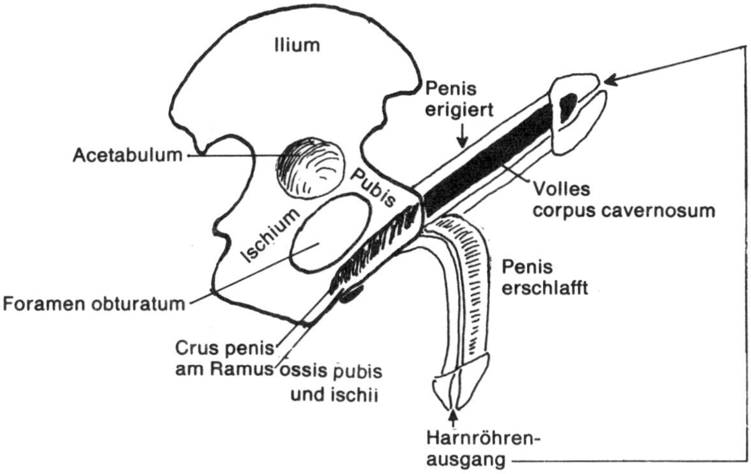

23–7: Ein erigierter und ein erschlaffter Penis

den Widerstand einer dicken und festen Hülle aus kollagenen Fasern, der *Tunica albuginea (Abb. 23–5)*. Dadurch werden die aufgeblähten Corpora cavernosa eingeengt und steif, so daß eine Erektion des Gliedes zustande kommt. Durch die Befestigung der Basis jener Schwellkörper an dem schiefstehenden Ramus ischiopubicus des Beckens nimmt der Penis eine schräg nach oben gerichtete Stellung ein, so daß er genau in die Scheide einer Frau paßt *(Abb. 23–7)*.

23.2. Weibliche Geschlechtsorgane

Die kleine Schamlippe *(Labium minus)* spaltet sich nach oben und vorne in ein *Frenulum* (unterhalb der Klitoris) und ein *Praeputium* (oberhalb derselben) (s. *Abb. 23–8*). Die Klitoris ist dem Penis homolog und besitzt, wie dieser, einen Schwellkörper. Der Raum zwischen den Labia minora heißt Vestibül. *Abb. 23–9* zeigt einen Medianschnitt durch das untere Becken der Frau. Sie sehen, daß die Gebärmutter normalerweise nach vorne geneigt ist (Anteversion).

Der Hals der Gebärmutter *Uterus* ragt in den oberen Teil der Scheide *Vagina)* hinein. Und die Scheide ist dort zum *Fornix* erweitert. Der Fornix ist hinten hoch, vorne niedrig.
Das Epithel der Scheide ist ein mehrschichtiges Plattenepithel vom mukösen Typ, dessen obere, noch lebende Zellen abgeschürft werden und zur Schlüpfrigkeit der Scheide beitragen.
Nun sehen Sie bitte gleichzeitig die *Abb. 23–9* und *Abb. 23–10* an. Letztere

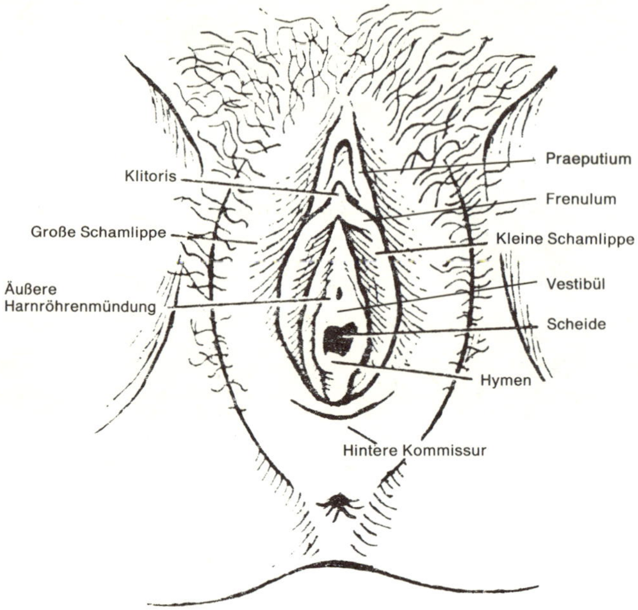

23–8: Äußere Geschlechtsorgane der Frau (Vulva)

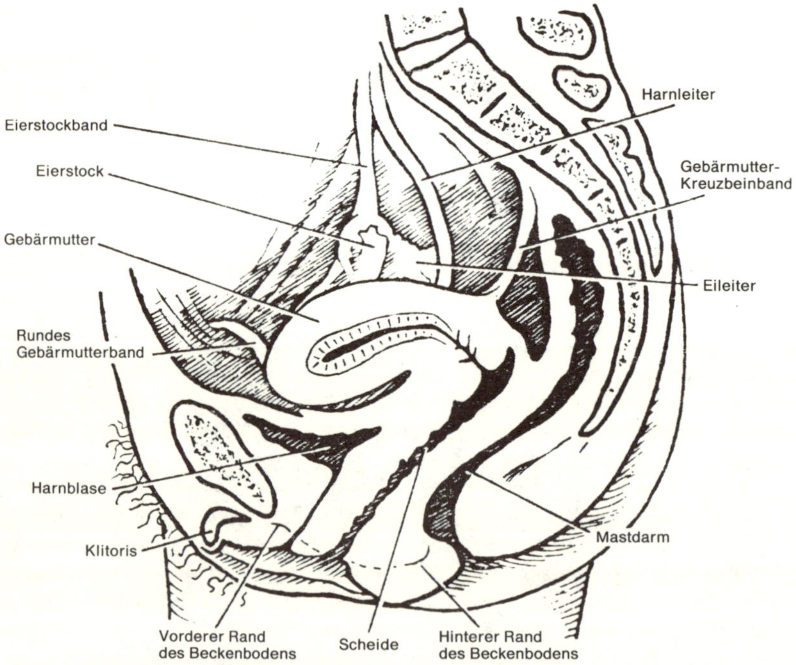

23–9: Seitenansicht des Beckens mit den inneren Geschlechtsorganen der Frau

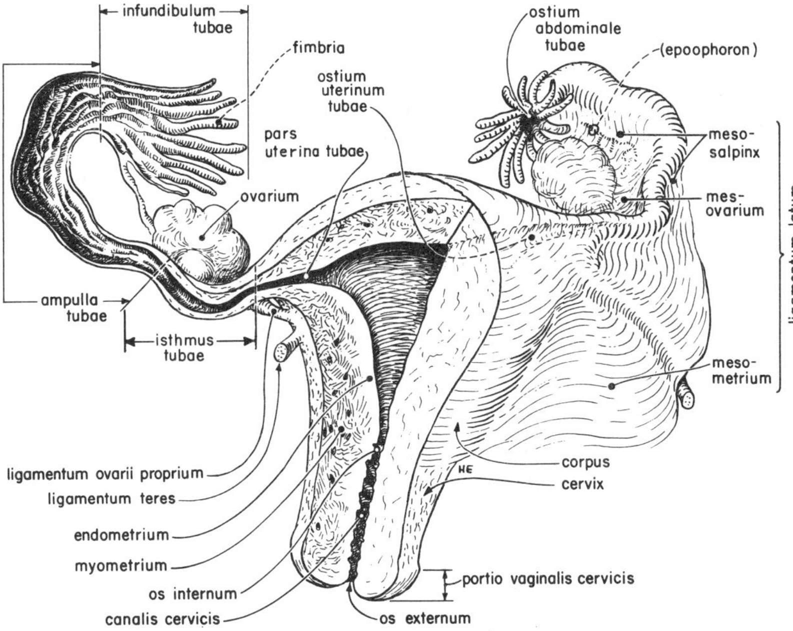

23–10: Innere weibliche Genitalien

zeigt den Rest der inneren Genitalien der Frau. Der Uterus, nach vorn geneigt, ist von vorne rechts gesehen. Unten ist der enge Hals *(Cervix uteri)*. Sein unterstes Ende, welches vom Fornix vaginae umgeben wird, ist eine Halbkugel und mit Vaginalepithel bedeckt *(Protio vaginalis cervicis uteri)*. Der Gebärmutterhals enthält den Canalis cervicis, der mit hohem, mukösem Zylinderepithel ausgekleidet ist. Schleimdrüsen aus gleichartigem Epithel aufgebaut, ergießen ihr gelatineartiges Sekret in den Halskanal. Während der Schwangerschaft bildet dieser Schleim einen festen, dicken Pfropfen, der von Falten, den Plicae palmatae, festgehalten wird und einen guten Schutz gegen Eindringen von Bakterien und gegen Herausrutschen der Frucht gewährt. Etwas weiter oben und vorn erreichen wir den Gebärmutterkörper *(Corpus uteri)*, mit einer dicken Wand. Diese besteht hauptsächlich aus glatter Muskulatur *(Myometrium)* und der Schleimhaut, die hier *Endometrium* heißt. Ihre tiefste Schicht geht fast unmerklich ins Myometrium über. Das Endometrium enthält korkenzieherartig gewundene Drüsen. Ihre Beschaffenheit unterliegt beim Menschen zyklischen Schwankungen. Die periodische Blutung, die jungen Frauen soviel Leiden verursacht, ist einer jener unglücklichen Streiche, die uns die Stammesgeschichte gespielt hat. Physiologisch scheinbar nutzlos, gibt es sie nur bei ganz wenigen Säugern.

Die Lichtung des nichtschwangeren Uterus ist breit und eng, so daß Vorder- und Hinterwand sich fast berühren. Oben entspringt jederseits ein Eileiter

(Tuba uterina = Salpynx) vom Uterus, unten dünn und oben breit. Die Wand des Eileiters enthält hohe, verzweigte Schleimhautfalten, welche diese Trompete zu einem wahren Labyrinth machen, indem sich Spermatozoen nur schwer zurechtfinden. Der ganze Eileiter mit seinen Falten ist von kubischem, bewimpertem Epithel ausgekleidet. Der Schlag der Zilien ist nach dem Uterus zu gerichtet, so daß die Spermien, wie Lachse oder Forellen, stromaufwärts schwimmen müssen. Das Ende des Eileiters ist ein offener Trichter *(Infundibulum)*, die einzige Stelle im Körper, wo die Außenwelt mit dem Milieu intern, nämlich der Peritonealhöhle kommuniziert. Um die Trichteröffnung stehen fingerförmige Fransen *(Fimbrien)*. Nahe der Trichteröffnung befindet sich der Eierstock *(Ovarium)*.

Die zytogene Drüse, in der die Eier heranreifen, ist der Eierstock *(Ovarium, Abb. 23–11)*. Das Ovar ragt in die Peritonealhöhle hinein und ist daher von Mesothel bedeckt. Dieses sieht an dieser Stelle aber wie ein einschichtiges, kubisches Epithel aus und wurde früher Keimepithel genannt, als man noch glaubte, dort entständen die Eizellen. Das stimmt aber nicht. Sie wandern im Embryo in die Gonade ein und setzen sich in deren Rinde als Ovogonien (B) fest.

Einige Zellen aus dem sog. »Keimepithel« legen sich um das Ovogonium herum als Follikelzellen. Während das Ovogonium, ganz homolog zum Spermatogonium zum primären Ovozyt wird, wächst die Eizelle, wie auch die Follikelzellen; und es bildet sich um das Ei eine dicke, gelatinöse Schale namens *Zona pellucida* (Dicker Kreis bei C der *Abb. 12–11*). Die Follikelzellen vermehren sich und bilden nun eine Schicht, das Stratum granulosum (D). Eine Höhlung, das Antrum (E) entsteht im Follikel. Der primäre Ovozyt liegt nun innen. Der ganze Follikel ist von epithelähnlichen Zellen *(Thekazellen*, F) umgeben. Und so reift der Fol-

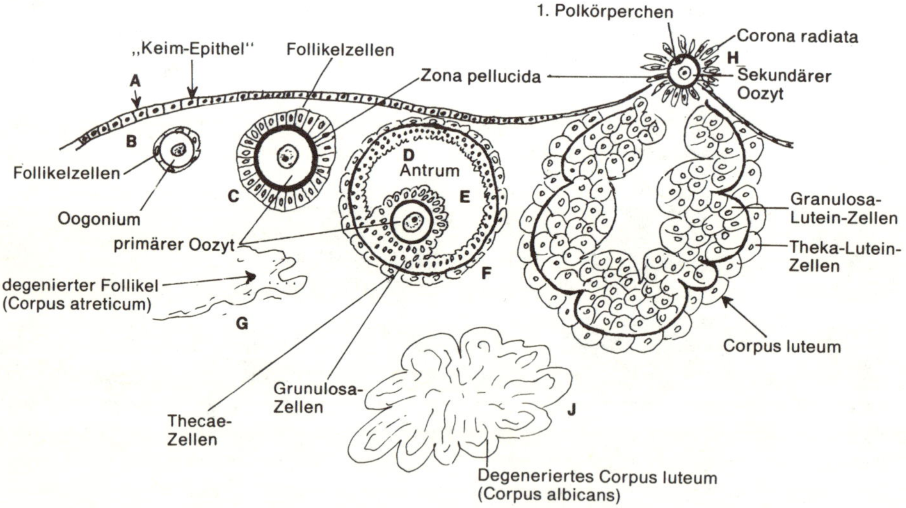

23–11: Entwicklungs- und Reifungsvorgänge im Ovar. (Hier wurden die alten, vor 1975 gültigen Namen eingetragen.)

likel allmählich heran. Während aber bei der Geburt Hunderttausende von Ovogonien vorhanden sind, kommen während des Lebens einer Frau nur etwa 300 bis 600 zur Reife. Viele Eizellen gehen spurlos zu Grunde. Andere, in schon fortgeschrittenen Follikeln, degenerieren und bilden *Corpora atretica* (G).

Wenn nun ein Ovarialfollikel völlig reift, wird er so groß, daß er sich an die Abfläche des Ovars drängt und dessen Hülle verdünnt. Durch den dauernd wachsenden Wasserdruck im Antrum kommt es dann zum Platzen des Follikels (Eisprung = *Ovulation*). Das Ei ist nun ein sekundärer, haploider Ovozyt (in dem jedes Chromosom 2 Chromatide enthält). So wird das Ei gewaltsam ausgestoßen. Es ist dann noch von der *Zona pellucida* und einer Lage radiär angeordneter Granulosazellen, der *Corona radiata* umgeben. In diesem Zustand wird das Ei von den Fimbrien des Trichters des Eileiters aufgefangen. Beim haploiden Ei liegt noch das Schwesterchen des Eikerns, das erste Polkörperchen. Im Eileiter vollzieht sich die zweite Reifeteilung. Jetzt liegen innerhalb der Zona pellucida: Das haploide Ei, namens Ovum mit je einem Chromatid pro Chromosom und seine 3 winzigen, dem Untergang geweihten, ebenfalls haploiden Schwesterchen, die Polkörperchen. Der geplatzte Follikel verwandelt sich nun in einen Gelbkörper *(Corpus luteum)*, der aus herangewachsenen Granulosazellen und Thekazellen besteht. Das Corpus luteum ist eine endokrine Drüse, deren Hormon das Endometrium zum Wachstum anregt und es bereitmacht, den zu erwartenden Keimling aufzunehmen. Sollte eine Schwangerschaft eintreten, dann bleibt das Corpus luteum eine Weile bestehen. Wenn nicht, degeneriert es und wird zum *Corpus albicans* (J), welches schließlich auch verschwindet.

Sollte es einem der Millionen von Spermien gelingen, das Ei im oberen Abschnitt des Eileiters im richtigen Mo-

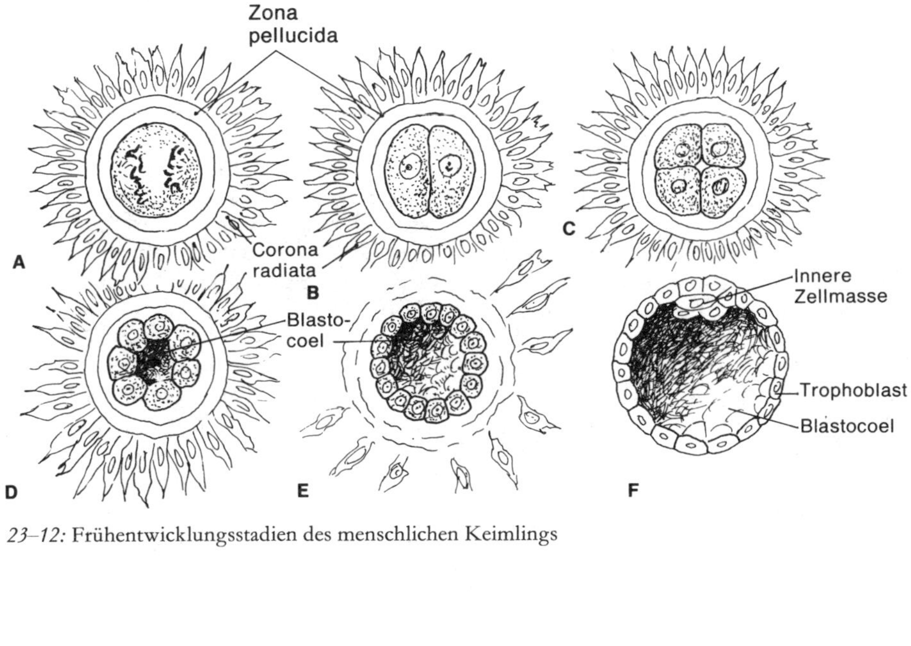

23–12: Frühentwicklungsstadien des menschlichen Keimlings

ment zu erreichen, dann dringt es ein. Denn das Acrosom entläßt die in ihm gespeicherten proteolytischen Fermente und schafft dem Spermatozoon durch Verdauung einen Tunnel durch die Corona radiata und die Zona pellucida. Sein Kopf breitet sich zum männlichen Pronucleus aus, der weibliche, haploide Kern ebenso. Beide Kerne vereinigen sich und die diploide Zahl der Chromosomen ist wiederhergestellt; und nun fängt die Entwicklung an *(Abb. 23–12, A bis F)*. Wie oben angedeutet: Von diesem Augenblicke an, ist die Frucht ein ganz neues Individuum und nicht etwa ein Teil des Körpers der Mutter. Das Ei teilt sich wiederholt in viele, immer kleiner werdende Zellen. Und zwischen ihnen entsteht eine Höhlung, das *Blastocoel*. Langsam wird das befruchtete Ei von den Wimpern des Tubenepithels der Gebärmutter zugespült. Das dauert etwa 4 Tage. Dort angekommen, verschwinden Corona radiata und Zona pellucida. Nun ist der Keimling nackt und heißt *Blastozyste* oder *Konzeptus*. Bei niederen Tieren (bis zu den Amphibien hinauf nimmt jede Zelle des Stadiums *(23–12, E)* am Aufbau des Körpers teil. Die Hohlkugel heißt dort Blastula. Wir aber (Reptilien, Vögel und Säugetiere) fangen als Blastozyste an. Das heißt, nur wenige der etwa 60 Zellen der *Abb. 23–13* nehmen am Aufbau unseres Körpers teil. Die meisten dienen zur Produktion von Hüllen, die zum Schutz, zur Ernährung, zur Atmung, zur Hormonproduktion usw., benötigt werden. Deshalb können wir die ganze Hohlkugel nicht Embryo nennen, sondern Frucht, Keimling oder Konzeptus. Diese Worte schließen alle Gebilde ein, die aus dem befruchteten Ei *(Zygote)* hervorgehen.

Wenn die Blastozyste im Uterus ankommt, befindet sich das Endometrium in der Sekretionsphase. Die Drüsen sind erweitert. Von diesen wird Glycogen, das die Blastozyste alsbald in Traubenzucker verwandelt und als Nahrung benutzt, ausgeschieden.

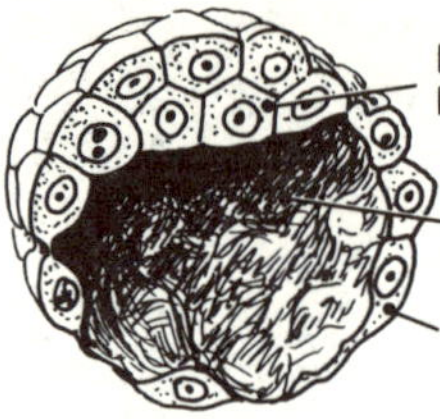

23–13: Blastozyste mit etwa 60 Zellen

Wenn die Blastozyste das Stadium der *Abb. 21–12, F* oder *23–13* erreicht hat, weist sie eine Wandverdickung auf (die innere Zellmasse).

Einnistung (Implantation)

Die äußere Schicht heißt jetzt *Trophoblast*. Der obere Pol der Blastozyste wird klebrig und haftet am Uterusepithel an, und zwar in der Regel an der oberen und hinteren Wand. Der Trophoblast beginnt, Verdauungsfermente auszuscheiden und das Endometrium zu verdauen *(Abb. 23–14)*. Der Trophoblast, als Ganzes, kriecht wie eine Amöbe, immer tiefer und ist bald ganz von Endometrium umgeben. Dabei geht im Innern des Konzeptus die Embryonalentwicklung weiter *(Abb. 23–15)*. Der Trophoblast besteht nun aus zwei Schichten: dem äußeren Syntrophoblasten, der aus einer vielkernigen Protoplasmamasse ohne Zellgrenzen besteht, und dem inneren Zytotrophoblasten, der aus diskreten Epithelzellen besteht. Im Trophoblasten bilden sich Zotten aus *(rechts in Abb. 23–15)*. Ihre Entwicklung können wir in *Abb. 23–16* verfolgen: In einen Zapfen aus Syntrophoblast dringt eine Schicht Zyto-

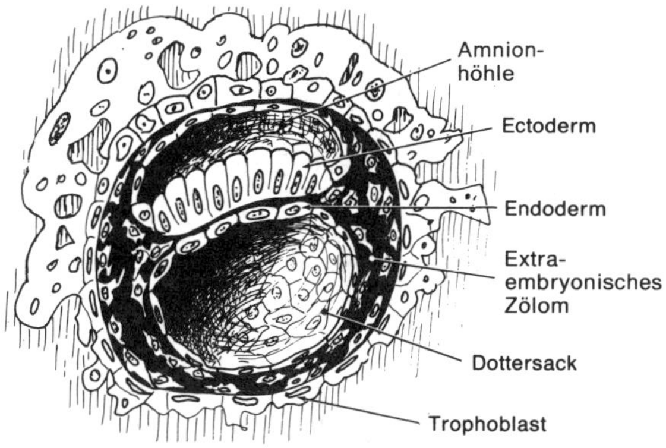

23–14: Frühes Stadium der Einnistung des Keimlings in das Endometrium
Die Embryonalentwicklung hat bereits begonnen

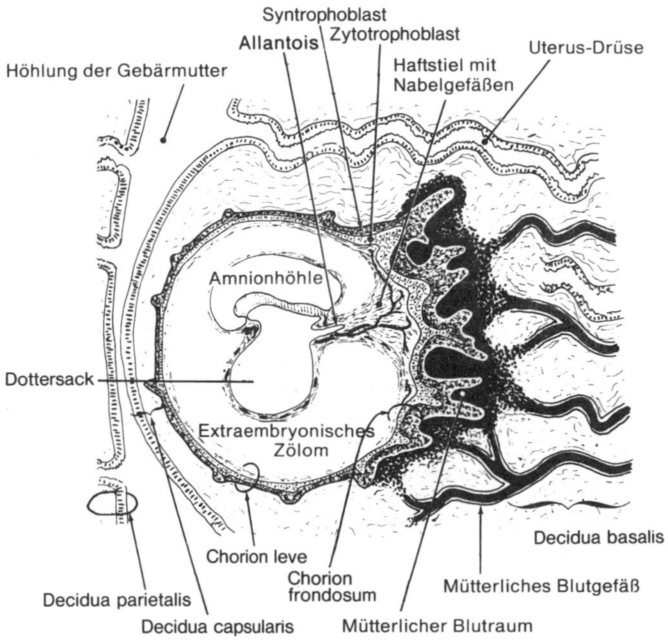

23–15: Weiter fortgeschrittenes Entwicklungs- und Einnistungsstadium trophoblast ein und dann embryonales Bindegewebe mit embryonalen Blutgefäßen. Der *Trophoblast* verdaut die Wände der mütterlichen Blutgefäße, sodaß der Konzeptus zum Teil in mütterlichem Blut gebadet wird. Die Embryonalentwicklung geht dabei immer weiter. Die Zotten heißen *Chorionzotten.*

Die *Amnionhöhle* beginnt schon früh *(Abb. 23–14)* als kleiner Spaltraum. Sie vergrößert sich dauernd *(Abb. 23–15 und 18)* bis sie den ganzen Embryo als Fruchtblase *(Amnion)* umgibt.

Der schwangere Uterus wird jetzt in gewisse Teile eingeteilt. Diese können in den *Abb. 23–15 und 23–18* studiert werden. Hier wollen wir nur die klinisch wichtigsten Teile aufzählen:

Als *Chorion* bezeichnet man die Kombination aus embryonalem Bindegewebe und Trophoblast. In dem Bindegewebe verlaufen die Nabelgefäße, die Nährstoffe und Sauerstoff aus dem mütterlichen Blut abholen und dem Embryo oder Fötus zuführen, während sie gleichzeitig Abfallsprodukte vom Embryo ins mütterliche Blut ausscheiden.

Die *Decidua* (die Hinfällige) ist derjenige Teil des Endometriums, der mit der Nachgeburt ausgestoßen wird.

Die *Placenta = Chorion frondosum + Decidua baslis. (Siehe Abb. 23–17 bis 23–19).*

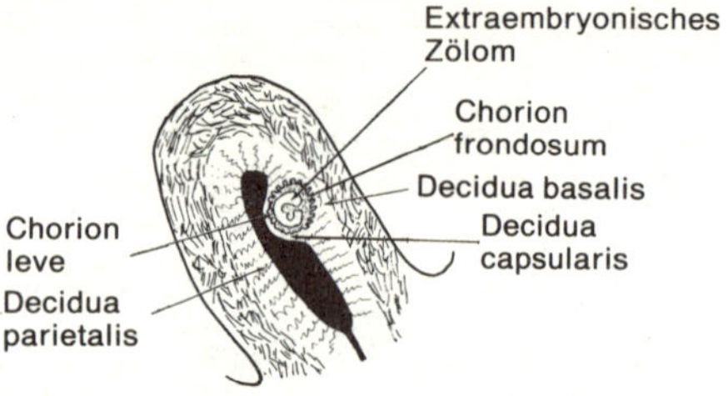

23–17: Weiteres Einnistungsstadium, natürliche Größe

Nach der mütterlichen Seite zu sind die Chorionzotten baumartig verzweigt. Daher heißt dieser Teil Chorion frondosum (Frons, frondis = die Zotte).

Wenn die Frucht etwa 9 Wochen alt ist, verwächst die Decidua capsularis mit dem gegenüberliegenden Endometrium. Dann hat der Uterus so gut wie keinen Hohlraum mehr. Die Fruchtblase (Amnion = Schafhaut) nimmt nun fast die ganze Uterushöhle ein. Die darin befindliche Amnionflüssigkeit gibt eine gute, schützende Schwimmflüssigkeit für das Kind ab.

Der hydrostatische Druck im Amnion gleicht dem Blutdruck der Mutter *(Abb. 23–20, A)*. Aber wenn die Wehen beginnen, ändert sich das.

Zunächst füllt sich das Venengeflecht um die Zervix und die Vagina mit Blut

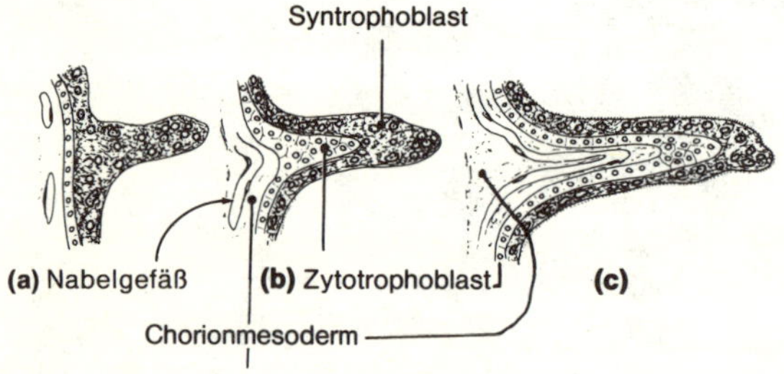

23–16: Die Entwicklung von Chorionzotten

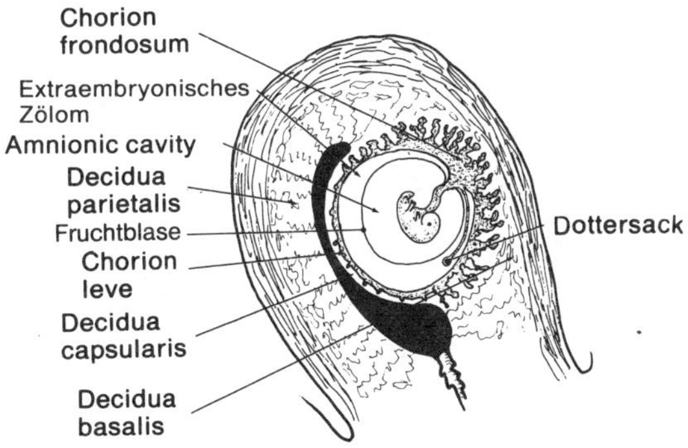

23–18: Der Konzeptus in der Gebärmutter etwa 8 Wochen nach der Befruchtung

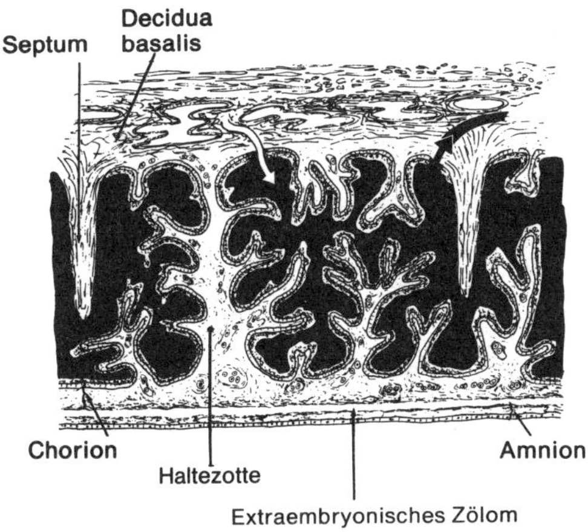

23–19: Schema der Placenta

und erweitert dadurch diese Passagen. Dann beginnen die kräftigen Kontraktionen des Myometrium; und zwar fangen sie oben an *(schwarz in Abb. 23–20, B, C, D)*. Der hydrostatische Druck der Amnionflüssigkeit wird daher wesentlich erhöht, sodaß die ganze Fruchtblase jetzt als Keil wirkt, der zunächst den inneren Muttermund ausglättet, den Schleimpropfen der Zervix ausstößt und allmählich den Geburtskanal erweitert. Die Abdominalmuskulatur der Mutter wirkt dabei mit, falls keine Voll-Narkose stattfindet.

Die oberen Schädelknochen des Kindes sind noch nicht verwachsen und werden übereinandergeschoben. Der Kopf des Kindes wird vorübergehend spitz, so daß das Kind durch den Geburtskanal durchschlüpfen kann.

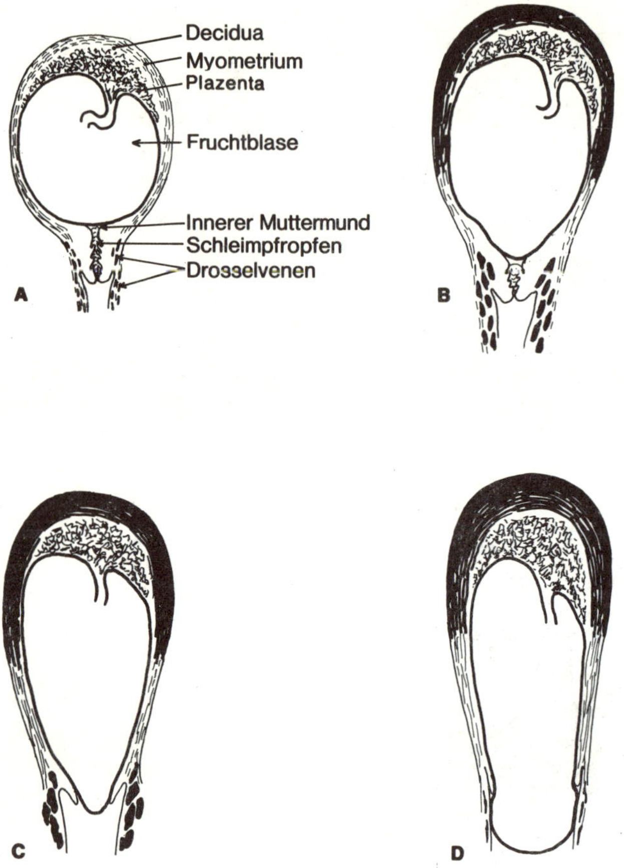

23–20: Stadien des Geburtskanals

Stichwortverzeichnis

A
Abduktion 11 f.
Abduktoren 144
Abduktor digiti minimi (quinti) 153
– hallucis 148, 153
– pollicis 139 f.
– – brevis 139 f.
– – longus 139 f.
Achsenskelett 102 ff.
Acrosom 206
Adduktoren 143 f.
Adduktor hallucis 153
Adhäsion 16
Adminiculum luiea albae 129
Adrenalin 99
Adventitia 17
Akromion 119
Amnion 212
Anastomosen, arterio-venöse (AVA) 197
Anteversion 134
Antrum 208 f.
Aorta 194
apikal 12
Arachnoidea 171
Arcus aortae 17
Arteria pulmonalis 88
Arterien 193
Arteriola afferens 92
Arteriolen 194
Atemmuskulatur 130
Atlas 105
Atmungsorgane 83
Atrium 196
Auge 183 f.
Augenspalte 112
Axis 105

B
basal 12
Basalmembran 92
Bauchspeicheldrüse (Pankreas) 78 f.
Becherzellen 83
Becken 154
Beckengürtel 119
Beinmuskeln 143 ff.
Beuger des Ellenbogens 136
Bewegungsapparat 101 ff.
Biceps brachii 136
Biceps femoris 146
Bindegewebe 35 f.
Blastocoel 210
Blastozyste 210
Blut 43 ff.
Blutbildung 45 f.
Blutgefäßsystem 192 ff.
Blutkörperchen, weiße 34
Bowman'sche Kapsel 92
Brachialis 136
Brachioradialis 136
Bronchien 87
Bronchiolen 87
Bulbocavernosus 156
Bulbus olfactorius 83

C
Calcaneus 125
Carpus 117, 122
Cauda equina 109, 183
Chiasma orticum 186
Cholezystokinin 97
Chorda tenchinea 196
Chorionzotten 212
Chromatid 24
Chromatin 24
Chromosomen 24
Clavicula 117, 119
commisura anterior 177
Conus medullaris 182 f.
Coracobrachialis 133
Corona radiata 209
– albicans 210
– atreticum 209

– callosum 177
– cavernosum 203 ff.
– luteum 209
– spongiosum 203
Coccygis 108
Christa ilica 129

D
Darmkrypten (= Lieberkühn'sche Drüsen) 97
Daumenmuskeln 139 ff.
Deltoideus 134
Desoxyribonukleinsäure (DNS) 21
Desmosom
– macula adherens 30
Diaphragma 130
Diastole 194
Dickdarm 73 f.
distal 12
DNS (= Desoxyribonukleinsäure) 21
Darmfortsatz 126
dorsal 11 f.
drehen
– des Unterarms 136
– der Hand 136
ductus deferens (vas defferens) 203
– ejaculatorius 203
– papillares 93
Dura Mater 171
Dünndarm 68 ff.

E
Edinger-Westphal-Kern 186 ff.
Effektoren 55
Eierstock (Ovarium) 199, 208 ff.
Einnistung 210 ff.
Eisprung (Ovulation) 209
Ejakulation 202
Elle (s. Speiche) 116, 121 f.
Empfindungen 174
Endokrine Drüsen 96 ff.
Endoplasmatisches Reticulum 22
Endothel 29, 92
Ependym 167
Epicard 16
Epidermis 57 ff.
Epididymis (Nebenhoden) 203
Epiglottis 86
Epinephrin 99
Epiphyse 98
Epistropheus 105
Epithel 28
– kubisches 31
– mehrreihiges (Zylinder) 31 f.
– prismatisches 31
Erector Spinae 126 f., 129
Ergastoplasma 21
Erythrozyten 43 f.
Ethmoidale 112 f.
Eukaryoten 19
Eustachi'sche Röhre 84
Extension 12
Extensor carpi
– radialis 137
– – brevis 137
– – longus 137
– ulnaris 137
Extensor digitorum
– brevis 151 f.
– longus 151 f.
Extensor digitorum
– der Finger 2–5 140 f.
Extensor indicis 141
Extensor pollicis
– brevis 139 f.
– longus 140
Extrapyramidales System 177 ff.

F
Fascia dorsolumbalis 129
Fascia lata 145
Fascia renalis 90
Femur 117
Fersenbein 125
Fettgewebe 36
Fettzellen 36
Fibula 117, 125
Filum terminale 183
Fimbrien 208
Finger 117, 123
Fissura orbitalis superior 112
Flexion 12
Flexor carpi
– radialis 137
– ulnaris 137
Flexor digitorum
– der Finger
– – profundus 141
– – Superficalis 141
Flexor digitorum
– des Fußes
– – brevis 148, 152
– – longus 148, 152
Flexor hallucis
– brevis 153
– longus 153

Flexor pollicis
– brevis 139
– longus 140
Flimmerhaare (Kinozilien) 30
Foramen venae cavae inferioris 18
Fossa poplitea 146 ff.
Frontalebene 11 f.
Fußgelenk 125
Fußwurzel 117

G
Ganglion 179
Gasaustausch 88, 89
Gastrin 96
Gastrocnemius 147 f.
Gaumen 83
Gaumen- und Schlundmuskulatur 158 ff.
Gaumensegel (Zäpfchen) 158
Gehirn 164
Gekröse 80 ff.
Gelenke 40 ff.
Gen 24
Geschlechtschromosome 27
Geschlechtsorgane 100
Geschmacksknospen 63
Gesichtsmuskulatur 160
Glia 164
Gliedmaßen – Skelett 116 ff.
Glomerulum 91
Gluteus maximus 144 f.
– medius 144
– minimus 144
Grenzstrang 180 ff.
Großhirn 164, 176 ff.

H
Haare 59, 60
Hallux 125
Halsmuskulatur 159 ff.
Handbeweger 137 ff.
Handgelenk 122
Handwurzel 117
Harnblase 95
Harnkonzentration 94
Harnleiter 95
Harnorgane 90 ff.
Harnröhre 95
Harnwege, abführend 95
Henle'sche Schleifen 93
Herz 194 ff.
Herzbeutel 17
Hiatus aorticus 18
Hiatus-Hernie 18
Hiatus oesophagus 18
Hinterhirn 167
Hirnanhangsdrüse 97
Hirnnerven 187 ff.
Histozyten (= Makrophagen) 36
Hormone 96
Hornschicht (Stratum corneum) 57
Hüftgelenk 123
Humerus 117, 119
Hypertension 94
Hypophyse 97, 111
Hypothenar 140

I
Iliacus 143
Iliopsoas 143
Implantation des Keimlings 210 ff.
Infraspinatus 133
Inklusionen 21
Integument 56 f.
Interalveolar Septum 88
Intercostal Muskeln 107, 130
Interossei 138
Internus abdominis 129
Ischiocavernosus 156

J
Juxtaglomerulärer Apparat 93

K
Kapillaren 192 f.
Kaumuskeln 157 ff.
Kehlkopf (Larynx) 86
Keilbein 111 f.
Kelche 93
Kern (Nukleus) 20, 23
Kernhülle 23
Kittleiste (zonula occludens) 30
Kleinhirn 179
Kniebeuge 146
Kniegelenk 124
Kniehöcker
(corpus geniculatum laterale thalami) 184 ff.
Kniescheibe 124
Knochen 38 ff.
Knochenmark 45 f.
Knorpel 37
Kommisuren 177
Kontraktionsmechanismus 51
Konzeptus 210
kranial 11 f.
Kreislauf 194 ff.
kubisches Epithel 31
Kyphose-thorakal 109

L
Labium minus 205
Lacertus fibrosus 136
Langerhans'sche Inseln 98
lateral 11 f.
Latissimus dorsi 129, 132
Leber 74 ff.
Leukozyten 44 f.
Levator scapulae 130
Leydig-Zellen 199
Lieberkühn'sche Drüsen 97
Ligamente 101
Linea alba 129
Linea arenata 154
Linea nuclae superior 126
Liquor cerebrospinalis 167 ff.
Lordose – Lumbal 109
– – Zervikal 109
Luftröhre (Trachea) 17, 87
Lumbal-Lordose 138
Lumbricales 138
Lunge 87 ff.
lymphatisches System 47
Lymphe 46 f.
Lymphkapillaren 46
Lymphozyten 46
Lymphknoten (Lymphdrüsen) 46
Lysosomen 22

M
Macula densa 93
Magen 66 ff. 70
Makrophagen 36
Malpighi'sches Körperchen 92
Mandeln (Tonsillen) 63, 86
Mandibula 114 f.
Maßeinheit 19
Masseter 157
Mastzellen 36
Maxilla 114
Meatus 83
medial 11 f.
Median-Ebene 11 f.
Mediastinum 17
Medulla oblongata 167
Medulla spinalis 171 ff.
Membran (Einheitsmembran) 22
Meninges (Hirnhäute) 170 f.
Meniskus 124
Mesenchym 36
Mesenchymzellen 35 f.
Mesothel 29
Metacarpus 117
Metacarpalia 123
Metamerie 13
Metatarsus 117, 125
Metatarsalia 117, 125
Metazoen 19
Mikrozotten 30
Mißbildungen 27
Mitochondrien 22
Mitose (= ind. Zellteilung) 24
Mittelfuß 117
Mittelhand 117
– knochen 123
Mittelhirn 167
Motorik 177 ff.
Mundhöhle 61 ff.
Muskelfasern, glatte 48 ff.
Muskelgewebe 48 ff.

N
Nachhirn 167
Nackenlinie 126
Nase 83 ff.
Nasenmuschel (conchae) 83
Nasenscheidewand (septum nasi) 83
Nebenhoden (Epididymis) 203
Nebenhöhlen 83
Nebennieren 98
Nebennierenrinde 99
Nebenschilddrüsen 98
Nephron 90
Nervensystem 161 ff.
– autonomes 179 ff.
– parasympatisches 179 ff.
Nervenzellen (Neurone) 53
Nervenzelltypen 54 f.
Neurone 53
Niere (Ren, Nephros) 90 ff.
Nierenbecken 95
– sinus renalis 90
Nischenzellen 88
Neuralbogen 14
Neuromuskuläre Synapse 173
Neurotransmitter 161
Nervus phrenicus 17
Nukleolus 21
Nukleoplasma 21
Nukleus pulposus 109
Nukleus pulposus Prolaps 109
Nexus 30

O
Oberarmgelenk 120 f.
Oberarmknochen 117, 119

Oberkieferknochen 114
Oberschenkelknochen 117
Obliqus externus 129 f.
Obturatiorius externus 144
– internus 144
occipital 11 f.
Oesophagus (Speiseröhre) 66
Ohrspeicheldrüse (Parotis) 63
olfaktorische Schleimhaut 83 ff.
Opponeus
– pollicis 139
– digiti quinti (minimi) 140, 153
Opposition 12
Organzelle 21
Os sphenoidale 111 f.
Ovarium (Eierstock) 199, 208 ff.
Ovogonium 208 f.
Ovozyt 208 f.
Ovulation (Eisprung) 209

P

palma, palmar 11 f.
Pankreas 78 f.
Parasympathisches System 179 ff.
Paries 14
parietal 16
Parotis 63
Patella 124
Pectoralis major 131 f.
– minor 131
Penis 203 ff.
Perichondrium 38
Perikard 16 f.
Perikardialhöhle 15 f.
Perineum 155
Periost 40
Peritoneum 80 ff.
Peronäus brevis 150 f.
– longus 150 f.
Pfortader (der Leber) 196
Phagozytose 22
Phalangen 123
– der Zehen 125
Pharynx 83
Pia mater 167
Pigmentzellen 36
Pinozytose 22
Placenta 212 f.
plante 11 f.
Plasmamembran 22
Plasmazellen 36
Pleura 16
Pleurahöhle 15
Plexus chorioideus 167 ff.
Podozyten 92
Popliteus 148
Primärharn 92
prismatisches Epithel 33
Processus mastoideus 127
– spinosi 126
– transversi 126
Promontorium 109
Pronation des Fußes 11 f. 149
Pronator teres 136
– quadratus 136
Propriozeption 174 ff.
Prostata (Vorsteherdrüse) 203
Protozoen 19
proximal 12
Psoas 143
Pterygoideus
– externus (lateralis) 157
– internus (medialis) 157
Pupillar-Reflex 186 ff.
Pupille 186
Pyramidalis 129

Q

Quadratus femoris 146
– lumborum 129
Qudriceps femoris 146 f.
Querfortsatz 126

R

Rachen (Pharynx) 85
radial 11 f.
Radius 117
randal 11 f.
Rectus abdominis 129 f.
– femoris 147
Reflexe 162 ff.
Retina (Netzhaut) 184
Retinakula
– cutis 57
– der Hand- und Fußmuskeln 142
retroperitonal 17
Retroversion 134
Rezeptoren 55
Rhomboideus
– major 130
– minor 130
Ribonukleinsäure (RNS) 21
Ribosomen 21 f.
Rollhügel, großer 124
rostral 11 f.
Rückenmark 171 ff.

S

Säulenepithel 33
Sagitalebene 11 f.
Samenkanälchen (Tubuli seminiferi) 199 ff.
Sartorius 147
Sattelgelenk 138
Scapula 119
Scrotalhöhle 15
Scrotum 199
Sehnenscheiden 192
Semitendinosus 146
Semimembranosus 146
Serratus anterior 131
Serratus posterior inferior 131
Serratus posterior superior 131
Sertoli-Zellen 199
Siebbein 112 f.
Sinius caroticus 160
Skalenusgruppe 130
Skelett der Gliedmaßen 116 ff.
Skelettmuskelfasern 50
Solarplexus 181
Soleus 147 f.
Speiche 117, 121 ff.
Speicheldrüsen 62 f.
Speiseröhre 63, 66
Spermatid 202
Spermatogenesis 199 ff.
Spermatogonien 199 ff.
Spermatozoon 202 f.
Spermatozyten 202
Sphinkter ani
– externus 155
– internus 155 f.
Spinalganglien 172
Spinalnerven 17, 191
Sprungbein 125
Subscapularis 133
Supination 11 f.
– des Fußes
Substanz
– grau 164
– weiß 164
Supinator 136
Supraspinatus 133
Sympathisches Nervensystem 173, 179 ff.
Symphysis pubis 129
Syntrophoblast 210 ff.
Synapse, neuromuskulär 161 ff. 173
Synapsis-Stadium 202
Systole 46 f., 194

Sch

Schädel 102, 110 ff.
Schilddrüse 98
Schläfenbein 113 f.
Schlüsselbein 117
Schmerz 176
Schulterblatt 119
Schultergürtel 117 f.
Schulterhöhe 119
Schwann-Zellen 164

St

Staubzellen 88 f.
Steißbein (coccygis) 108
Sternocleido mastoideus 159
Stimmbänder 86
Stimmritze (Glottis) 86
Strecken des Ellenbogens 35

T

Talus 125
Talgdrüsen 57 ff.
Tarsus 117, 125
Temporale 113 f.
Temporalis 157 f.
Tensor fasciae latae 145
Teres major 133
– minor 133
Testis (Hoden) 199 ff.
Thenar 139
Thrombozyten 45 f.
Thymus 99 f.
Thyroidea 98
Tibia 117, 125
Tibialis
– anterior 151
– posterior 151
Tractus
– ileotibralis 145 f.
– opticus 186
transvers 11
Transversalebene 12
Transversus
– abdominis 129 f.
– perinei 156
Trapezius 129, 131, 134, 159
Triceps brachii 135 f.
Trochanter major 124
Trophoplast 210 ff.
Truncus pulmonalis 17, 194, 196
Tuba uternia 208
Tubuli semniferi 199 ff.
Tunica intima 193
– media 193

U
Übergangsepithel 32
Ulna 117
Unterarm 119
Unterkiefer 114 f.
Unterschenkelknochen 117, 125
Ureter (Harnleiter) 95
Urethra, allgemein 95
– männlich 203
Uterus 205 ff.

V
Vagina (Scheide) 205
Vas efferens 92
Vagusnerven 17
Vastus
– intermedius 146 f.
– lateralis 146 f.
– medialis 146 f.
Vater'sche Ampulle 78
– Papille 78
Vena azygos 17
Vena cava superior 17
Vena pulmonalis 88, 196
Venen 194
Venenklappen 194
Vegetatives Nervensystem 179 ff.
Ventral 11 f.
Ventrikel
– Gehirn 164 ff.
– Herz 194
Verdauungskanal 64 ff.
Verdauungsorgane 61 ff.
Verzahnung (Interdigitation) 30
Visuelles System 183
Viszera 14
viszeral 16
Viszesocranium 114
Vorgebirge 109
Vorsteherdrüse (Prostata) 203

W
Wadenbein 117, 125
Warzenfortsatz 127
Wehen 213
Wirbel 102 ff.

Z
Zähne 61 f.
Zäpfchen 83
Zehen 117
– große 125
Zellformen 19
– größen 19
Zellmembran (Plasmamembran) 21
Zellteilung, indirekte (Mitose) 24
Zentriolen 23
Zentrosomen 25
Zervikal-Lordose 109
Zielorgan 96
Zirbeldrüse 98
Zirkumduktion 11 f., 134
Zölom 14
Zona pellucida 209
Zunge 63
Zwerchfell 17, 130
Zwischenhirn 164
Zwischenneuron 162
Zygote 210
Zytotrophoblast 212
Zytoplasma 20
Zylinderepithel 31